国家出版基金项目
NATIONAL PUBLICATION FOUNDATION

中药材外源污染物研究及标准制定丛书

中药材
重金属研究及国际标准制定

主编 / 郭兰萍　黄璐琦　杨野

全国百佳图书出版单位
中国中医药出版社
·北　京·

图书在版编目（CIP）数据

中药材重金属研究及国际标准制定 / 郭兰萍，黄璐琦，杨野主编 . —北京：中国中医药出版社，2023.7

（中药材外源污染物研究及标准制定丛书）

ISBN 978-7-5132-7613-9

Ⅰ . ①中…　Ⅱ . ①郭… ②黄… ③杨…　Ⅲ . ①中药材—重金属污染—国际标准—制定　Ⅳ . ① R284.1

中国版本图书馆 CIP 数据核字（2022）第 079888 号

中国中医药出版社出版

北京经济技术开发区科创十三街 31 号院二区 8 号楼

邮政编码　100176

传真　010-64405721

山东临沂新华印刷物流集团有限责任公司印刷

各地新华书店经销

开本 787 × 1092　1/16　印张 16.75　字数 272 千字

2023 年 7 月第 1 版　2023 年 7 月第 1 次印刷

书号　ISBN 978-7-5132-7613-9

定价　128.00 元

网址　www.cptcm.com

服 务 热 线　010-64405510

购 书 热 线　010-89535836

维 权 打 假　010-64405753

微信服务号　zgzyycbs

微商城网址　https://kdt.im/LIdUGr

官 方 微 博　http://e.weibo.com/cptcm

天猫旗舰店网址　https://zgzyycbs.tmall.com

如有印装质量问题请与本社出版部联系（010-64405510）

丛书编委会

《中药材重金属研究及国际标准制定》

编　委　会

主　编　郭兰萍　黄璐琦　杨　野

副主编　杨　健　李　璇　王　晓　康利平　吕朝耕

编　委（按姓氏笔画排序）

丁　刚　万修福　马兆成　马宏亮　王　升　王　娟

王　晓　王　凌　王红阳　王铁霖　邓爱平　付海燕

白瑞斌　吕朝耕　朱志国　刘　伟　刘大会　刘汉伟

闫滨滨　李　霞　李　璇　杨　光　杨　健　杨　野

吴卫刚　何雅莉　张　燕　张小波　张文晋　陈亨业

周　利　周　洁　周　涛　周骏辉　赵　丹　郝庆秀

胡　玲　袁庆军　党　玥　高文远　郭　亮　郭兰萍

黄绍军　黄璐琦　崔秀明　康传志　康利平　蒋靖怡

韩邦兴　詹志来　熊　丰

总 前 言

质量和安全是中药产业可持续发展的核心，因此，中药材重金属、农药残留和二氧化硫等外源化学污染物可能引起的安全隐患一直受到各界的高度重视。构建中药外源污染物监测、阻断及消减技术体系，建立科学的安全限量标准是从源头上解决中药质量安全问题的关键。

《中药材外源污染物研究及标准制定丛书》分为3本，分别为《中药材重金属研究及国际标准制定》《中药材农药残留研究及国际标准制定》和《中药材二氧化硫研究及国际标准制定》。本丛书以中药材和饮片为核心，分别介绍中药材生产中重金属含量现状，中药材对重金属胁迫的应对机制及阻断策略，中药重金属安全风险评估及ISO标准研制，基于产地加工的重金属消减技术体系与应用；中药材种植过程中农药使用现状，农药残留现状及ISO标准研制，基于农艺措施和生态种植的农药阻断技术体系和应用；中药材硫黄熏蒸的背景和使用现状，中药二氧化硫监测和安全评估，中药材二氧化硫ISO标准研制，基于产地加工的二氧化硫阻断技术体系与应用等。

本丛书对我国当前中药材外源化学污染物的研究现状进行了系统的梳理，介绍了最新的研究方法和进展，为中药材农药残留、重金属和二氧化硫的科学研究提供了新思路和新方法，具有较高的参考价值。不仅适合从事中药资源学、中药学、药用植物学等相关专业的科技工作者阅读，也可作为医药院校相关专业的师生及从事中药材农药残留、重金属和二氧化硫相关研究科研人员的参考书。

丛书编委会

2022年8月

本书前言

中药材重金属污染问题越来越被人们所关注。重金属在环境中广泛存在，可以通过多种方式进入人体，但当其在体内蓄积的量超过人体可承受范围后，就会威胁健康。因此，美国、日本、韩国、新加坡和欧盟等国家和组织均制定了与中草药相关的重金属限量标准。但由于不同的中药材重金属评价体系存在较大差异，导致一些重金属安全问题被高估，造成某些相对特殊的药材频繁出现重金属超标问题。因而，在制定不同种类或类别中药材重金属限量标准时，需考虑药材的生长环境、生物特性，并综合考虑给药剂量、给药途径、给药对象等影响因素，在保证公众用药安全的情况下规避中药材重金属安全高估的问题。

解决中药材重金属问题除了要加强标准的研究外，还需从药材生产的源头抓起，对中药材种植与栽培以及加工、炮制等过程进行控制。首先，应关注中药材种植土壤中重金属的含量，土壤中重金属元素是中药材中重金属的主要来源。其次，应合理控制农药、化肥以及除草剂等农用投入品的使用，其通常会含有重金属元素，施用后会被植物吸收并被转运到各个部位。最后，要关注中药材加工、炮制、仓储等过程，其也可能造成重金属的污染。

本书共分为6章：第一章绪论，简要介绍中药材重金属污染的基本情况；第二章，以青蒿、三七、菘蓝等不同药用部位的药材为例，着重介绍中药材在重金属胁迫下的响应特征；第三章，针对中药材重金属超标问题，从栽培技术、土壤修复及产地加工等方面阐明了重金属的阻断策略；第四章，介绍基于《中国药典》标准的中药材重金属安全评估；第五章，介绍中药材中重金属的溶出特征及形态分析；第六章，针对国内标准普遍存在对重金属含量高估的问题，结合欧美国家标准及制定方法，介绍了重金属ISO标准的制定过程。

本书是一系列相关研究项目成果的总结，相关研究得到了国家自然基金重大项目（81891014）、中国中医科学院科技创新工程（CI2021A03905、CI2021B013）、国家中医药管理局中医药创新团队及人才支持计划项目（ZYYCXTD-D-202005）等专项的支持。

本书编委会

2022年8月

内容简介

本书是一部介绍中药材重金属的学术著作。全书以青蒿、三七、菘蓝等不同药用部位的药材为例，着重介绍中药材在重金属胁迫下的生理生化响应特征、吸收转运机理和有效药用成分代谢的应对机制；针对中药材重金属超标问题，从栽培技术、土壤修复以及产地加工等方面对重金属的阻断策略进行阐述；系统分析当前我国不同产地中药材重金属的安全现状，为中药材生产和制药企业原料采购提供数据支撑。最后本书介绍了中药材的重金属风险评估方法，并针对中药材的特点和用药特性，利用风险评估模型对中药材重金属的安全风险进行了系统评估。针对国内标准普遍存在对中药材重金属超标率高估的问题，结合欧美国家标准及制定方法，介绍了重金属ISO标准（Traditional Chinese Medicine-Determination of heavy metals in herbal medicines used in Traditional Chinese Medicine，ISO 18664：2015）的制定过程。本书对当前我国中药材重金属研究现状进行了系统梳理，介绍了最新的研究方法和进展，具有较高的参考价值。

本书不仅适合从事中药资源学、中药学、生药学方面相关专业的科技工作者阅读，也可作为医药院校相关专业的师生以及从事中药材重金属相关研究的科研人员的参考书。

目 录

CONTENTS

第一章 绪论

第二章 中药材对重金属的响应特征

第三章 中药材中重金属的阻断技术

第四章 基于《中国药典》标准的中药材重金属安全评估

第五章 中药材中重金属的溶出特征及形态分析

第六章 中药材重金属 ISO 国际标准的制定

第一章
绪　论

一、重金属对人体的危害

重金属通常是指密度大于4.5 $g \cdot cm^{-3}$的金属，如金（Au）、银（Ag）、汞（Hg）、铜（Cu）、砷（As）、铅（Pb）、镉（Cd）、铬（Cr）等。

其中，As本身属于非金属元素，但因其具有金属的特性，所以将其列为重金属元素。重金属在环境中广泛存在，可以多种方式进入人体，在人体中产生蓄积。当人体中蓄积的重金属超过人体可承受能力后，会对身体健康造成损害。目前人们最为关注的重金属主要有Hg、Cu、As、Pb、Cd、Cr等。

Pb是一种人体非必需元素，对人体健康存在诸多不利影响，其中对中枢神经系统的毒性作用最为明显，会造成严重的神经生理损伤和认知障碍。同时，血Pb浓度的升高会损害儿童的智力发育，造成儿童智力低下和行为异常，并引起成人心血管疾病及老人痴呆及脑死亡的发生。Cu是一种人体必需的微量元素，具有较多的生理作用。一般慢性Cu中毒的情况较为少见，急性Cu中毒会引起黏膜刺激、胃肠炎、肝肾损害等。Hg进入人体后的滞留时间较长，可引起严重的慢性反应，对肝、肾、大肠、心脏和中枢神经系统等器官及组织造成损害，使中毒者出现头晕、失眠、多梦、记忆力减退等症状。Cd是一种剧毒元素，具有生物蓄积性强、毒性持久、引起“三致”作用等特点。Cd一旦进入体内，会对肾、肺、肝、睾丸、脑、骨髓及血液系统产生毒性。其中肾损伤是Cd对人体的主要危害，且这种危害不可逆转。此外，Cd还会引起骨质疏松、骨折和软骨症，如20世纪初出现于日本的“痛痛病”就是由Cd污染引起的中毒所致。Cd还有明显的致癌作用，已被国际抗癌联盟定为Ⅰ级致癌物质。As是一种银灰色半金属元素，具有两性元素性质，在自然界中广泛分布。As的蓄积可造成人体组织的损害和机体障碍，其主要作用于神经系统、消化系统和造血系统等。

二、中药材中重金属的来源

中药材重金属污染问题越来越被人们所关注。国际上，包括美国、日本、韩国、新加坡和欧盟等在内的国家和组织均制定了与中草药相关的重金属限量标准。若要降低重金属在中药材中的累积，保障药材使用安全，首先要明确的就是中药材中重金属的来源。只有从源头明确了重金属的污染途径，才能减轻或彻底根除重金属污染。本书将从如下三方面简述中药材中重金属的来源。

（一）环境导致的污染

大气、水源和土壤是中药材栽种和养殖过程中必不可少的环境条件因素，但工业进程的不断加速却对环境产生了极大的危害，如汽车尾气和工厂排放的含重金属粉尘及气体是大气重金属污染的主要来源。吴德意等发现钢厂粉尘中Pb、Cu、Zn高于重庆地区土壤元素背景值的1.0～3.5倍，已造成周围土壤的污染。同时，粉尘直接降落于蔬菜叶面，使蔬菜中重金属含量提高，Pb、Zn、Cu是食品卫生标准限量值的1.1～5.6倍。含重金属工业污水的排放是灌溉水重金属污染的主要来源。这些环境污染是中药材生产过程中的重要重金属污染源。孙年喜等研究发现土壤中的Cu元素与独活茎、叶中Cu元素含量存在极显著相关性。这就要求中药材种植从业者在选地过程中严格控制产地环境质量。

（二）药材本身引起的污染

某些植物类药材由于对重金属具有较强的富集能力，也是造成中药材重金属污染的重要原因之一。如黄连样品中Cd、Hg和Cu的含量与土壤具有较强的相关性；金银花对重金属Cd具有超富集作用，其富集系数大于1，且转移系数随Cd处理浓度的增加而升高；川芎根茎对土壤重金属元素的吸收存在富集特征，其中Cd出现低背景高富集、Hg出现高背景高富集的现象，在土壤质量符合《土壤环境质量　农用地土壤污染风险管控标准 农用地土壤污染风险筛选值和管控值》的条件下，川芎中该两种重金属含量依旧超出GAP药用植物标准。但同时我们也发现，有些药用植物对重金属的吸收能力较弱，即便生长于重金属高度污染地区，药材的重金属含量仍符合《中国药典》要求。如邹耀华等发现温郁金种植土壤的Pb含量（$4.96 \pm 1.77\ mg \cdot kg^{-1}$）略超出《药用植物及制剂进出口绿色行业标准》$5\ mg \cdot kg^{-1}$的限量规定；但其药材的富集系数为0.19，重金属含量显著低于安全限量。此外，植物不同的器官对重金属的富集能力也是不同的。如赵连华等发现全草类药材的地上部位及叶类中药材中重金属含量普遍较高，可能与其更多时间暴露于空气中易于被污染有关。花类、果实类、种子类中药材中重金属的综合污染水平较低，这可能与其生长周期短，重金属在体内富集时间较短有关。根及根茎类中药材中重金属污染水平处于居中位置，其污染原因可能是中药材生长土壤或灌溉用水受重金属污染，根及根茎类药材通过根系从土壤中吸收重金属而导致其重金属含量超标。植物药的不同入药部位重金属污染情况不一，这除了与中药材同外界环境中重金属接触时间长短有关外，还与不同部位对重金属的吸收富集能力不同有着密切关系。因此，有必要对植物药不同入药部位中重金属吸收富集规律进行深入探究，根据其吸收规律采取相应的防治措施，保障中药材质量安全。

（三）生产过程中带入的污染

中药原料的养殖或者种植期间，使用饲料、化肥以及农药也都可能会导致药材重金属超标。宋丽洁发现含重金属农业投入品，如农药、肥料等也可造成重金属在土壤中的沉积。邹耀华发现有机农药中通常会含有Pb、Cu、As、Hg等重金属元素，施用后会被中药材的根部、叶面吸收，进而转运到中药材体内各部位，从而造成中药材重金属元素的污染。此外，在中药的采收、加工、添加辅料、包装储存及运输等过程中都可能造成重金属的污染。如柳臻等研究炮制对何首乌、白芍、川乌、当归中重金属含量影响表明，炮制后何首乌中Pb、Cd、Cu的含量均有显著提高；白芍中Pb、Cd含量有一定程度提高；川乌中Cd、Cu含量明显升高；当归中Cu、Zn含量有一定提高。曾秋初等对30余批中药材粉碎加工前后重金属含量进行检测，发现中药在粉碎后重金属Cd超标。中药材或饮片在储存时为避免虫蛀和霉变，有的会采用硫黄熏蒸药材，这也可能导致药材中Hg和As的含量增加。在运输过程中，不规范的包装和人为因素也都有可能引起重金属含量增加。

三、中药材中重金属的评估与安全现状

2008年，对不同产地不同药材重金属超标情况进行统计，涉及312种中药材1560项。对照《药用植物及制剂外经贸绿色行业标准》发现，Cu、Pb、As、Cd、Hg超标率分别为21.0%、12.0%、9.7%、28.5%、6.9%；同一药材中2种、3种及4种重金属同时超标现象也存在，平均超标率分别为4.6%、1.5%、0.7%；所分析单样本药材中一般不存在同一药材中5种重金属同时超标现象。36种常见中药材中5种重金属污染情况同单项重金属分析结果基本一致；不同种类药材重金属污染情况不同，桔梗、细辛、黄连等药材重金属含量较高；而枸杞子、两头尖、西洋参、枳壳5种重金属含量均未超标。栽培药材中Cu和Pb的含量高于野生药材，As含量则是野生药材中高于栽培药材，Cd和Hg的含量表现为栽培与野生药材中无明显差异。2018年，根据《中医药—中药材重金属限量》ISO国际标准对中药材重金属Pb、As、Cd、Hg的超标率进行分析，研究共涉及中药材425种，包括不同产地的不同药材共3026项。结果显示，与国际标准比较，中药材重金属Pb、As、Cd、Hg的超标率分别为3.46%、4.03%、2.91%、1.41%。相比于此前依据绿色行业标准的统计结果而言，重金属各项的超标率平均降低了13.26%。

可见，不同的中药材重金属评价体系存在较大差异，以至于某些相对特殊的药材频繁出现重金属超标问题，造成对中药材重金属安全问题的高估。针对上述问题，在制定不同种类或类别中药材重金属限量标准时，需考虑药材的生长环境、生物特性，并综合给药剂量、给药途径、给药对象等影响因素，在保证公众用药安全的情况下应规避中药材重金属安全高估的问题，从而制定更加合理、科学的重金属残留限量标准。

四、基于规范生产的重金属安全应对策略

解决中药材重金属问题除了要加强对相关标准的研究外，还需从药材生产的源头抓起，对中药材种植与栽培以及加工、炮制等过程进行控制。首先，应关注中药

材种植土壤中重金属的含量。研究表明，土壤中重金属元素的含量对中药材中重金属元素的含量有着直接的影响。当前，国家有关部门和相关科研单位针对我国土壤重金属污染问题开展了科学研究，并采取了诸多污染防治措施。目前治理土壤重金属污染的方法主要有客土、换土和深耕翻土，以及化学修复和生物修复等，可有效降低土壤中重金属的含量，为中药材的生长提供一个健康的土壤环境。此外，应合理控制农药、化肥以及除草剂等农用投入品的使用。有机农药和化肥中通常会含有Pb、Cu、As、Hg等重金属元素，其施用后会被中药材的根部、叶面吸收，进而转运到中药材体内各部分，造成中药材重金属元素的污染，同时也会增加土壤重金属含量。当前，随着野生中药资源的锐减，中药材人工种植的种类不断增多，规模也不断扩大，要保障我国中医药产业的健康持续发展，就必须发展中药材的生态种植，拒绝大水、大肥、大农药的生产种植方式，从源头上提升中药材的品质。最后要关注中药材在加工、炮制、仓储等过程中可能会带来的重金属元素污染问题。如药材中重金属除被植物吸收的部分外，根茎类植物表皮黏结的土壤中所含有的重金属亦为其重金属的重要来源，而且是某些药材重金属的主要来源。研究表明，中药材清洗的方式可有效去除根茎类药材根表泥土，进而显著降低药材中重金属的含量。但是，当前药材在产地加工中，清洗环节仍存在不清洗或清洗不当的问题。如三七种植从业者为了增加药材重量而有意省略清洗过程。因此，对产地加工等环节的严格控制也是防治重金属污染的有效手段之一。

五、基于限量标准的重金属安全应对策略

随着中医药热在全球的兴起，越来越多的国家开始重视中药材的质量安全问题。20世纪90年代，国际上使用中药的国家和地区开始关注出口到本国（本地区）的中药材重金属含量问题，并针对其含量制定了明确的限量规定。当前，大部分使用中药的国家在对中药材中重金属含量进行控制时，往往只关注重金属的总量并对其进行限制，这样的评估方式存在忽略重金属的有效态和生物有效性的问题。如炮制、煎煮对重金属的溶出度具有显著影响，药材在炮制和煎煮后，实际溶出的重金属含量与药材中重金属含量不同；重金属在人体内的吸收度不同，人体通过服用药材吸收的重金属不等于药材中重金属的含量，被吸收的重金属才是会对人体造成健

康风险的部分；人体对重金属的耐受特性不同，不同重金属对人体伤害不同。此外，由于不同的药材组织结构不同，其与重金属结合的主要化合物存在很大差异，在使用过程中亦存在散剂、水煎剂等不同的入药方式，这就造成不同品种中药材重金属安全限量值具有较大差异，未考虑到使用特性，可能会造成对某些药材重金属风险的高估或低估，影响准确评估药材的重金属安全性。基于此，药材的重金属限量标准应该参照国际上人体对重金属的耐受浓度进行制定，即根据人体对不同重金属的摄入和耐受情况，推算出药材中重金属的最大浓度，制定药材中的重金属安全限量。因此，开展中药材重金属溶出特性、赋存形态、生物有效性及耐受性等的研究对提升药材重金属限量标准和科学认识中药材重金属风险具有重要意义。

第二章
中药材对重金属的响应特征

一、中药材对土壤中重金属的吸收、累积和分配特性

随着中药产业的发展及土壤重金属污染的日益严重，中药中重金属残留量持续升高，从而直接影响患者临床用药的安全和疗效，这已成为中国中药材市场良性快速发展和国际化进程中的重要障碍。而中药材的重金属污染问题，常具有一定的隐蔽性，土壤中的重金属经药用植物吸收后通过食物链进入人体，进而危害人体健康。韩小丽等总结了中药材重金属超标的相关资料，对中药材重金属超标现状进行了系统分析，得出中药材中Cu、Pb、As、Cd、Hg超标率分别为21.0%、12.0%、9.7%、28.5%、6.9%，其中以Cd的超标率最高。中药产业要走向世界就必须实现现代化，而重金属残留是阻碍中药现代化、国际化的重要问题。有效地控制中药材重金属含量超标，应从中药材生产的源头抓起。中药材是中药产业的物质基础，其重金属含量的高低主要取决于土壤中重金属元素含量及土壤的性质，以及药材原植物对重金属的吸收和积累能力。了解药用植物对土壤重金属的吸收规律，选择适宜地块进行药材的规范化生产，可以达到控制药材中重金属含量的目的。因此，开展中药材及其土壤中重金属元素的相关性分析和中药材对重金属元素的吸收、累积特征研究，对于从源头上控制中药材中重金属残留量具有十分重要的指导意义。

（一）三七对重金属的吸收、积累和分配特征

云南作为三七的道地产区素有“有色金属王国”之称，富含Cd、Cu、Sn、As等（非）金属矿，土壤中重金属背景值相对较高。近年来，随着采矿区域的无序扩

张以及含重金属农药的大量使用，三七种植区土壤重金属污染问题日益严重，已对三七药品安全及国际贸易产生了严重威胁。林龙勇等调查了云南文山三七种植区土壤及三七中重金属污染现状。结果表明，三七种植区土壤Cd、Cr、Cu的超标率分别为75%、38%、50%，种植区三七存在较为严重的Cd、Cr、Pb污染，三七具有较强的Cd富集能力及Cd、Cu转运能力；三七不同部位Pb、Cd、Cr、Cu对人体的摄入风险贡献依次为13.46%～46.40%、8.67%～24.67%、1.90%～14.40%、0.38%～0.79%。郝南明等和冯光泉等认为，三七中重金属污染可能主要来源于其特殊的重金属吸收、累积机制。因此，揭示三七中重金属的吸收和累积规律，能够为有效解决三七重金属污染问题、保障三七药材安全提供科学依据。

1. 三七对Cd的吸收、累积和分配特征

三七植株各部位（主根、须根、剪口、茎、叶、花）对Cd的富集能力不同，盆栽条件下三七各部位Cd含量如表2.1所示。相同处理浓度下，三七地上部和地下部Cd含量几乎均表现为随处理时间的延长而增加；相同处理时间下，三七除须根外的各部位Cd含量几乎均随处理浓度的升高而上升，在30 $mg \cdot kg^{-1}$时达到峰值，当处理浓度为60 $mg \cdot kg^{-1}$时各部位Cd含量略有下降。75 天的Cd处理结束后，三七各部位Cd含量表现为须根＞剪口＞主根＞叶＞茎＞花，地下部的Cd含量显著高于地上部。用30 $mg \cdot kg^{-1}$ Cd处理75 天后，三七须根、剪口和主根中的Cd含量分别为空白处理的19.71倍、12.79倍和11.58倍；地上部增加的Cd含量相对较小，茎、叶和花中的Cd含量分别为空白处理的10.81倍、8.26倍和6.91倍。此外，处理过程中亦发现一个有趣的现象，当Cd处理浓度超过30 $mg \cdot kg^{-1}$后，三七的花期能被推迟长达15 天以上。因此，在30 $mg \cdot kg^{-1}$和60 $mg \cdot kg^{-1}$条件下处理后，15 天时未能采集到三七花样本。

表2.1　Cd胁迫下三七各部位的Cd含量

部位	处理浓度（$mg \cdot kg^{-1}$）	时间（d）				
		15	30	45	60	75
叶	0	0.18 ± 0.00	0.22 ± 0.01	0.29 ± 0.06	0.34 ± 0.19	0.34 ± 0.04
	5	0.29 ± 0.00	0.51 ± 0.02	0.86 ± 0.01	1.07 ± 0.02	1.61 ± 0.02
	10	0.41 ± 0.00	0.63 ± 0.01	0.97 ± 0.02	1.24 ± 0.05	1.86 ± 0.18
	30	0.47 ± 0.01	0.82 ± 0.02	1.07 ± 0.01	2.31 ± 0.23	2.81 ± 0.09
	60	0.45 ± 0.01	0.73 ± 0.01	0.99 ± 0.03	1.83 ± 0.09	2.37 ± 0.19

续表

部位	处理浓度（mg·kg⁻¹）	时间（d）				
		15	30	45	60	75
茎	0	0.17 ± 0.02	0.20 ± 0.00	0.20 ± 0.03	0.25 ± 0.01	0.26 ± 0.01
	5	0.27 ± 0.05	0.58 ± 0.00	0.70 ± 0.03	1.03 ± 0.00	1.54 ± 0.01
	10	0.38 ± 0.04	0.61 ± 0.02	0.87 ± 0.15	1.18 ± 0.09	1.75 ± 0.00
	30	0.50 ± 0.02	0.73 ± 0.03	0.93 ± 0.07	1.74 ± 0.01	2.81 ± 0.00
	60	0.44 ± 0.01	0.63 ± 0.08	0.89 ± 0.06	1.32 ± 0.00	1.77 ± 0.01
花	0	0.20 ± 0.01	0.27 ± 0.01	0.30 ± 0.01	0.30 ± 0.01	0.32 ± 0.01
	5	0.32 ± 0.10	0.49 ± 0.03	0.93 ± 0.06	1.05 ± 0.02	1.50 ± 0.08
	10	0.42 ± 0.03	0.48 ± 0.01	0.78 ± 0.02	1.60 ± 0.03	1.91 ± 0.02
	30	—	0.58 ± 0.03	1.05 ± 0.01	1.64 ± 0.04	2.21 ± 0.02
	60	—	0.56 ± 0.05	0.89 ± 0.10	1.28 ± 0.09	1.70 ± 0.06
剪口	0	0.24 ± 0.09	0.25 ± 0.01	0.27 ± 0.01	0.33 ± 0.02	0.34 ± 0.02
	5	0.44 ± 0.01	0.61 ± 0.04	0.78 ± 0.01	1.20 ± 0.09	1.75 ± 0.02
	10	0.53 ± 0.06	0.85 ± 0.01	1.31 ± 0.01	1.87 ± 0.15	2.25 ± 0.01
	30	0.69 ± 0.01	0.95 ± 0.01	1.31 ± 0.01	3.80 ± 0.02	4.35 ± 0.02
	60	0.66 ± 0.02	0.95 ± 0.04	1.10 ± 0.06	3.00 ± 0.01	3.47 ± 0.02
主根	0	0.15 ± 0.07	0.18 ± 0.05	0.22 ± 0.01	0.24 ± 0.07	0.26 ± 0.01
	5	0.27 ± 0.02	0.38 ± 0.06	0.82 ± 0.05	1.05 ± 0.02	1.70 ± 0.01
	10	0.32 ± 0.03	0.51 ± 0.06	0.93 ± 0.01	1.43 ± 0.04	1.91 ± 0.01
	30	0.42 ± 0.10	0.80 ± 0.02	1.24 ± 0.00	2.54 ± 0.13	3.01 ± 0.03
	60	0.41 ± 0.00	0.70 ± 0.01	0.99 ± 0.01	2.33 ± 0.03	2.67 ± 0.01
须根	0	0.99 ± 0.03	1.02 ± 0.13	1.13 ± 0.09	1.55 ± 0.15	2.65 ± 0.02
	5	1.97 ± 0.14	5.46 ± 0.02	9.10 ± 0.93	11.78 ± 0.16	18.12 ± 0.17
	10	2.64 ± 0.23	4.27 ± 0.03	7.45 ± 0.20	13.42 ± 0.02	19.99 ± 0.11
	30	5.13 ± 0.02	7.53 ± 0.06	18.45 ± 0.46	38.62 ± 0.31	52.23 ± 0.26
	60	5.46 ± 0.03	8.23 ± 0.08	17.27 ± 0.03	42.92 ± 0.34	67.83 ± 0.49

将三七分为地上部分（茎、叶、花）及地下部分（主根、须根、剪口）后，发现三七中的Cd主要富集于地下部分，尤以须根为主；地下部分的Cd含量是

地上部分的7.61倍。Cd的亚细胞分布结果显示，Cd主要累积于细胞壁的果胶中，地下部分细胞壁中Cd含量分别是细胞质和细胞器的3.62倍和4.42倍；地下部分果胶中的Cd含量分别是半纤维素1、半纤维素2、纤维素的4.83倍、5.07倍、5.12倍（图2.1）。综上所述，Cd主要累积于三七地下部分的须根细胞壁果胶中。

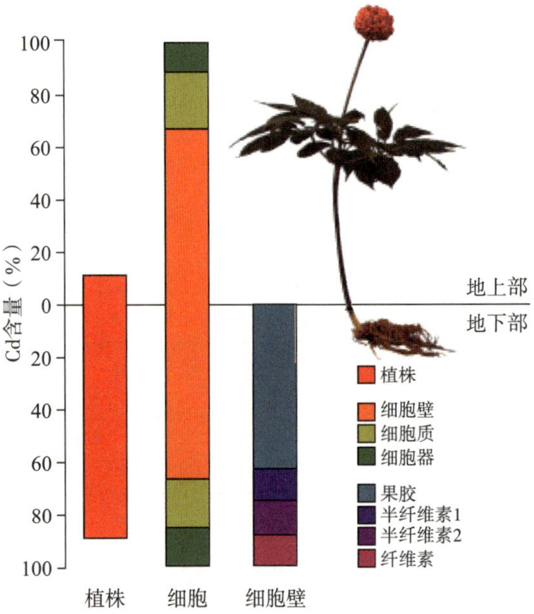

图2.1　Cd在三七全株、细胞及细胞壁中的分配比例

将三七各部位Cd含量随处理时间的变化进行线性拟合（以各部位Cd含量为y，时间为变量x），通过斜率体现不同Cd处理浓度下三七各部位Cd吸收速率差异。可见，在空白处理下，三七主根、须根、剪口、茎、叶、花的Cd累积拟合线性方程斜率值很低，且比较接近，说明空白处理条件下三七对Cd的吸收比较稳定。然而，Cd处理下，三七须根Cd积累拟合线性方程斜率表现为随Cd处理浓度的升高而不断变大，从0.026增至1.063，说明须根对Cd的吸收能力随Cd处理浓度的升高而增强。除须根外的其他部位Cd累积拟合线性方程斜率均表现为随Cd处理浓度的升高而变大，直至30 mg · kg^{-1}处理时斜率达到最大值，随后降低，说明Cd处理浓度低于30 mg · kg^{-1}时三七除须根外的各部位对Cd的吸收能力均随Cd处理浓度的升高而增强（表2.2）。

表2.2　Cd胁迫下三七不同部位Cd含量变化的线性拟合方程

部位	Cd 处理浓度（$mg \cdot kg^{-1}$）	方程	R^2
叶	0	y = 0.003 x + 0.142	R^2 = 0.934
	5	y = 0.021 x − 0.096	R^2 = 0.973
	10	y = 0.024 x − 0.036	R^2 = 0.962
	30	y = 0.041 x − 0.360	R^2 = 0.933
	60	y = 0.033 x − 0.206	R^2 = 0.951
茎	0	y = 0.002 x + 0.147	R^2 = 0.928
	5	y = 0.020 x − 0.074	R^2 = 0.955
	10	y = 0.022 x − 0.036	R^2 = 0.963
	30	y = 0.038 x − 0.350	R^2 = 0.891
	60	y = 0.022 x + 0.000	R^2 = 0.971
花	0	y = 0.002 x + 0.198	R^2 = 0.823
	5	y = 0.019 x − 0.018	R^2 = 0.971
	10	y = 0.025 x − 0.225	R^2 = 0.997
	30	y = 0.037 x − 0.551	R^2 = 0.997
	60	y = 0.027 x − 0.193	R^2 = 0.915
剪口	0	y = 0.002 x + 0.203	R^2 = 0.917
	5	y = 0.021 x − 0.009	R^2 = 0.932
	10	y = 0.030 x + 0.019	R^2 = 0.993
	30	y = 0.068 x − 0.829	R^2 = 0.875
	60	y = 0.051 x − 0.464	R^2 = 0.874
主根	0	y = 0.002 x + 0.127	R^2 = 0.980
	5	y = 0.024 x − 0.218	R^2 = 0.942
	10	y = 0.027 x − 0.212	R^2 = 0.979
	30	y = 0.046 x − 0.477	R^2 = 0.951
	60	y = 0.041 x − 0.430	R^2 = 0.919
须根	0	y = 0.026 x + 0.313	R^2 = 0.761
	5	y = 0.258 x − 2.306	R^2 = 0.978
	10	y = 0.292 x − 3.601	R^2 = 0.942
	30	y = 0.835 x − 13.195	R^2 = 0.941
	60	y = 1.063 x − 19.486	R^2 = 0.901

中药材所吸收的元素主要来自土壤，富集系数的大小表明了中药材对某种元素富集能力的强弱。富集系数可用来衡量植物对重金属的吸收贮存能力。通过计算不同处理下三七对Cd的富集系数发现，在相同处理浓度下，三七各部位对Cd的富集能力表现为随胁迫时间的延长而增加，说明三七在生长期对Cd均具有吸收能力。相同处理时间下，富集系数随处理浓度的升高而下降，不同部位对Cd的富集能力由大到小依次为须根＞剪口＞主根＞叶＞茎＞花，须根对Cd的富集能力最强。在众多处理中，只有须根的富集系数出现大于1的情况，分别为5 mg · kg^{-1}处理30天及以上，10 mg · kg^{-1}、30 mg · kg^{-1}处理60天及以上，60 mg · kg^{-1}处理75天；在5 mg · kg^{-1}处理75天后，须根的Cd富集系数最大，为3.62（表2.3）。可见三七地下部分对Cd的富集能力高于地上部分，且以须根最强。说明三七对Cd的富集能力总体较弱，且对Cd的吸收能力并不随Cd处理浓度的升高而增强。

表2.3　Cd胁迫下三七各部位的Cd富集系数

部位	处理浓度（mg · kg^{-1}）	时间（d）				
		15	30	45	60	75
叶	0	—	—	—	—	—
	5	0.06	0.10	0.17	0.21	0.32
	10	0.04	0.06	0.10	0.12	0.19
	30	0.02	0.03	0.04	0.08	0.09
	60	0.01	0.01	0.02	0.03	0.04
茎	0	—	—	—	—	—
	5	0.05	0.12	0.14	0.21	0.31
	10	0.04	0.06	0.09	0.12	0.17
	30	0.02	0.02	0.03	0.06	0.09
	60	0.01	0.01	0.01	0.02	0.03
花	0	—	—	—	—	—
	5	0.06	0.10	0.19	0.21	0.30
	10	0.04	0.05	0.08	0.16	0.19
	30	—	0.02	0.03	0.05	0.07
	60	—	0.01	0.01	0.02	0.03

续表

部位	处理浓度（$mg \cdot kg^{-1}$）	时间（d）				
		15	30	45	60	75
剪口	0	—	—	—	—	—
	5	0.09	0.12	0.16	0.24	0.35
	10	0.05	0.09	0.13	0.19	0.23
	30	0.02	0.03	0.04	0.13	0.14
	60	0.01	0.02	0.02	0.05	0.06
主根	0	—	—	—	—	—
	5	0.05	0.08	0.16	0.21	0.34
	10	0.03	0.05	0.09	0.14	0.19
	30	0.01	0.03	0.04	0.08	0.10
	60	0.01	0.01	0.02	0.04	0.04
须根	0	—	—	—	—	—
	5	0.39	1.09	1.82	2.36	3.62
	10	0.26	0.43	0.74	1.34	2.00
	30	0.17	0.25	0.61	1.29	1.74
	60	0.09	0.14	0.29	0.72	1.13

转移系数表示Cd从地下部分向地上部转运的效率。不同浓度Cd处理不同时间后三七的Cd转移系数计算结果如表2.4。可见5 $mg \cdot kg^{-1}$、10 $mg \cdot kg^{-1}$ Cd处理下，三七的转移系数随Cd处理浓度升高而增加；而当Cd处理浓度为30 $mg \cdot kg^{-1}$、60 $mg \cdot kg^{-1}$时转移系数随之下降。相同处理浓度下Cd在三七中转移系数随培养时间的延长而降低（表2.4）。说明低浓度Cd胁迫下三七通过向地上部分转运Cd而增强抗Cd胁迫能力，当Cd浓度过高后三七便会降低向地上部分的转运效率以降低Cd毒害。

表2.4　三七的Cd转移系数

Cd 处理浓度（$mg \cdot kg^{-1}$）	时间（d）				
	15	30	45	60	75
0	0.40	0.48	0.49	0.42	0.28
5	0.33	0.25	0.23	0.22	0.22
10	0.34	0.31	0.27	0.24	0.23

续表

Cd处理浓度（$mg \cdot kg^{-1}$）	时间（d）				
	15	30	45	60	75
30	0.15	0.23	0.14	0.13	0.13
60	0.14	0.19	0.14	0.09	0.08

2. 三七对As的吸收、累积和分配特征

As从土壤向植物的转移是人类接触As的主要途径之一。于冰冰对文山三七种植区土壤As含量进行了调查，表明其浓度范围为6.9～242.0 $mg \cdot kg^{-1}$，其中48%的样本超标。与三七As限量标准（2 $mg \cdot kg^{-1}$）相比，三七主根、须根、茎、叶、花或果实As超标率分别为24%、81%、14%、57%和44%。通过比较一年生、二年生和三年生3个不同生长年限三七中As浓度的差异发现，一年生三七不同部位平均As浓度最高，这可能是因为二年生和三年生三七的生物量大，“稀释效应”导致了As含量的相对降低（图2.2）。此外，三七各部位的As浓度从大到小依次为须根>叶>主根>茎。其中，一年生三七须根和叶As浓度均显著高于二年生和三年生三七，而二年生和三年生三七须根和叶As浓度差异不显著；3个不同生长年限的三七主根As浓度差异均不显著；二年生三七茎部As浓度显著低于一年生和三年生三七（图2.2）。

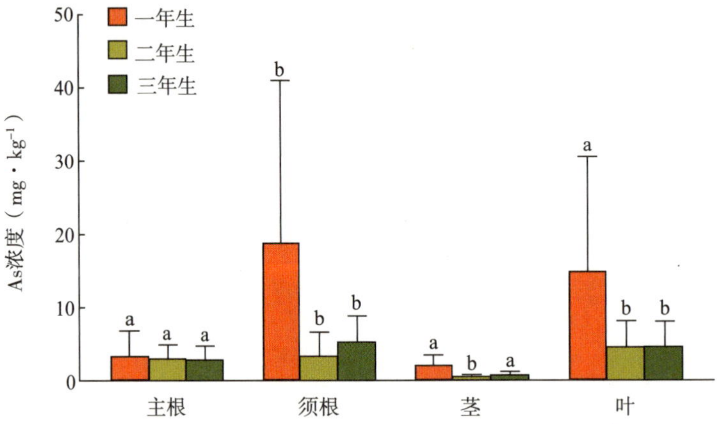

图2.2　不同生长年限三七不同部位As浓度（于冰冰，2011）

（注：图中不同小写字母表示差异显著$P<0.05$）

三七各部位As浓度与土壤浓度的比值，可反映植物对土壤中As的吸收能力和富集情况（表2.5）。从平均值和中值看，三七各部位对土壤中As的富集能力不强，

其与土壤As浓度的比值均小于1，其中须根/土壤比值最高，说明与其他部位相比，三七须根更易吸收土壤中的As。主根/土壤、须根/土壤、茎/主根和叶/茎4项比值可在一定程度上揭示土壤中的As从土壤到三七各部位的吸收转运过程。以上4项比值与土壤As浓度相关性不大，其平均值和中值大小均表现为叶/茎>茎/主根>须根/土壤>主根/土壤，说明土壤中的As不易被三七主根吸收。所取样本中有67%的样本茎/主根比值<1，说明主根吸收的As不易向茎部转移；而所有样本叶/茎的比值>1，说明As在三七中的迁移能力强，三七茎部的As容易转运到叶部。

表2.5 三七的富集系数和各部位As含量浓度比值（于冰冰，2011）

项目	富集系数					各部位As含量浓度比值		
	主根/土壤	须根/土壤	茎/土壤	叶/土壤	花或果实/土壤	茎/主根	叶/主根	叶/茎
样品数	15	15	15	15	8	15	15	15
最小值	0.010	0.064	0.005	0.009	0.001	0.087	0.21	1.30
最大值	0.12	0.55	0.12	0.41	0.230	3.42	10.44	8.25
中值	0.042	0.14	0.025	0.11	0.098	0.79	2.63	2.84
平均值	0.045	0.16	0.032	0.13	0.098	0.89	3.33	3.75
标准偏差	0.025	0.12	0.026	0.11	0.089	0.80	3.15	2.31

As从土壤进入植物体的过程与植物本身的遗传特性、主动吸收功能和对元素的富集能力有关。植物通过根系从介质中吸收As，并在体内进行再分配。由于As的危害性，普通植物尽量抑制As的吸收或避免其向地上部分转运。对于大多数植物而言，As主要分布在根部，地上部分As浓度较低，As的地上部/地下部的转运系数通常都小于1。三七具有较强的向叶部转运As的能力。因此，三七对As有着特殊的吸收及进入体内后的分配机制（表2.5）。

Yan等采集一年生三七，在温室中培养30天后，转移到高砷（High-As，517 mg · kg^{-1}）和低砷（Low-As，18 mg · kg^{-1}）两种处理的盆中。土壤水分保持在田间持水量的60%，白天温度维持在13～31 ℃，夜间维持在1～20 ℃。观察三七的生长条件及As的累积情况。结果表明，生长在低As浓度（Low-As）土壤中的三七根、茎、叶中的As含量分别为0.86 mg · kg^{-1}、0.24 mg · kg^{-1}、1.93 mg · kg^{-1}。相比之下，生长在高As浓度（High-As）土壤中的植物，其根、茎、叶中的As含量分别为

19.95 mg · kg^{-1}、3.76 mg · kg^{-1}、7.54 mg · kg^{-1}（图2.3）。

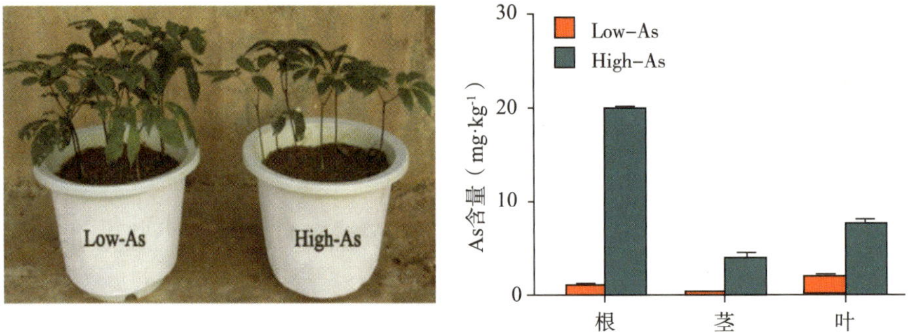

(a) (b)

图2.3　三七的生长条件（a）和不同处理条件下三七中As的累积（b）（Yan等，2012）

Ma等研究发现植物通常会将其根部对As的摄取量降低到最小并促进As向植物地上部分的迁移。然而，Yan等研究显示三七中As转移因子的范围均较高（叶/主根为0.21～10.44），这可能意味着三七中存在不同的As积累和转运机制。植物吸收的As主要为As（Ⅲ）和As（Ⅴ）。Yan等发现Low-As处理下，三七吸收的As主要为As（Ⅲ），而As（Ⅴ）未被检出。三七根、茎、叶中的As（Ⅲ）浓度分别为0.02 mg · kg^{-1}、0.15 mg · kg^{-1}和0.23 mg · kg^{-1}。然而，High-As处理下，三七中同时含有As（Ⅲ）和As（Ⅴ）。As（Ⅲ）在根、茎、叶中的平均百分比分别为64.38%、66.92%和52.17%，As（Ⅴ）在相应部位的平均百分比分别为35.62%、33.08%和47.83%。As（Ⅲ）和As（Ⅴ）的浓度均遵循根>茎>叶（图2.4）的顺序。

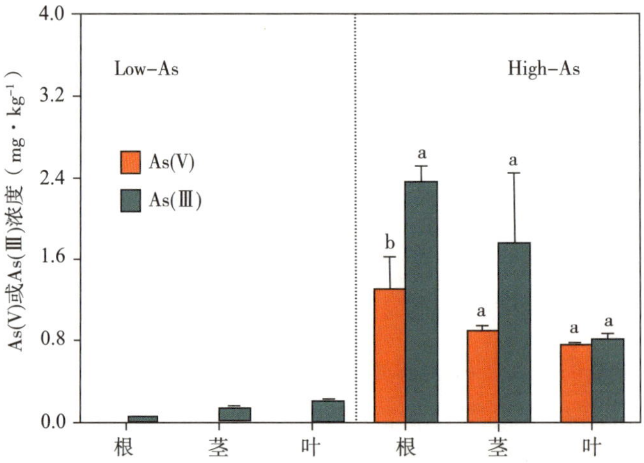

图2.4　不同处理下三七各部位的As形态及含量（Yan等，2012）

由上述结果可知，Low-As处理下As主要以As（Ⅲ）的形式存在于三七叶中，而High-As处理下，As主要以As（Ⅲ）的形式存在于三七根中。为探明三七中As的亚细胞分布规律，对三七各部位吸收的As进一步进行细分，发现不同的亚细胞组分中As浓度表现出类似的趋势：细胞壁＞胞质上清液＞细胞器。但这些组分的总As浓度不仅与三七的部位有关，同时也与As处理浓度相关。High-As处理的三七中总的亚细胞As浓度高于Low-As处理的三七中总的亚细胞As浓度，前者As浓度顺序表现为根＞叶＞茎，后者表现为叶＞根＞茎（表2.6）。

表2.6　不同As处理对三七不同亚细胞组分中As浓度的影响（Yan等，2012）

项目		As浓度（$mg \cdot kg^{-1}$ DW）			
		细胞壁	细胞质上清液	细胞器	总和
根	Low-As	0.37 ± 0.14b	0.36 ± 0.12b	0.08 ± 0.03b	0.82 ± 0.26b
	High-As	7.61 ± 0.56a	6.11 ± 0.63a	1.66 ± 0.36a	16.15 ± 4.84a
茎	Low-As	0.26 ± 0.10b	0.14 ± 0.05b	0.01 ± 0.00b	0.40 ± 0.09b
	High-As	3.54 ± 0.50a	2.52 ± 0.66a	0.21 ± 0.07a	7.90 ± 2.77a
叶	Low-As	1.42 ± 0.26b	0.93 ± 0.23b	0.19 ± 0.08b	2.54 ± 0.30b
	High-As	5.06 ± 0.33a	3.16 ± 0.56a	0.55 ± 0.16a	8.90 ± 0.88a

注：不同处理下相同部位同组分的不同小写字母表示存在显著性差异（$P < 0.05$）。

3. 三七对Cu的吸收、累积特征

陶亮等在文山、红河、曲靖3个州市选择7个县市三七种植区采集3年生三七样品，并分析了Cu的吸收和累积特征。7个县市具体包括丘北、砚山、广南、蒙自、建水、泸西、师宗。不同产地采集的样品数如表2.7所示。

表2.7　不同产地三七采集样品数（陶亮等，2018）

	广南	砚山	丘北	蒙自	建水	泸西	师宗
三七样本数	4	4	6	4	3	3	3

不同产地三七中Cu累积量见表2.8。27个三七样本主根和叶片中的Cu含量范围分别为2.64～12 $mg \cdot kg^{-1}$和2.04～32.70 $mg \cdot kg^{-1}$，其中师宗的三七样本Cu含量最高。此外，从结果中可以看出三七叶片中的Cu含量高于主根中的Cu含量。与三七

主根相比，叶片中Cu含量的变异系数增大，说明不同区域的叶片Cu含量差异较大。

表2.8 不同产地三七中Cu累积量（$mg \cdot kg^{-1}$）（陶亮等，2018）

产地	主根		叶片	
	范围	均值	范围	均值
丘北	3.80～7.49	5.07±1.37	3.20～4.88	4.32±0.67
砚山	4.30～6.15	5.28±0.85	2.15～16.4	9.74±5.95
广南	2.64～6.31	4.93±1.62	3.15～15.1	6.35±5.84
建水	3.31～6.78	4.77±1.80	2.04～12.8	6.68±5.53
蒙自	5.00～6.34	5.76±0.68	6.30～7.68	7.03±0.59
师宗	4.24～12	7.30±4.13	11.1～32.7	18.90±11.96
泸西	4.11～6.26	5.45±1.17	2.98～12.7	9.09±5.32
均值	5.44±1.74		8.24±6.47	
变异系数（%）	31.99		78.52	

不同产地主根和叶片中Cu元素的富集系数均存在差异，富集系数范围分别为0.06～0.11和0.06～0.21，不同产地间三七主根和叶片中Cu富集系数变化均较小（表2.9）。广南、砚山两个产地的三七主根和叶片中Cu的富集系数相对较高，但均小于1，表明三七对Cu的富集能力较弱（表2.9）。三七叶中Cu的富集系数平均值为0.128，较主根提高54.22%。说明与主根相比，三七叶片对Cu的吸收、富集能力相对较强，同时说明三七叶可能受到地上部分的污染。

表2.9 不同产地三七中Cu富集系数（陶亮等，2018）

产地	Cu富集系数	
	三七主根	三七叶片
丘北	0.07	0.06
砚山	0.11	0.21
广南	0.11	0.16
建水	0.06	0.07
蒙自	0.10	0.12
师宗	0.06	0.15
泸西	0.08	0.13
平均值	0.083	0.128

陶亮等的研究结果表明，三七对Cu的平均转运系数较高，大于1的产地占85.7%（图2.5）。其中师宗的三七Cu转运系数最大，其次是砚山。这可能与三七喷施含重金属的农药和叶面肥有一定关系。

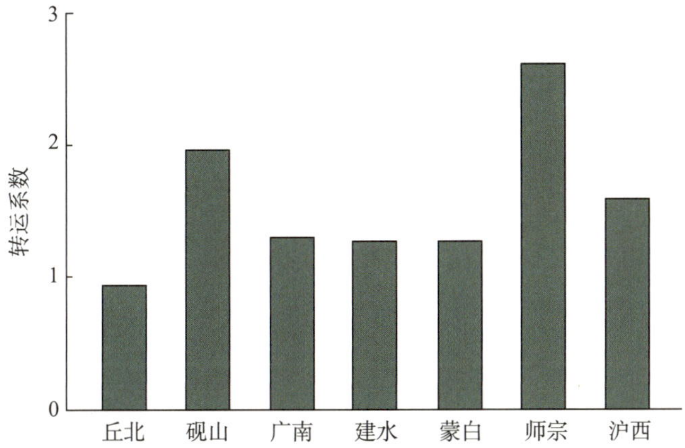

图2.5　不同产地三七叶的Cu元素转运系数（陶亮等，2018）

4. 三七对Pb的吸收、累积特征

林龙勇等调查了云南文山州海拔1000～1800 m的三七种植区（马关县、砚山县、文山市、丘北县四个地区）土壤重金属污染状况，揭示了三七对土壤中重金属的吸收转运规律。结果表明，三七植株各部位均存在较为严重的Pb超标（表2.10），其中以须根中的Pb含量最高，其次是主根，以三七叶中的Pb含量最低。将《药用植物及制剂外经贸绿色行业标准（WM/T2—2004）》作为Pb的限量标准（5 $mg \cdot kg^{-1}$），发现三七须根、主根、茎、叶的Pb超标率分别为63%、50%、25%、38%。

表2.10　三七各部位的Pb浓度和超标率（林龙勇等，2014）

部位	Pb浓度（$mg \cdot kg^{-1}$）	超标率（%）
须根	0.00～30.57	63
主根	0.00～25.34	50
茎	0.00～17.06	25
叶	0.00～9.62	38

祖艳群等也在文山州三七主要种植区如文山市、丘北县、砚山县和广南县等地采集三七，并根据三七的入药部位（主根、剪口）和保健茶部位（花）作用不同，

将三七植株分为主根、剪口、茎叶和花果4个部位。结果表明，三七主根Pb含量为0.98～4.86 mg · kg^{-1}，平均值为2.93 mg · kg^{-1}。三七剪口、茎叶和花果中Pb含量平均值分别为3.05、1.33和1.17 mg · kg^{-1}（表2.11）。三七各部位Pb含量表现为剪口＞主根＞茎叶＞花果。与林龙勇等调查结果不同的是，祖艳群等根据《地理标志产品 文山三七（GB19086—2008》）和《食用农产品产地环境质量评价标准（HJ/T332—2006）》，所有三七样品各部位Pb含量均未超过标准限。

表2.11　三七中Pb含量（祖艳群等，2017）

植株部位	Pb含量（mg · kg^{-1}）					偏度	峰度	变异系数（%）
	最小值	最大值	平均值	标准差	中值			
茎叶	0.31	2.44	1.33	0.56	1.43	0.02	−0.70	42.1
剪口	1.06	4.87	3.05	1.30	2.96	−0.20	−1.49	42.6
主根	0.98	4.86	2.93	1.33	2.99	−0.23	−1.46	45.3
花果	0.35	2.25	1.17	0.52	1.24	0.16	−0.46	44.1

（二）青蒿和菘蓝对重金属的吸收、累积和分配特征

青蒿为菊科植物黄花蒿的干燥地上部分，具有清热解暑、除蒸截疟的功能。可用于暑邪发热，阴虚发热，夜热早凉，骨蒸劳热，疟疾寒热，湿热黄疸等多种证候，是一种廉价的抗疟药。青蒿在全国分布广泛，包括广西、四川、贵州、云南等省区。菘蓝为十字花科菘蓝属两年生草本植物。板蓝根、大青叶是菘蓝同一植株的不同部位，分别为菘蓝的根和叶，均具有清热解毒、凉血利咽的功效。菘蓝主产于河北、江苏、浙江、河南、湖北等地。耿丽平等对河北菘蓝重金属污染调查结果显示，菘蓝地上部（大青叶）Cd、Pb、Hg、As平均含量分别为0.22 mg · kg^{-1}、0.89 mg · kg^{-1}、0.04 mg · kg^{-1}、0.25 mg · kg^{-1}，对重金属的富集能力表现为Cd＞Hg＞Pb＞As；菘蓝地下部（板蓝根）Cd、Pb、Hg、As含量均值分别为0.14 mg · kg^{-1}、0.57 mg · kg^{-1}、0.04 mg · kg^{-1}、0.26 mg · kg^{-1}，对重金属的富集能力表现为Cd＞Hg＞As＞Pb。所有菘蓝样品中Pb、Hg、As含量均未超出《药用植物及制剂进口绿色行业标准（WM2—2004）》，大青叶9.09%样品中Cd超标，且Cd平均污染指数＞0.7，属警戒线污染等级。因此，在中药材产地环境质量评价时，也不应忽视板蓝根和大青叶吸收和累积重金属的特性。明确青蒿和菘蓝对重金属的吸收、累积和分配特征可为

菘蓝的无公害栽培和种植业的可持续发展提供依据，为有效减轻青蒿和菘蓝中的重金属污染奠定理论基础。

1. 青蒿对Cd的吸收和积累特征

采用水培实验研究Cd胁迫下青蒿对Cd的吸收和累积特征，青蒿茎叶中Cd含量随Cd处理浓度和时间的变化趋势表现为，处理12小时后中高浓度Cd处理组Cd含量明显高于对照组；处理24小时后各处理组均明显高于对照组，且各处理组Cd含量随处理浓度的升高而增加（图2.6）。随胁迫时间的延长，对照组Cd含量无明显变化，而处理组Cd含量显著增加，且增加幅度随胁迫时间的延长而增大。由此可见，水培条件下，青蒿茎叶中Cd含量随Cd处理浓度升高和时间的延长而增加。

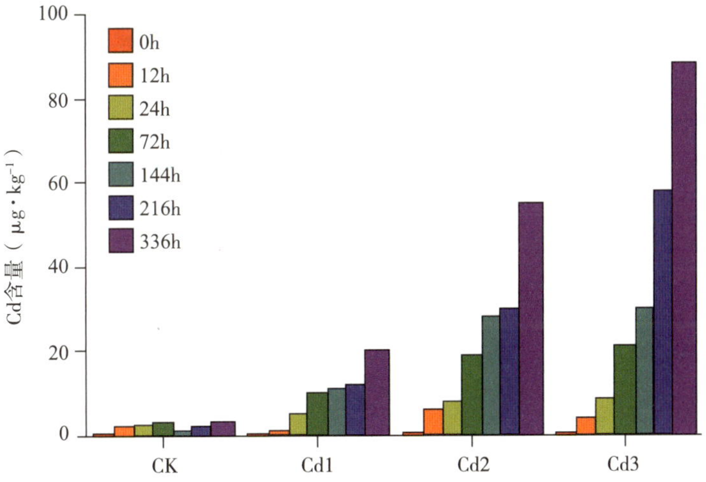

图2.6　青蒿茎叶中Cd含量随处理浓度和时间改变而变化的趋势

（CK：0 mg · kg^{-1}；Cd1：0.5 mg · kg^{-1}；Cd2：1.5 mg · kg^{-1}；Cd3：4.5 mg · kg^{-1}）

图2.7显示，青蒿根部和地上部的Cd含量均随土壤Cd浓度的增加而升高，CK组青蒿中未检出Cd（＜0.02 mg · kg^{-1}）。方差分析表明，Cd1、Cd2、Cd3组任意2组中根部、地上部分Cd含量均存在显著差异（$P<0.05$）。Cd2、Cd3组中青蒿根部Cd含量明显高于地上部分，与地上部分相比增幅分别为76.1%、127.7%，说明Cd在青蒿体内大部分保留在根部，这在一定程度上降低了Cd对青蒿的危害。但Cd1组中根部Cd含量稍低于地上部分，这可能与土壤中Cd浓度较低有关。以根部和地上部中Cd含量与土壤中Cd含量的比值计算富集系数，Cd1、Cd2、Cd3组根部富集系数分

别为1.70、1.37、0.95，地上部分别为1.8、0.78、0.42。可见青蒿对Cd的富集系数相对较高，达到1以上。

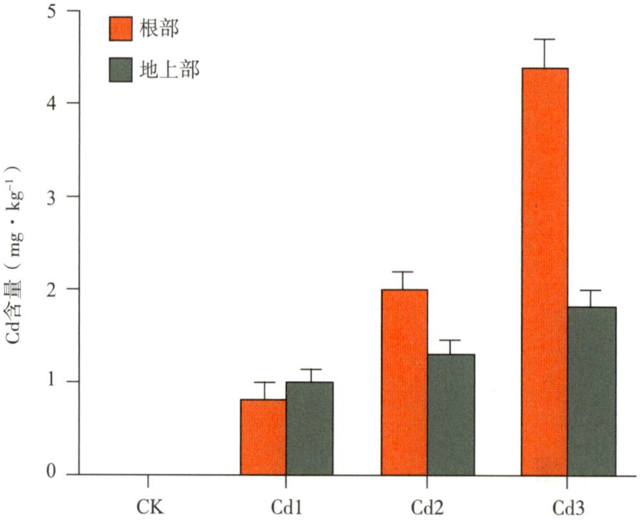

图2.7　不同浓度处理对青蒿中Cd含量的影响

（CK：0 mg·kg^{-1}；Cd1：0.5 mg·kg^{-1}；Cd2：1.5 mg·kg^{-1}；Cd3：4.5 mg·kg^{-1}）

2. 青蒿对Cu的吸收和累积特征

青蒿根部和地上部分中的Cu含量均随着土壤中Cu浓度的增加而增加，除Cu1组与CK组的地上部分Cu含量差异不显著外（$P>0.05$），Cu处理组青蒿地上部和根部与CK组差异均达到极显著水平（$P<0.01$），而且Cu1、Cu2、Cu3组之间地上部和根部Cu含量也存在极显著差异（$P<0.01$）（图2.8）。另外，各处理中青蒿根部的Cu含量均高于地上部，CK、Cu1、Cu2、Cu3组分别高出了37.4%、127.2%、222.2%、339.4%。结果表明，随着Cu处理浓度的增加，青蒿中的Cu大部分积累于根部，其原因可能是青蒿向地上部转运Cu的能力弱。

青蒿Cu的吸收系数较低，CK、Cu1、Cu1、Cu3组中根部的富集系数分别为0.47、0.26、0.17、0.16，地上部分别为0.34、0.11、0.054、0.036。可见随着土壤中Cu处理浓度的增加，青蒿对Cu的富集能力逐渐降低，但根部富集系数明显高于地上部，说明Cu向地上部转运的能力相对较低。

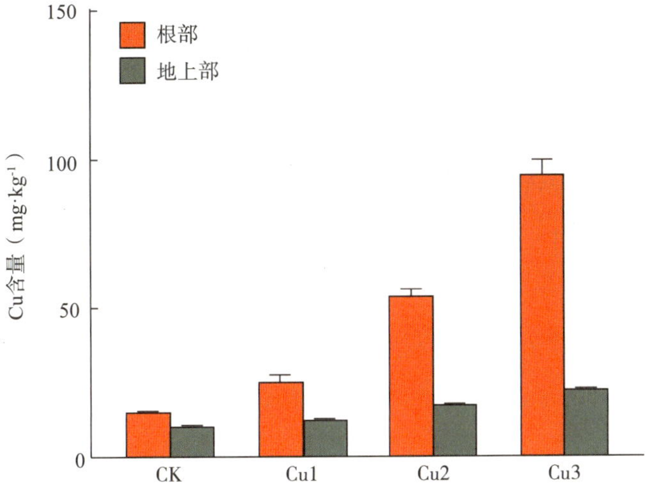

图2.8　不同浓度处理青蒿对Cu含量的影响

（CK：0 mg · kg^{-1}；Cu1：100 mg · kg^{-1}；Cu2：300 mg · kg^{-1}；Cu3：600 mg · kg^{-1}）

3. 青蒿对Pb的吸收和累积特征

随着土壤中Pb处理浓度的增加，青蒿根部和地上部的Pb含量逐渐增加，对照组青蒿中Pb未检出（<0.02 mg · kg^{-1}）（图2.9）。方差分析表明，Pb1、Pb2和Pb3组青蒿根部Pb含量存在显著差异（$P<0.05$）；Pb1和Pb2、Pb1和Pb3组的地上部Pb含量存在显著差异（$P<0.05$）。对照组青蒿中未检出Pb，表明青蒿对Pb的吸收以被动吸收为主，污染土壤中高浓度的Pb导致了青蒿中Pb的积累。

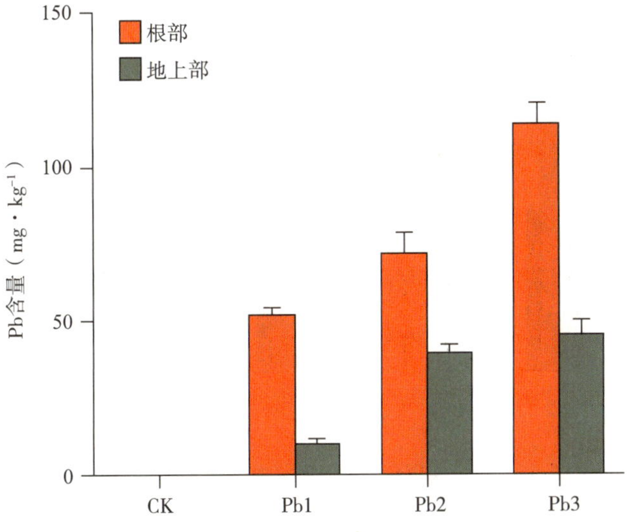

图2.9　不同浓度处理青蒿对Pb含量的影响

（CK：0 mg · kg^{-1}；Pb1：200 mg · kg^{-1}；Pb2：500 mg · kg^{-1}；Pb3：1250 mg · kg^{-1}）

青蒿对Pb的吸收系数较低，Pb1、Pb2、Pb3组中根部富集系数分别为0.26、0.14、0.091，地上部分别为0.047、0.080、0.036。根部的富集系数显著高于地上部，说明Pb向地上部转运的能力相对较低，主要富集在根部。

4. Cu、Pb、Cd复合污染下青蒿对重金属的吸收和累积特征

相同浓度的Cu、Pb、Cd单一污染与复合污染组青蒿植株内的Cu、Pb、Cd含量不同（图2.10）。其中，Cu-Pb组青蒿根部和地上部分的Cu含量显著高于Cu2组（$P<0.05$），而Cu-Cd、Cu-Pb-Cd组青蒿根部的Cu含量显著低于Cu2组（$P<0.05$），地上部分的Cu含量则显著高于Cu2组（$P<0.05$）；Cu-Pb、Pb-Cd、Cu-Pb-Cd组青蒿根部和地上部分的Pb含量均显著高于Pb2组（$P<0.05$）；Pb-Cd、Cu-Cd组青蒿根部和地上部分Cd含量均显著高于Cd2组（$P<0.05$），而Cu-Pb-Cd组和Cd2组根部和地上部分的Cd含量无显著差异（$P>0.05$）。另外，Pb-Cd、Cu-Cd、Cu-Pb-Cd三组中任意两组之间根部和地上部Cd含量均存在显著差异（$P<0.05$）。Cu-Cd组中根部Cd含量比其他处理组高，而低于其地上部分，可能是Cu不仅促进了青蒿对Cd的吸收，同时促进了Cd由根部向地上部分的转运。

由以上结果可知，Cu-Pb复合污染促进了Cu、Pb在青蒿中的积累；而Cu-Cd复合污染抑制了Cu在青蒿中的积累，却促进了Cd在青蒿中的积累；Pb-Cd复合污染促进了Pb、Cd在青蒿中的积累；Cu-Pb-Cd复合污染明显促进了青蒿对Pb的吸收，而对Cu、Cd的影响不显著。

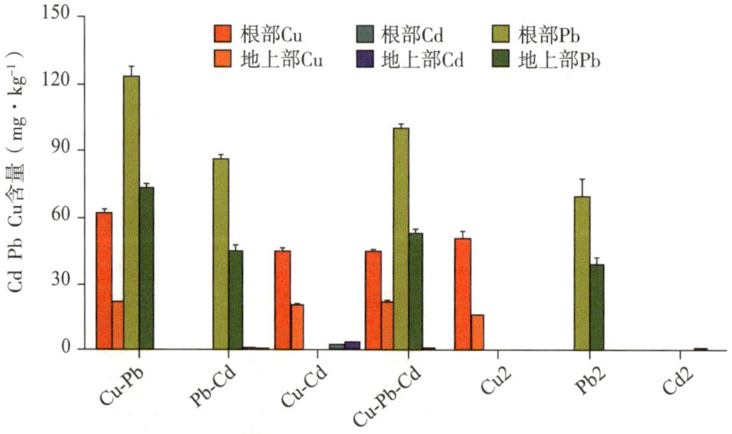

图2.10 重金属复合污染下青蒿中Cu、Pb、Cd的含量

（Cu-Pb：300 mg · kg^{-1}+500 mg · kg^{-1}；Pb-Cd：500 mg · kg^{-1}+1.5 mg · kg^{-1}；Cu-Cd：300 mg · kg^{-1}+1.5 mg · kg^{-1}；Cu-Pb-Cd：300 mg · kg^{-1}+500 mg · kg^{-1}+1.5 mg · kg^{-1}；Cu2：300 mg · kg^{-1}；Pb2：500 mg · kg^{-1}；Cd2：1.5 mg · kg^{-1}）

5. 菘蓝对Cd、Pb的吸收和累积特征

菘蓝根、叶中Cd和Pb的含量均随土壤中重金属胁迫浓度的上升而显著增加（图2.11）。菘蓝根和叶对Cd均有很强的富集能力，其叶的富集作用比根强（表2.12）。随着土壤中Cd含量的增加，菘蓝根和叶对Cd的富集系数均在低浓度时显著增加，中高浓度时显著下降。而且，中高浓度胁迫下Cd在根中的分配比例显著高于低浓度处理。菘蓝根和叶对Pb均无富集作用，但根对Pb的吸收能力大于叶。随着土壤中Pb浓度的增加，菘蓝根和叶对Pb的富集系数均在低浓度时显著增加，中高浓度显著下降。而且，中高浓度胁迫下Pb在根中的分配比例显著高于低浓度。

由此可见，植物不同部位对重金属的吸收能力大小与重金属的种类有关。菘蓝叶对Cd的吸收能力大于根，而根对Pb的吸收能力大于叶。这可能是由于Cd、Pb的迁移转运机制不同，Cd的土壤—菘蓝迁移能力强于Pb，且进入菘蓝体内后Cd易于向茎叶转运，而Pb可能由于内皮层、薄壁细胞与导管之间细胞壁的阻碍，难以进入导管，也可能是由于根部细胞对Pb的吸持、钝化或沉积作用，使得根部吸收的Pb向地上部迁移困难。但菘蓝根和叶对Cd、Pb的吸收规律相似，即随着土壤中Cd、Pb浓度的增加，菘蓝根和叶中Cd、Pb含量均显著增加，而菘蓝对Cd、Pb的吸收能力均为低浓度时显著增加，中高浓度显著下降。这可能是由于菘蓝对体内重金属含量有一定的控制调节能力。中高浓度下，Cd、Pb在根中的分配比例均增加，这可能是菘蓝的一种自我保护机制。也可能是由于叶中重金属可以通过落叶等形式释放，而根中重金属含量随胁迫时间的延长不断累积。

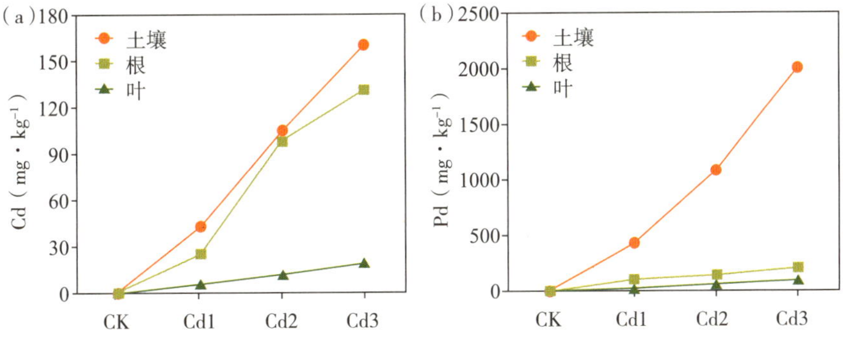

图2.11　菘蓝根际土壤和不同部位对Cd、Pb含量的影响

（a：Cd胁迫。CK：0 mg · kg^{-1}；Cd1：5 mg · kg^{-1}；Cd2：25 mg · kg^{-1}；Cd3：50 mg · kg^{-1}。b：Pb胁迫。CK：0 mg · kg^{-1}；Pb1：800 mg · kg^{-1}；Pb2：2000 mg · kg^{-1}；Pb3：4000 mg · kg^{-1}）

表2.12　菘蓝不同部位Cd、Pb含量和富集系数变化趋势

处理方式	根含量（μg·g^{-1}）	叶含量（μg·g^{-1}）	土壤含量（mg·kg^{-1}）	根富集系数	叶富集系数
对照	0.00 D	0.00 D	25.94 D	0.00 D	0.00 D
Pb1	99.78 C	41.06 C	419.61 C	0.24 A	0.10 A
Pb2	189.05 B	65.81 B	1025.82 B	0.18 B	0.06 B
Pb3	254.54 A	97.22 A	2048.80 A	0.12 C	0.05 C
处理方式	根含量（μg·g^{-1}）	叶含量（μg·g^{-1}）	土壤含量（mg·kg^{-1}）	根富集系数	叶富集系数
对照	0.47 D	0.68 D	0.13 D	3.56 D	5.12 D
Cd1	28.31 C	42.45 C	1.02 C	27.87 A	41.79 A
Cd2	93.50 B	100.62 B	5.28 B	17.69 B	19.04 B
Cd3	135.58 A	156.83 A	10.02 A	13.54 C	15.66 C

注：同列不同字母表示在 $P < 0.05$ 水平上具有显著差异。

二、中药材对重金属毒害的生理生化响应

植物体内重金属含量超过其耐受阈值后，就会产生毒害作用，轻则代谢过程发生紊乱，生长发育受到抑制，重则导致植物死亡。与大田作物的重金属毒害相似，中药材在重金属毒害下也会表现出植株生长发育不良、产量降低等症状。这是由于重金属在经根吸收后，植物细胞膜系统受到伤害，导致植物体内一系列生理生化过程失调；重金属抑制了植物细胞分裂和生长，刺激和抑制了一些酶的活性，降低光合作用和呼吸作用，影响物质的代谢、合成，引起营养胁迫，从而影响药材的生长和发育，进而直接或间接地影响中药材品质。土壤环境中的重金属污染，常常是一种或多种重金属的复合污染。单一来源重金属污染对药用植物影响相对比较容易分析，而复合污染则具有较大的不可控因素，需要加以深入的综合分析。本节我们根据生产实际情况介绍单一来源及复合重金属污染对三七、青蒿、菘蓝和荆芥等中药材生理生化的影响。

（一）三七对Cd胁迫的生理生化响应

1. 三七生长对Cd胁迫的响应

土培条件下，三七各部位农艺性状均随Cd处理时间的延长而增长（表2.13、

表2.14）。空白处理下，三七的茎高、茎粗、叶宽、叶长、叶面积、须根数及根重在75天后分别增长了34.60%、28.00%、13.43%、8.47%、23.04%、175.00%、52.54%。处理75天后同空白组相比，5 mg · kg^{-1} Cd处理下三七茎高、茎粗、叶长、叶宽和叶面积增长率分别为38.06%、29.17%、35.60%、47.68%和100.26%；但10 mg · kg^{-1}和30 mg · kg^{-1} Cd处理后仅对茎高、叶宽和叶面积的增长具有促进作用，增长率分别为35.52%与35.33%，19.86%与15.97%，44.58%与30.97%；高于空白处理组而低于5 mg · kg^{-1} Cd处理组。10 mg · kg^{-1} Cd处理后对茎粗产生抑制作用，而30 mg · kg^{-1} Cd处理则对茎粗和叶宽均产生抑制作用。60 mg · kg^{-1}处理下三七茎高、叶长、叶宽和叶面积的增长率为25.25%、13.14%、5.69%与19.59%，均显著低于空白处理组，说明该浓度处理后会抑制三七地上部分的生长发育。与空白处理组相比，5 mg · kg^{-1}和10 mg · kg^{-1}处理显著增加三七须根数的增加，而30 mg · kg^{-1}处理下三七须根数降低，与空白处理组相比无显著差异，处理浓度为60 mg · kg^{-1}时，三七须根数仅增加了8根，显著低于空白处理组。Cd处理则显著抑制三七主根根重的增加，试验结束后空白处理三七主根根重增长了52.54%，Cd处理下三七根重增长率分别为16.28%～26.09%。由此可见，低浓度处理能促进三七茎高、茎粗、叶长、叶宽、叶面积等农艺性状的增加，而高浓度则产生抑制作用，符合Hormesis效应。但Cd处理均对三七根发育产生抑制作用。

表2.13　Cd胁迫对三七农艺性状的影响

	Cd浓度（mg · kg^{-1}）	时间（d）					
		0	15	30	45	60	75
茎高（cm）	0	9.77 ± 0.12	10.28 ± 0.03	10.81 ± 0.14	11.23 ± 0.27	11.75 ± 0.39	13.15 ± 0.17
	5	9.67 ± 0.57	10.90 ± 0.76	11.10 ± 0.76	11.45 ± 1.11	11.90 ± 0.88	13.35 ± 0.87
	10	9.15 ± 0.18	9.62 ± 0.77	9.85 ± 0.38	11.10 ± 0.39	11.49 ± 0.93	12.40 ± 0.67
	30	9.20 ± 0.33	9.25 ± 0.89	9.98 ± 0.59	10.87 ± 0.23	11.31 ± 1.08	12.45 ± 1.34
	60	9.86 ± 0.14	10.30 ± 1.01	10.85 ± 0.85	11.50 ± 0.67	11.90 ± 0.75	12.35 ± 1.03
茎粗（cm）	0	0.25 ± 0.03	0.26 ± 0.01	0.26 ± 0.03	0.28 ± 0.03	0.29 ± 0.07	0.32 ± 0.03
	5	0.24 ± 0.01	0.24 ± 0.04	0.25 ± 0.07	0.27 ± 0.02	0.28 ± 0.01	0.31 ± 0.04
	10	0.23 ± 0.06	0.24 ± 0.06	0.26 ± 0.02	0.26 ± 0.06	0.27 ± 0.06	0.28 ± 0.03
	30	0.24 ± 0.09	0.24 ± 0.08	0.25 ± 0.03	0.26 ± 0.09	0.27 ± 0.09	0.28 ± 0.02
	60	0.24 ± 0.06	0.24 ± 0.07	0.26 ± 0.06	0.26 ± 0.12	0.26 ± 0.04	0.27 ± 0.04

续表

	Cd 浓度（mg · kg^{-1}）	时间（d）					
		0	15	30	45	60	75
叶长（cm）	0	6.33 ± 0.30	6.56 ± 0.28	6.75 ± 0.22	6.91 ± 0.16	7.10 ± 0.18	7.18 ± 0.32
	5	5.73 ± 0.35	6.00 ± 0.32	6.33 ± 0.24	6.97 ± 0.16	7.18 ± 0.18	7.77 ± 0.30
	10	6.01 ± 0.24	6.24 ± 0.24	6.44 ± 0.23	6.67 ± 0.22	6.83 ± 0.21	7.25 ± 0.26
	30	6.42 ± 0.30	6.64 ± 0.23	6.78 ± 0.27	6.94 ± 0.25	7.09 ± 0.27	7.25 ± 0.44
	60	6.01 ± 0.42	6.21 ± 0.31	6.35 ± 0.32	6.49 ± 0.32	6.68 ± 0.41	6.80 ± 0.81
叶宽（cm）	0	2.95 ± 0.30	3.06 ± 0.29	3.12 ± 0.06	3.14 ± 0.07	3.18 ± 0.07	3.20 ± 0.15
	5	2.37 ± 0.27	2.50 ± 0.24	3.02 ± 0.02	3.12 ± 0.06	3.20 ± 0.07	3.50 ± 0.10
	10	2.77 ± 0.05	2.87 ± 0.05	3.00 ± 0.03	3.01 ± 0.06	3.07 ± 0.08	3.32 ± 0.21
	30	2.88 ± 0.04	2.95 ± 0.05	2.97 ± 0.01	3.08 ± 0.06	3.13 ± 0.08	3.34 ± 0.19
	60	2.81 ± 0.02	2.86 ± 0.06	2.94 ± 0.04	2.96 ± 0.09	2.97 ± 0.15	2.97 ± 0.04
叶面积（cm^2）	0	11.85 ± 1.62	12.74 ± 1.19	13.37 ± 1.04	13.77 ± 1.08	14.33 ± 1.20	14.59 ± 1.38
	5	8.62 ± 2.22	9.52 ± 0.56	12.14 ± 1.06	13.80 ± 0.90	14.59 ± 0.97	17.26 ± 1.71
	10	10.57 ± 1.43	11.37 ± 1.31	12.26 ± 0.65	12.74 ± 1.65	13.31 ± 1.60	15.28 ± 0.93
	30	11.74 ± 1.48	12.43 ± 1.81	12.78 ± 1.11	13.57 ± 1.64	14.09 ± 1.67	15.37 ± 1.29
	60	10.72 ± 1.20	11.27 ± 1.90	11.85 ± 0.47	12.19 ± 2.57	12.59 ± 1.24	12.82 ± 1.14
须根数	0	8.00 ± 0.58	10.00 ± 1.15	14.00 ± 1.53	15.00 ± 4.62	17.00 ± 3.81	22.00 ± 3.29
	5	9.00 ± 0.58	12.00 ± 1.15	16.00 ± 1.73	23.00 ± 4.00	30.00 ± 2.09	37.00 ± 3.50
	10	8.00 ± 1.00	10.00 ± 3.79	16.00 ± 3.21	19.00 ± 4.04	21.00 ± 3.06	28.00 ± 1.24
	30	9.00 ± 0.58	10.00 ± 0.58	13.00 ± 3.00	15.00 ± 3.51	16.00 ± 3.21	20.00 ± 1.11
	60	9.00 ± 1.85	9.00 ± 4.04	10.00 ± 1.53	12.00 ± 1.73	15.00 ± 1.53	16.00 ± 1.93
根重（g）	0	10.03 ± 0.36	11.33 ± 0.29	12.35 ± 0.46	12.98 ± 0.61	14.56 ± 1.24	15.30 ± 1.41
	5	10.23 ± 0.39	10.76 ± 0.20	11.45 ± 0.17	11.76 ± 0.37	12.13 ± 0.52	12.50 ± 0.70
	10	10.73 ± 0.58	11.09 ± 0.64	11.76 ± 0.82	12.34 ± 0.86	12.95 ± 0.94	13.60 ± 1.06
	30	11.00 ± 0.58	11.13 ± 0.64	11.47 ± 0.82	11.66 ± 0.86	12.00 ± 0.94	12.30 ± 1.06
	60	9.89 ± 0.58	10.01 ± 0.64	10.21 ± 0.82	10.63 ± 0.86	11.07 ± 0.94	11.50 ± 1.06

表2.14 Cd胁迫下三七农艺性状的增长率

	Cd浓度（mg·kg^{-1}）	时间（d）				
		15	30	45	60	75
茎高（%）	0	5.22	10.64	14.94	20.27	34.60
	5	12.72	14.79	18.41	23.06	38.06
	10	5.14	7.65	21.31	25.57	35.52
	30	0.54	8.48	18.15	22.93	35.33
	60	4.46	10.04	16.63	20.69	25.25
茎粗（%）	0	4.00	4.00	12.00	16.00	28.00
	5	0.00	4.17	12.50	16.67	29.17
	10	4.35	13.04	13.04	17.39	21.74
	30	0.00	4.17	8.33	12.50	16.67
	60	0.00	8.33	8.33	8.33	12.50
叶长（%）	0	3.63	6.64	9.16	12.16	13.43
	5	4.71	10.47	21.64	25.31	35.60
	10	3.83	7.15	10.98	13.64	20.63
	30	3.43	5.61	8.10	10.44	12.93
	60	3.33	5.66	7.99	11.15	13.14
叶宽（%）	0	3.73	5.76	6.44	7.80	8.47
	5	5.49	27.43	31.65	35.02	47.68
	10	3.61	8.30	8.66	10.83	19.86
	30	2.43	3.13	6.94	8.68	15.97
	60	1.78	4.63	5.34	5.69	5.69
叶面积（%）	0	7.50	12.78	16.19	20.91	23.04
	5	10.46	40.77	60.13	69.19	100.26
	10	7.58	16.05	20.60	25.95	44.58
	30	5.94	8.91	15.61	20.02	30.97
	60	5.17	10.55	13.75	17.48	19.59
须根数（%）	0	25.00	75.00	87.50	112.50	175.00
	5	33.33	77.78	155.56	233.33	311.11
	10	11.11	44.44	66.67	77.78	122.22
	30	25.00	100.00	137.50	162.50	250.00
	60	0.00	11.11	33.33	66.67	77.78

续表

	Cd浓度（mg·kg^{-1}）	时间（d）				
		15	30	45	60	75
根重（%）	0	12.96	23.13	29.41	45.16	52.54
	5	5.18	11.93	14.96	18.57	22.19
	10	3.36	9.60	15.00	20.69	26.75
	30	1.18	4.27	6.00	9.09	11.82
	60	1.21	3.24	7.48	11.93	16.28

2. 三七N、P、K累积对Cd胁迫的响应

Cd处理对三七叶、茎、剪口、主根和须根中N含量影响表现为低浓度促进其积累，高浓度抑制其积累（表2.15）。当Cd处理浓度为5 mg·kg^{-1}时，各部位N含量较空白处理组高，但增长幅度不大，茎为增长最高部位也仅增长了8.08%；剪口增长最低，仅为0.76%。与空白处理组相比，Cd处理浓度为60 mg·kg^{-1}时各部位N含量降低了45%～67%，其中叶、茎、剪口、主根和须根降幅分别为45.25%、66.67%、50.76%、57.52%和52.63%。

5 mg·kg^{-1} Cd处理可增加三七对P的吸收积累，须根吸收最多，较空白处理组增加了9.30%，而剪口（7.69%）次之，随后依次是主根（5.41%）、叶片（5.41%）、茎（2.08%）。5 mg·kg^{-1}以上浓度Cd处理可抑制三七各部位对P的积累，且抑制作用随Cd处理浓度的升高而增强。与空白处理组相比，叶片中P含量下降最多，其次分别为茎、剪口、须根和主根。在10 mg·kg^{-1}、30 mg·kg^{-1}、60 mg·kg^{-1}三个Cd处理浓度下叶片P含量分别降低了43.24%、64.86%和75.68%；茎、剪口、须根和主根经60 mg·kg^{-1} Cd处理后P含量降幅分别为75.00%、73.08%、2.09%和70.27%。

与空白处理组相比，Cd处理浓度为5 mg·kg^{-1}时三七各部位K含量均最高，随着Cd处理浓度的升高（10～60 mg·kg^{-1}），其含量则随之下降。其中，主根中的K含量受Cd处理影响最大，当Cd处理浓度为5 mg·kg^{-1}时，K含量升幅达21.26%，含量在各部位中最高；在Cd处理浓度为60 mg·kg^{-1}时，K含量降幅达60.63%，在各部位中下降幅度最大。剪口中的K含量在Cd处理浓度为60 mg·kg^{-1}时，较空白降低了41.38%，在各部位中降低幅度最小。三七叶在Cd处理浓度为5 mg·kg^{-1}时，K含量仅上升8.45%，在各部位中升幅最低。茎与须根的变化幅度处于五个部位的中间位

置，在Cd处理浓度为5 mg · kg^{-1}时，分别上升了16.25%，16.89%；在Cd处理浓度为60 mg · kg^{-1}时，下降了50.00%，48.01%。可见，低浓度Cd诱导促进三七各部位对N、P、K的累积，高浓度Cd诱导则抑制其累积。

表2.15 Cd胁迫下三七各部位的N、P、K积累量

部位	处理浓度（mg · kg^{-1}）	含量（%）		
		N	P	K
叶	0	2.21 ± 0.19	0.37 ± 0.07	2.96 ± 0.23
	5	2.33 ± 0.15	0.39 ± 0.02	3.21 ± 0.19
	10	1.96 ± 0.11	0.21 ± 0.04	2.63 ± 0.19
	30	1.54 ± 0.10	0.13 ± 0.06	1.96 ± 0.16
	60	1.21 ± 0.07	0.09 ± 0.02	1.41 ± 0.13
茎	0	0.99 ± 0.03	0.48 ± 0.05	3.24 ± 0.20
	5	1.07 ± 0.14	0.49 ± 0.02	3.76 ± 0.10
	10	0.70 ± 0.12	0.32 ± 0.01	3.03 ± 0.17
	30	0.52 ± 0.03	0.23 ± 0.04	2.75 ± 0.08
	60	0.33 ± 0.03	0.12 ± 0.02	1.62 ± 0.07
剪口	0	1.32 ± 0.08	0.52 ± 0.02	2.32 ± 0.14
	5	1.33 ± 0.12	0.56 ± 0.05	2.54 ± 0.13
	10	1.02 ± 0.18	0.36 ± 0.03	2.03 ± 0.14
	30	0.86 ± 0.06	0.21 ± 0.02	1.65 ± 0.11
	60	0.65 ± 0.04	0.14 ± 0.02	1.36 ± 0.09
主根	0	1.13 ± 0.10	0.37 ± 0.04	1.27 ± 0.13
	5	1.20 ± 0.13	0.39 ± 0.03	1.54 ± 0.11
	10	0.77 ± 0.12	0.27 ± 0.02	1.04 ± 0.15
	30	0.62 ± 0.15	0.18 ± 0.02	0.85 ± 0.10
	60	0.48 ± 0.14	0.11 ± 0.03	0.50 ± 0.08
须根	0	1.52 ± 0.13	0.43 ± 0.04	3.02 ± 0.19
	5	1.62 ± 0.18	0.47 ± 0.02	3.53 ± 0.17
	10	1.19 ± 0.22	0.29 ± 0.06	2.76 ± 0.25
	30	0.98 ± 0.09	0.21 ± 0.05	2.13 ± 0.15
	60	0.72 ± 0.08	0.12 ± 0.05	1.57 ± 0.13

3. 三七抗氧化酶系统对Cd胁迫的响应

植物抗氧化酶活性可以反映植物对生长环境胁迫程度的适应性。崔秀明团队研究了不同浓度Cd处理3天对两年生三七抗氧化酶活性的影响。他们的结果显示，随Cd处理浓度的升高，三七各部位SOD活性均呈先升高后降低的变化趋势，但不同部位SOD对Cd的响应浓度存在显著差异，其中2.5 μmol · L^{-1}处理下叶片和茎中SOD活性最高，5 μmol · L^{-1}处理下根中SOD活性最高（图2.12）。与CK处理相比，Cd处理后三七各部位CAT活性均显著降低，其叶片CAT活性下降最大，达到了92%，根部CAT活性下降最小，为71%。三七叶片和茎APX活性均随Cd处理浓度的升高而呈先升高后降低的变化趋势，Cd处理浓度为2.5 μmol · L^{-1}时叶片APX活性最高，Cd浓度为5 μmol · L^{-1}时茎APX活性最高；根部APX活性则随Cd处理浓度的增加而显著降低，当Cd处理浓度为5 μmol · L^{-1}时，其APX活性有小幅升高，但未达到CK水平。三七各部位POD活性均随Cd处理浓度升高而呈先升高后降低的变化趋势，当Cd处理浓度为2.5 μmol · L^{-1}时，叶片和茎中的POD活性最高；当Cd处理浓度为5 μmol · L^{-1}时根部POD活性最高，为CK的15.7倍。

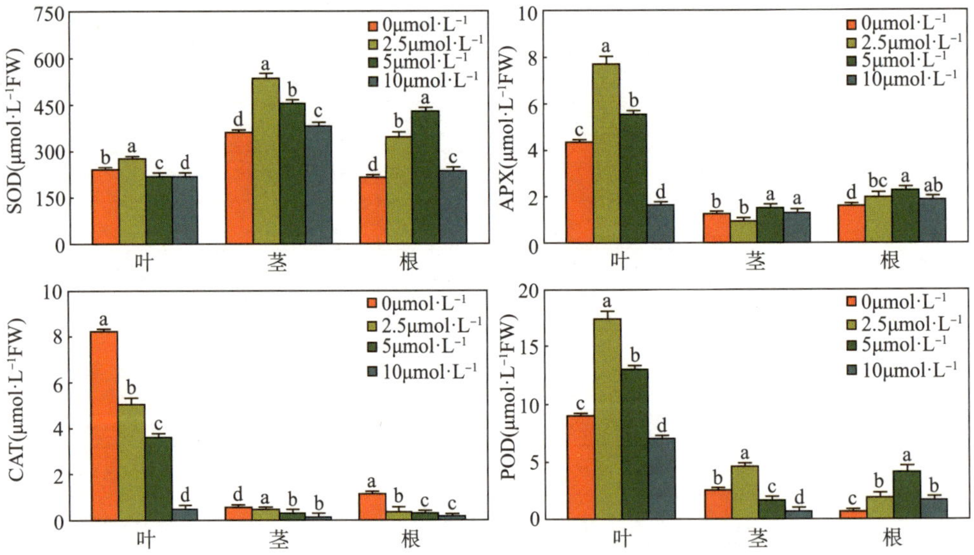

图2.12　不同处理对三七不同器官SOD、APX、POD和CAT活性的影响

［两年生三七，Cd处理浓度为0 μmol · L^{-1}、2.5 μmol · L^{-1}、5 μmol · L^{-1}和10 μmol · L^{-1}，处理时间为3天。数据以均值 ± SD表示（n=3）。不同字母表示在P＜0.05水平上存在显著差异］

植物活性氧代谢系统是一个协调的生产和分解系统，在正常生理条件下，CAT、

APX和POD可分解SOD，产生H_2O_2。当SOD与CAT、APX和POD的平衡受到破坏时，H_2O_2不能有效地分解为H_2O和O_2，从而导致与O_2^-结合形成OH^-，该过程会对植物细胞产生毒害作用。随Cd处理浓度的增加，叶片CAT/SOD和APX/SOD比值均持续上升；POD/SOD呈先升高后降低的变化趋势，当Cd处理浓度为2.5 μmol · L^{-1}时最大。茎CAT/SOD、APX/SOD和POD/SOD值均呈先上升后下降变化趋势，当Cd处理浓度为5 μmol · L^{-1}时达到最大。根部CAT/SOD和APX/POD值呈先升高后降低的趋势，当Cd处理浓度为5 μmol · L^{-1}时达到最大；而POD/SOD值呈逐渐增加的趋势。此外，Cd处理下三七各部位CAT/SOD、APX/SOD和POD/SOD值均显著低于CK（图2.13）。综上，Cd处理会改变三七各部位抗氧化酶活性，其变化与Cd处理浓度有关，还影响其抗氧化系统的协同作用，三七叶和茎Cd敏感浓度为2.5 μmol · L^{-1}，根部Cd敏感浓度为5 μmol · L^{-1}。总之，当Cd处理浓度为5 μmol · L^{-1}时，三七抗氧化酶系统的协调性相对较高。

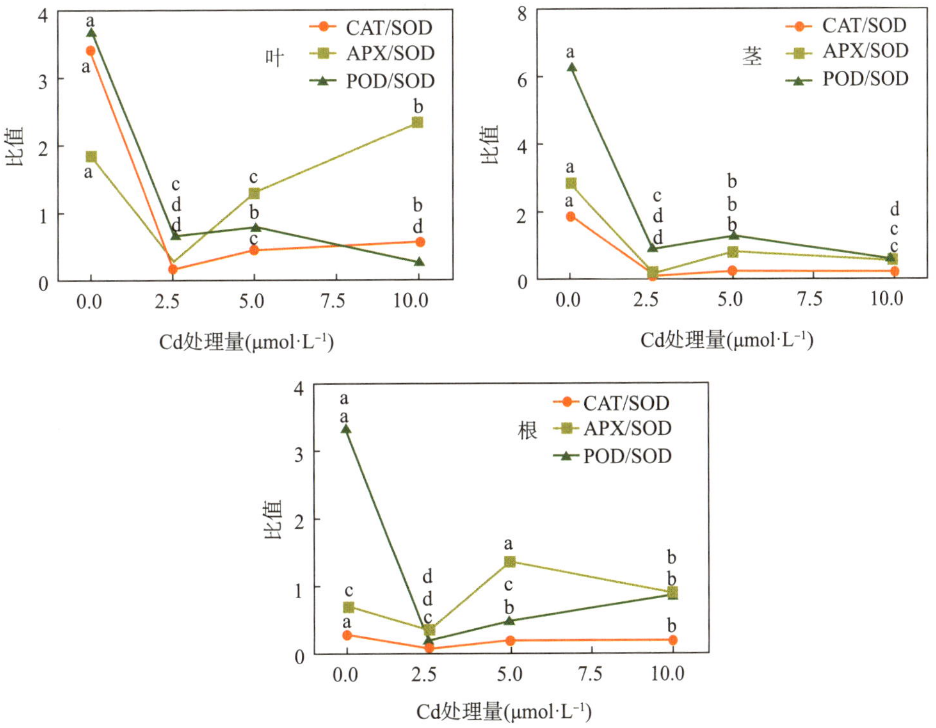

图2.13　不同处理条件下三七不同器官APX、POD、CAT和SOD活性的比值

［两年生三七幼苗，Cd处理浓度为0 μmol · L^{-1}、2.5 μmol · L^{-1}、5 μmol · L^{-1}和10 μmol · L^{-1}，处理时间为3天。数据以均值 ± SD表示（$n=3$）。不同字母表示在$P<0.05$水平上存在显著差异］

（二）三七对As胁迫的生理生化响应

米艳华等研究发现，As是植物非必需元素，土壤中过量的As可危害植物的生长发育，引起植物生长、生物性状、吸收特征发生异常变化，甚至导致死亡。但土壤中微量的As可以刺激植物的生长发育，低浓度的As对种子的萌发有一定的促进作用，其原因可能是As的还原作用提高了植物细胞中抗氧化酶的活性。

1. 三七生长发育对As胁迫的响应

孙晶晶等研究发现，As浓度≤80 mg · kg^{-1}时对三七株高没有显著影响，As浓度≥140 mg · kg^{-1}时抑制植株生长（图2.14）。与CK相比，营养生长期和开花期时80 mg · kg^{-1} As处理植株长势最好，株高最高，分别提高了8%和9%。As为260 mg · kg^{-1}时，2个生长时期株高降低幅度最大，分别减少了3.8%和4.1%。

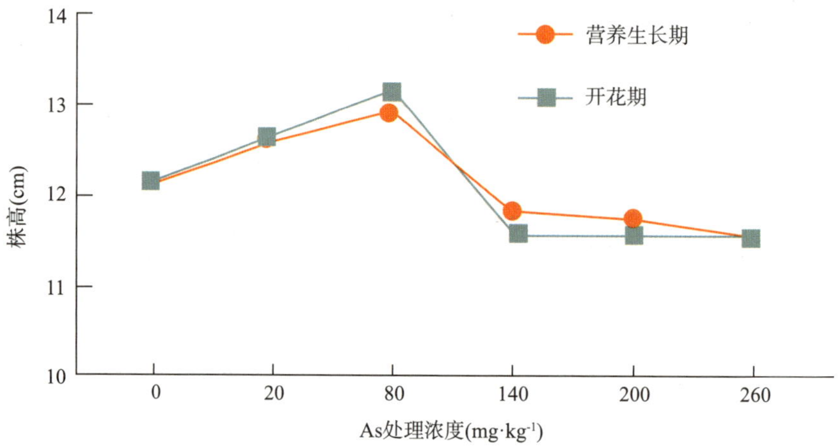

图2.14　不同浓度As处理对三七营养生长期（处理4个月）和开花盛期（处理6个月）株高的影响

［As处理浓度分别为0 mg · kg^{-1}（CK）、20 mg · kg^{-1}、80 mg · kg^{-1}、140 mg · kg^{-1}、200 mg · kg^{-1}、260 mg · kg^{-1}］（孙晶晶等，2014）

营养生长期，经As处理后的三七茎基直径与CK相比无显著差异。开花期，As浓度≤80 mg · kg^{-1}时，与CK相比，As处理对茎基直径无显著影响；在As浓度≥140 mg · kg^{-1}时，茎基直径显著降低，植株生长受抑制，260 mg · kg^{-1} As处理下茎基直径最小，比CK减少了15.8%（图2.15）。

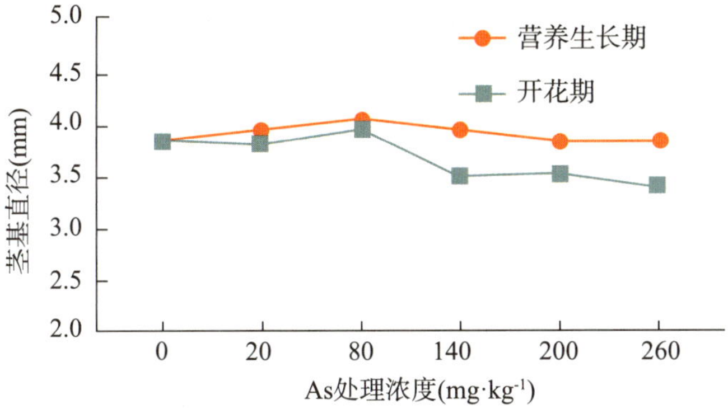

图2.15　不同浓度As处理对三七营养生长期（处理4个月）和开花盛期（处理6个月）茎基直径的影响

[As处理浓度分别为0 mg · kg^{-1}（CK），20 mg · kg^{-1}、80 mg · kg^{-1}、140 mg · kg^{-1}、200 mg · kg^{-1}、260 mg · kg^{-1}]（孙晶晶等，2014）

不同浓度As处理后影响根系和地上部分生物量的比值，2个生长时期三七的根冠比值逐渐变小，比CK分别降低了3.85%和15.68%。As处理显著降低了根系与地上部分生物量的比值。

通过对不同浓度As处理与三七株型的相关性分析发现，营养生长期株高、根冠比与As浓度呈显著负相关；开花期株高与As处理浓度呈显著负相关；茎基直径、根冠比（图2.16）与As处理浓度呈极显著负相关（表2.16）。

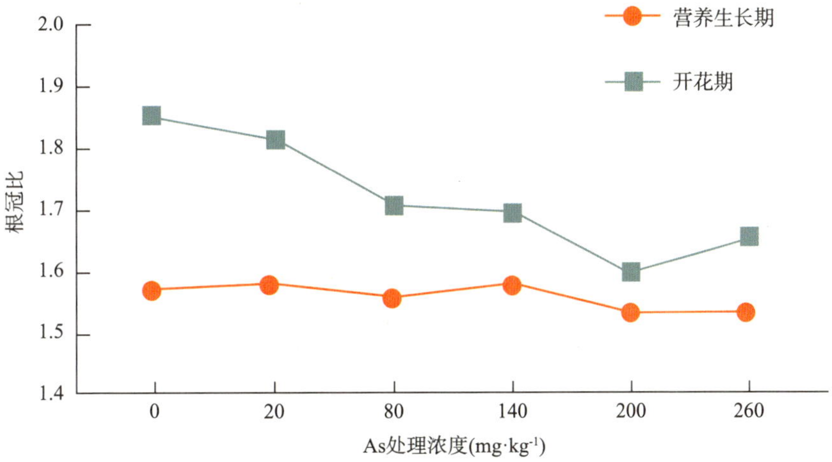

图2.16　不同浓度As处理对三七营养生长期（处理4个月）和开花盛期（处理6个月）根冠比的影响

[As处理浓度分别为0 mg · kg^{-1}（CK）、20 mg · kg^{-1}、80 mg · kg^{-1}、140 mg · kg^{-1}、200 mg · kg^{-1}、260 mg · kg^{-1}]（孙晶晶等，2014）

表2.16　土壤As处理浓度与三七株型的相关性

生长时期	指标	株高	茎基直径	根冠比
营养生长期	土壤 As 处理浓度	-0.561^{*}	-0.241	-0.560^{*}
开花期	土壤 As 处理浓度	-0.562^{*}	-0.817^{**}	-0.796^{**}

注：n=18，** 极显著水平（$P<0.01$）；* 显著水平（$P<0.05$）。

当As处理浓度≤ 80 mg · kg^{-1}时对三七在营养生长期和开花期时的叶片数均无显著影响；当As处理浓度≥ 140 mg · kg^{-1}时，叶片数随土壤中As含量的增加而降低，且土壤中As含量越高，与CK处理后的差异越大。As处理浓度为260 mg · kg^{-1}时，2个时期的叶片数分别比CK处理后降低了5.1%和8.7%。与CK处理后相比，2个生长时期叶片长在As浓度260 mg · kg^{-1}处理下最小，分别减小了14.4%和11.6%；叶片宽在开花期As浓度为200 mg · kg^{-1}时最小，减少14.6%。随着As处理浓度的增加，三七叶面积指数呈下降趋势，As浓度最高时处理的叶面积指数最小，As浓度为260 mg · kg^{-1}时，2个时期的叶面积指数分别比CK处理减少了27.4%和27.3%，植株出现一定程度的萎缩、叶片皱缩。说明高浓度的As会影响三七的叶片数、叶片长、宽和叶面积指数（表2.17）。不同As浓度处理与三七叶型的相关性分析表明，营养生长期As浓度与三七叶片数呈显著负相关；开花期As浓度与三七叶片数呈极显著负相关；2个生长期As浓度与叶片长、宽和叶面积指数均呈极显著负相关（表2.18）。

表2.17　土壤As浓度对三七叶型特征的影响

As（mg · kg^{-1}）	叶片数（片）		叶片中长（cm）		叶片中宽（cm）		叶面积指数	
	营养生长期	开花期	营养生长期	开花期	营养生长期	开花期	营养生长期	开花期
0	13.8 ± 0.2abc	13.8 ± 0.4a	9.6 ± 0.3a	9.5 ± 0.3a	3.4 ± 0.1a	3.4 ± 0.1a	0.84 ± 0.1a	0.88 ± 0.1a
20	14.0 ± 0.2ab	13.9 ± 0.7a	9.4 ± 0.3a	9.6 ± 0.6a	3.4 ± 0.1a	3.5 ± 0.2a	0.83 ± 0.1a	0.83 ± 0.1ab
80	14.3 ± 0.6a	13.9 ± 0.2a	9.1 ± 1.1ab	9.5 ± 0.5a	3.1 ± 0.1b	3.4 ± 0.2a	0.76 ± 0.1ab	0.80 ± 0.2ab
140	13.4 ± 0.6abc	13.5 ± 0.4ab	8.8 ± 0.4ab	8.8 ± 0.3b	3.0 ± 0.2b	3.1 ± 0.1b	0.74 ± 0.1ab	0.75 ± 0.1ab
200	13.5 ± 0.2bc	13.4 ± 0.3ab	8.7 ± 0.1ab	8.5 ± 0.2b	3.0 ± 0.1b	2.9 ± 0.1b	0.70 ± 0.1bc	0.72 ± 0.2ab
260	13.1 ± 0.7c	12.6 ± 0.8b	8.2 ± 0.9b	8.4 ± 0.5b	3.1 ± 0.3b	3.1 ± 0.2b	0.61 ± 0.1c	0.64 ± 0.1b

表2.18　土壤As浓度与三七叶型的相关性

生长时期	指标	叶片数	叶中长	叶中宽	叶面积
营养生长期	土壤As处理浓度	-0.571^{*}	-0.673^{**}	-0.650^{**}	-0.813^{**}
开花期	土壤As处理浓度	-0.669^{**}	-0.788^{**}	-0.623^{**}	-0.817^{**}

注：*表示呈显著相关，$P<0.05$；**表示呈极显著相关，$P<0.01$。

当As处理浓度≤80 mg·kg^{-1}时，三七的相对生长速率无明显变化；当As处理浓度≥140 mg·kg^{-1}时，相对生长速率降低；当As处理浓度为260 mg·kg^{-1}时，相对生长速率比CK降低22.22%。不同As浓度处理与三七相对生长速率呈极显著负相关，相关系数R=–0.754（$P<0.01$）（表2.19）。

表2.19　土壤As对三七相对生长速率的影响（孙晶晶等，2014）

As浓度（mg·kg^{-1}）	0	20	80	140	200	260
相对生长速率	0.099±0.001ab	0.010±0.001a	0.010±0.001a	0.008±0.001bc	0.008±0.001bc	0.007±0.001c

注：表中数据为平均值±标准差。不同小写字母表示在$P<0.05$水平上差异显著。

三七营养生长期茎叶与根系的生物量在低浓度As处理下无显著差异，当As处理浓度≥140 mg·kg^{-1}时显著降低，As处理浓度≥200 mg·kg^{-1}时，分别比CK处理降低了16.85%、20.86%和19.65%。不同As浓度处理与三七总生物量相关系数R=–0.857（$P<0.01$），呈极显著负相关（图2.17）。

开花期，As处理浓度为20 mg·kg^{-1}时，三七花、茎叶、根系生物量及总生物量均增加，增长率分别为19.05%、7.63%、6.98%和7.81%；As处理浓度为260 mg·kg^{-1}时，相关指标显著降低，降低幅度分别为23.81%、19.49%、31.01%和27.20%。不同As处理与三七总生物量相关系数R=–0.931（$P<0.01$），呈极显著负相关。由此可见，土壤中As在低浓度处理时对三七生长无显著影响，高浓度则会抑制三七各部位的正常生长，而且浓度越大对生物量的抑制程度越大（图2.18）。

孙晶晶等研究发现，三七相对生长速率在高浓度As处理下降低，说明此时三七受到毒害作用，生长受到抑制。不同As处理浓度与三七相对生长速率呈极显著负相关。同时，三七花、茎、叶、根系的生物量及总生物量在低浓度As处理下无显著差异，高浓度时起抑制作用。相关性分析表明，2个生长时期不同浓度As处理与三七总生物量均呈极显著负相关。

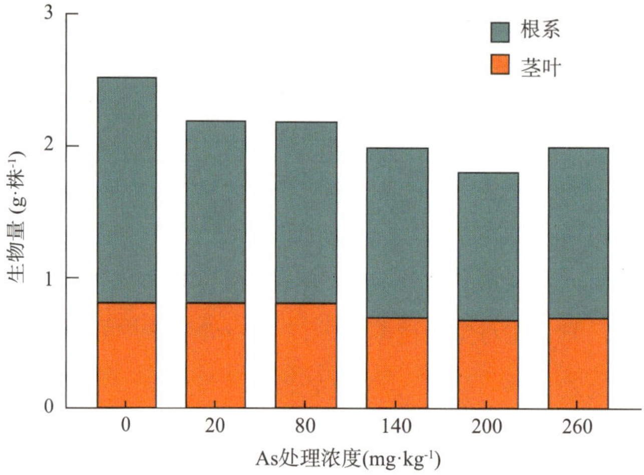

图2.17 不同浓度As处理对营养生长期三七生物量的影响

[As处理浓度分别为0 mg · kg^{-1}(CK)、20 mg · kg^{-1}、80 mg · kg^{-1}、140 mg · kg^{-1}、200 mg · kg^{-1}、260 mg · kg^{-1}](孙晶晶等，2014)

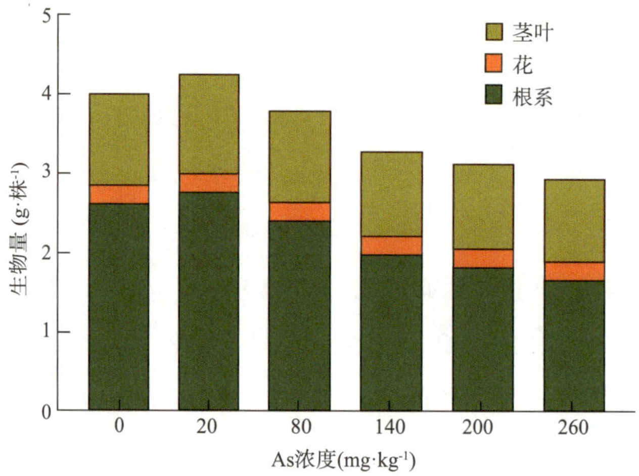

图2.18 不同浓度As处理对开花期三七生物量的影响

[As处理浓度分别为0 mg · kg^{-1}(CK)、20 mg · kg^{-1}、80 mg · kg^{-1}、140 mg · kg^{-1}、200 mg · kg^{-1}、260 mg · kg^{-1}](孙晶晶等，2014)

将As胁迫下三七各性状指标统一以耐性指数表示，通过对各指标耐性指数间进行浓度处理间差异性检验（表2.20）和相关性分析（表2.21）。发现无论是一年生还是两年生三七，低浓度As处理下三七（5.0 mg · kg^{-1}、10.0 mg · kg^{-1}和20.0 mg · kg^{-1}）株高、须根长、地下部分鲜重、地上部干重、地上部水分含量等耐性指数均无显著差异；As处理浓度超过30.0 mg · kg^{-1}时，这5项耐性指标浓度间表现为0.1水平上的显著差异。不同As浓度处理后，一年生三七叶绿素耐性指数也表现为0.1水平上的显著差异，但两年生叶绿素耐性指数差异不显著。

不同浓度As胁迫条件下效应指标耐性指数相关性表明，As处理浓度与须根长、地下部鲜重、地上部干重、地上部分水分含量耐性指数表现为0.01水平上的显著负相关，与株高、叶绿素含量无显著相关性。该分析结果与三七As胁迫下表观症状相吻合。因此，可进一步确定把须根长、地下部分鲜重、地上部分干重及地上部分水分含量作为三七As毒害的效应测定指标。

表2.20　不同浓度As处理下三七各生物指标的耐性指数（米艳华等，2015）

生长年限	处理（$mg \cdot kg^{-1}$）	耐性指数（%）					
		株高	须根长	地下部鲜重	地上部干重	地上部水分	叶绿素
一年生三七	5	103.88b	110.39c	102.93c	113.04c	105.41c	109.35b
	10	102.33b	114.29c	110.04c	139.13c	107.33c	120.6c
	20	107.75b	105.19c	111.72c	113.04c	94.77b	121.87c
	30	120.16c	83.12b	106.28c	73.91b	91.1b	91.1a
	40	92.25a	62.34a	80.96b	78.26b	73.02a	77.99a
	50	113.18c	42.86a	67.99a	52.17a	62.33a	111.41b
两年生三七	5	75.81a	107.81c	103.49b	113.04b	110.55c	102.56a
	10	75.92a	111.72c	105.64b	145.65c	111.13c	108.56a
	20	85.86b	103.13c	103.06b	139.13c	116.37c	105.23a
	30	86.39b	106.25c	99.08b	126.09b	110.61c	102.14a
	40	100.52c	80.47b	87.75a	69.57a	90.79b	105.65a
	60	92.15c	48.44a	77.7a	58.7a	54.99a	104.16a

注：表中的耐性指数均为5个重复的平均值，同列数据后不同字母表示用LSD方法测试时在0.1水平上差异显著。

表2.21　不同浓度As胁迫条件下效应指标耐性指数的相关性（米艳华等，2015）

相关系数	浓度	株高	须根长	地下部鲜重	地上部干重	地上部水分	叶绿素
浓度	—	0.334	-0.916^{**}	-0.848^{**}	-0.829^{**}	-0.850^{**}	−0.347
株高	0.334	—	−0.338	−0.120	−0.120	−0.404	0.118
须根长	-0.916^{**}	−0.338	—	0.922^{**}	0.922^{**}	0.952^{**}	0.383
地下部鲜重	-0.848^{**}	−0.120	0.922^{**}	—	—	0.839^{**}	0.334

续表

相关系数	浓度	株高	须根长	地下部鲜重	地上部干重	地上部水分	叶绿素
地上部干重	−0.829**	−0.517	0.907**	0.790**	0.790**	0.890**	0.369
地上部水分	−0.850**	−0.404	0.952**	0.839**	0.839	—	0.256
叶绿素	−0.347	0.118	0.383	0.334	0.369	0.256	—

注：表中 ** 表示在 0.01 水平（双侧）上显著相关。

2. 三七抗氧化酶系统对As胁迫的响应

如表2.22所示。第1年三七叶片SOD和PPO活性均比较稳定，无显著变化；POD活性有所下降；CAT活性比CK处理下显著增加，并在As处理浓度为260 mg · kg^{-1}时达到最大值，比CK处理增加45.2%。

表2.22　连续2年土壤As胁迫对三七叶片抗氧化酶活性的影响（闵强等，2016）

As处理浓度（mg · kg^{-1}）	SOD（U · g^{-1} FM）		POD（U · g^{-1} FM）		PPO（U · g^{-1} FM）		CAT（U · g^{-1} FM）	
	2013年	2014年	2013年	2014年	2013年	2014年	2013年	2014年
0	43.1 ± 0.7a	38.4 ± 0.3a	17.7 ± 2.1a	29.8 ± 2.8a	8.7 ± 2.8a	8.1 ± 0.5a	6.4 ± 0.3b	2.46 ± 0.03e
20	40.3 ± 1.1a	39.5 ± 1.2a	15.7 ± 3.7ab	22.3 ± 3.0c	9.7 ± 2.8a	7.0 ± 0.6ab	7.1 ± 2.3ab	5.96 ± 0.18d
80	38.7 ± 1.1a	29.8 ± 3.4b	13.7 ± 4.4b	24.6 ± 1.0c	8.0 ± 2.0az	7.1 ± 0.3ab	6.9 ± 1.5ab	9.67 ± 1.10c
140	40.7 ± 1.9a	31.3 ± 5.8b	13.7 ± 3.3b	23.9 ± 1.2c	10.7 ± 7.3a	6.0 ± 0.2b	8.2 ± 2.0a	10.84 ± 0.41c
200	43.3 ± 1.6a	24.7 ± 0.1c	9.4 ± 0.8b	27.9 ± 1.4b	10.3 ± 3.8a	6.2 ± 0.2b	8.8 ± 0.7a	13.16 ± 1.45b
260	46.1 ± 1.1a	28.8 ± 2.6c	13.1 ± 3.2b	25.3 ± 1.2bc	8.6 ± 4.2a	3.1 ± 0.2c	9.3 ± 1.2a	18.35 ± 1.36a

注：同一列中不同小写字母表示在 $P < 0.05$ 水平上差异显著。

连续2年土壤As胁迫，低As胁迫下（20 mg · kg^{-1}）三七叶片SOD活性上升，而当As浓度达到80～260 mg · kg^{-1}时，SOD活性下降；在As处理浓度为200 mg · kg^{-1}时，SOD活性仅仅为CK的35.7%（表2.22）。相关分析表明，As质量分数与三七叶片SOD活性之间显著负相关（Y=37.6−0.05X，R=0.840，F=9.54，$P < 0.05$，n=6）。连续2年土壤As胁迫导致三七叶片POD和PPO活性下降。POD活性随着As处理浓度的增加呈现先升高后降低的变化趋势（表2.22）。在As处理浓度为140 mg · kg^{-1}时，POD活性比CK处理减少19.8%。PPO活性随着As处理浓度的升高而降低，在As处理浓度为260 mg · kg^{-1}时，PPO酶活性仅为CK处理的37.5%。相关分析表明，连续2年土壤As胁迫条件下，As质量分数与三七叶片PPO酶活性之间呈显著

负相关关系（Y=7.94−0.015X，R=0.904，F=17.93，P＜0.05，n=6）。随着As质量分数的增加，CAT酶活性逐渐增加（表2.22）。在As处理浓度为260 mg · kg^{-1}时达到最大值，比CK处理增加了645.9%。相关分析表明，连续2年土壤As胁迫条件下，As含量与三七叶片CAT活性之间呈显著正相关关系（Y=3.92+0.05X，R=0.974，F=73.94，P＜0.01，n=6）。可见，As胁迫条件下，三七叶片细胞受到严重损伤，MDA含量和细胞膜透性增加。三七叶片抗氧化酶系统不同酶对As胁迫的响应各异。

（三）青蒿对重金属胁迫的生理生化响应

1. 青蒿生长发育对Cd胁迫的响应

青蒿播种后的0～45天，Cd处理组与CK处理组青蒿外观上存在显著差异。与CK处理组相比，Cd1、Cd2、Cd3三组长势均较差，主要表现为植株矮小，分枝数少，叶片小，叶片颜色轻微发黄，但Cd1、Cd2、Cd3组间外观无显著差异（图2.19）。

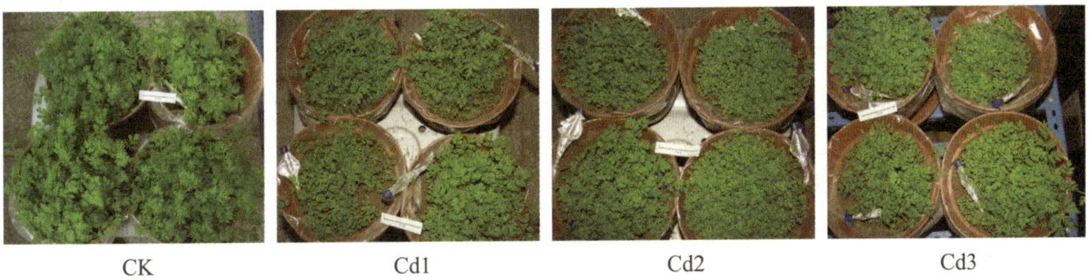

图2.19　不同Cd胁迫对青蒿表观特征的影响

［Cd处理浓度分别为Cdl（0.5 mg · kg^{-1}）、Cd2（1.5 mg · kg^{-1}）、Cd3（4.5 mg · kg^{-1}），以$Cd(NO_3)_2 \cdot 4H_2O$的形式施入土壤，处理45天］

播种80天后，Cd处理组长势劣于CK处理组，表现为植株矮小、分枝数少、叶片较小，但差别逐渐变小。Cd1、Cd2、Cd3组间外观仍无显著差异。结果表明（表2.23），CK处理组的各项指标均高于Cd处理组，其中干重、根长及茎粗差异显著（P＜0.05）；Cd1组和Cd2组的根长均显著高于Cd3组（P＜0.05）。说明不论Cd胁迫浓度高低均抑制青蒿的生长，尤其是根系的生长，但三个Cd处理水平间各项指标无显著差异。

表2.23 不同浓度Cd处理对播种80天后青蒿生长的影响

编号	鲜重（g）	干重（g）	株高（cm）	根长（cm）	茎粗（mm）	分枝数
CK	0.82 ± 0.104a	0.15 ± 0.042a	19.7 ± 3.103a	3.88 ± 0.591a	0.050 ± 0.008a	10.5 ± 1.087a
Cd1	0.70 ± 0.146ab	0.11 ± 0.027b	18.6 ± 2.067a	2.91 ± 0.920b	0.042 ± 0.008b	10.4 ± 0.806a
Cd2	0.69 ± 0.136b	0.08 ± 0.021c	18.5 ± 2.021a	2.64 ± 0.760b	0.044 ± 0.005ab	10.4 ± 0.619a
Cd3	0.67 ± 0.209b	0.09 ± 0.031c	17.2 ± 1.289a	1.96 ± 0.557c	0.042 ± 0.010b	9.4 ± 0.719a

注：Cd处理浓度分别为0 $mg \cdot kg^{-1}$（CK）、0.5 $mg \cdot kg^{-1}$（Cd1）、1.5 $mg \cdot kg^{-1}$（Cd2）、4.5 $mg \cdot kg^{-1}$（Cd3）。同一列中不同小写字母表示在 $P < 0.05$ 水平上差异显著。

播种140天后Cd处理组与CK处理组相比表现为植株矮小，分枝数少，叶片较小，且叶片有发黄现象，但Cd1和CK组植株均出现花蕾或开花，而Cd2和Cd3组未出现花蕾。表2.24说明CK处理组的株高、根长、茎粗及分枝数均显著高于Cd处理组（$P < 0.05$）。表明Cd对青蒿生长初期及收获时期的影响一致。

表2.24 不同浓度Cd处理对播种140天后青蒿生长及青蒿素含量影响

编号	鲜重（g）	干重（g）	株高（cm）	根长（cm）	茎粗（mm）	分枝数	青蒿素含量(%)
CK	1.67 ± 0.22a	0.46 ± 0.059a	39.9 ± 4.054a	5.86 ± 0.782a	2.18 ± 0.139a	23.6 ± 1.45a	0.52 ± 0.043a
Cd1	1.66 ± 0.19a	0.47 ± 0.105a	28.2 ± 2.951b	4.95 ± 0.322b	1.91 ± 0.271b	18.8 ± 1.13b	0.63 ± 0.010b
Cd2	1.71 ± 0.32a	0.52 ± 0.155a	28.8 ± 2.607b	4.92 ± 0.404b	2.03 ± 0.149b	18.8 ± 1.13b	0.56 ± 0.018ab
Cd3	1.66 ± 0.53a	0.51 ± 0.065a	28.1 ± 5.347b	4.51 ± 0.682b	2.01 ± 0.355ab	18.9 ± 0.80b	0.53 ± 0.011a

注：表中CK、Cd1、Cd2、Cd3分别为Cd浓度0 $mg \cdot kg^{-1}$、0.5 $mg \cdot kg^{-1}$、1.5 $mg \cdot kg^{-1}$、4.5 $mg \cdot kg^{-1}$。同一列中不同小写字母表示在 $P < 0.05$ 水平上差异显著。

2. 青蒿抗氧化酶及非酶系统对Cd胁迫的响应

（1）青蒿POD活性对Cd胁迫的响应

相同处理浓度下，青蒿叶片POD活性随胁迫时间的变化表现为CK处理组和Cd1处理组无显著变化（图2.20a和表2.25）。Cd2处理组在4小时后达到最低值随即显著上升，而Cd3处理组没有初期的降低过程，在胁迫初期就显著回旋上升。Cd3、Cd2、Cd1处理组分别于24小时、72小时和144小时达到最大值，且最大值随胁迫浓度的提高而增加。216小时和336小时处理组POD活性随胁迫浓度的提高而显著增加。

相同处理时间下，不同处理水平POD活性差异分析显示，随胁迫时间的延长，4小时、12小时和24小时Cd3处理组的POD酶活性显著高于其他处理组，72小时后Cd2处理组的POD酶活性显著高于其他处理组，144小时时最大值出现在Cd1处理组。可见，Cd3处理组POD酶活性保持最大值的时间较长，而Cd1组和Cd2组的POD酶活性在胁迫初期下降，72小时后才高于CK处理组。216小时和336小时，处理组POD活性显著高于CK处理组。

（2）青蒿CAT活性对Cd胁迫的响应

相同浓度Cd处理条件下，CAT活性随胁迫时间的变化趋势表现为胁迫初期显著增加，然后显著下降，于144小时达到稳定（图2.22b和表2.25）。其中Cd1组和Cd2组增加迅速，在胁迫后4小时即达到最大值，且最大值大于Cd3组。Cd3的最大值到24小时时出现。相同胁迫时间条件下，不同水平Cd处理的CAT酶活性显著高于CK组。Cd诱导产生的氧化胁迫会增加POD和CAT活性，POD的应答反应虽较CAT慢，但其活性随胁迫时间的延长和浓度的增加而稳步升高，而CAT活性随胁迫时间的延长和浓度的增加而下降，且无明显规律。研究发现，胁迫初期和中期，高浓度Cd胁迫下，POD活性明显增加，且Cd3组的POD酶活性在胁迫初期直接上升，没有Cd2组的初期下降过程，而最大值的维持时间也以Cd3组最久。此外，Cd1组和Cd2组的POD酶活性在胁迫初期降低，72小时后才显著高于CK组。由此推测，只有当胁迫（胁迫浓度或胁迫时间）达到一定程度以上时，POD酶活性才会被充分激活。此外，Cd处理组POD酶活性在胁迫216小时后再次显著上升，且胁迫浓度越大活性越高，这时的POD可能不是作为抗氧化酶，而是Cd胁迫下青蒿衰老的产物。

Cd胁迫初期，三个处理组的CAT活性均显著升高，Cd1、Cd2组在4小时时即达到最大值，而高浓度组CAT酶活性的变化速度和达到的最大值均小于中低浓度组，且不同处理组CAT活性随胁迫时间变化趋势的相似性不如其他指标明显。由此可见，CAT与POD相反，其应答速度快、程度强，但其应答速度和程度随胁迫浓度的增加而降低。Schützendübel等认为重金属会在胁迫初期抑制CAT等抗氧化酶的活性，导致植物细胞中H_2O_2浓度增加，而增加的H_2O_2是CAT活化的信号分子，诱导CAT活性增加。Romero–Puertas等认为Cd毒性会导致CAT酶的氧化和水解。一些研究者提出Cd胁迫下，CAT酶的激活和活性抑制过程同时进行，可能会导致CAT酶应答速度和程度随胁迫浓度的增加而降低，导致酶活性变化不规律。而三个处理组的CAT酶活性在胁迫过程中，全部或部分显著高于CK组。由此推测，CAT酶在青蒿抗Cd胁迫过程中可能发挥重要作用，故其活性虽受高浓度Cd抑制，但仍呈增长趋势。

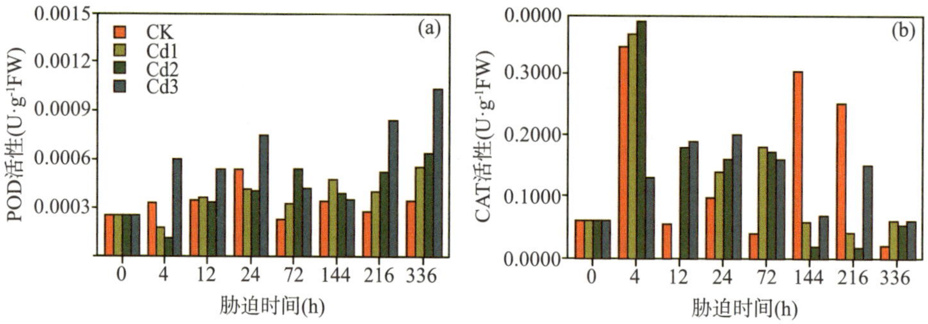

图2.20 Cd胁迫对青蒿POD和CAT活性影响

[（a）POD；（b）CAT。Cd浓度分别为Cd1（20 μM）、Cd2（60 μM）、Cd3（100 μM），以不含Cd的营养液为CK组，处理后于0小时、4小时、12小时、24小时、72小时、144小时、216小时、336小时取中上部成熟叶片检测POD和CAT活性]

（3）青蒿ASA含量对Cd胁迫的响应

相同浓度Cd处理条件下，ASA含量随Cd胁迫时间的变化表现为CK组、Cd1组和Cd3组均未见显著变化（图2.21a和表2.25）。胁迫初期，Cd1、Cd2、Cd3组的ASA含量分别在4小时、24小时、72小时时达到最大值，且Cd1和Cd2的最大值高于CK处理组，而Cd3则低于CK处理组。相同胁迫时间条件下，不同Cd处理对ASA含量影响表现为在胁迫期内各组间无显著差异。由此可见，各处理组ASA含量达到最大值的时间随胁迫浓度的提高而延迟，最大值随胁迫浓度的提高而降低。这可能是不同胁迫程度下，ASA合成量和消耗量存在差异所致。处理组ASA含量随Cd胁迫浓度和胁迫时间变化不显著，这可能是由于催化ASA-GSH循环的关键酶活性受到抑制，或是Cd胁迫程度尚不足以激活青蒿的ASA-GSH循环。

（4）青蒿GSH含量对Cd胁迫的响应

相同浓度Cd胁迫条件下，GSH含量随胁迫时间的变化表现为CK组和Cd1组的变化不显著；Cd2组在胁迫初期无显著变化，72 小时时达到最低值；而Cd3组4小时后达到最大值（图2.21b和表2.25）。Cd3、Cd2、Cd1组的GSH含量分别于4小时、12小时和144小时后达到最大值。相同胁迫时间条件下，不同Cd处理对GSH含量影响表明，三个处理组的GSH含量均全部显著高于CK组，其中以Cd1组和Cd3组含量最高。

综上可知，各处理组ASA含量达到最大值的时间随胁迫浓度的提高而延迟，最大值随胁迫浓度的提高而降低。各处理组之间ASA含量随胁迫浓度和胁迫时间均无显著变化，可能是由于催化ASA-GSH循环的关键酶活性受到抑制所致，或Cd胁迫程度没有激活青蒿的ASA-GSH循环。与ASA水平无显著变化不同，在胁迫的大部分时间里，三个Cd处理组的GSH含量均全部或部分显著高于CK组，且GSH含量达到最高值的时间随胁迫浓度的上升而提前，这与Horemans等的研究结果相似。此外，Horemans等研究结论显示，Cd2组GSH含量在24 h时显著下降可能是由于螯合肽的生成。而Cd3组的GSH含量在4 h就显著增加，根据Cd耐受性高的植物在受到Cd胁迫后体内GSH的水平会升高，反之则下降的观点，认为青蒿对Cd可能有较强的耐受性。

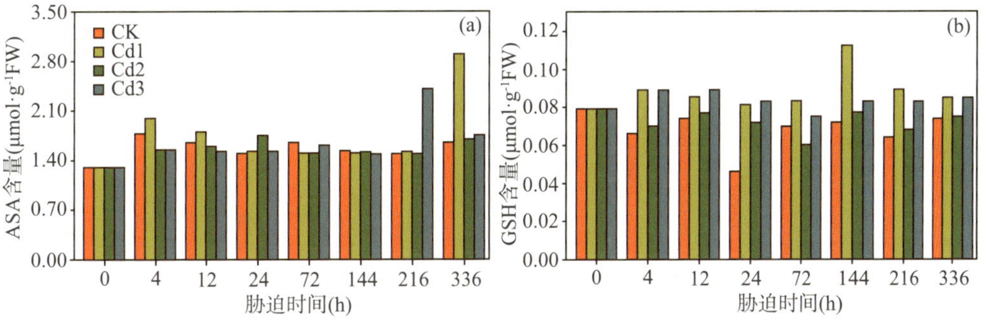

图2.21　Cd胁迫对青蒿ASA和GSH活性影响

［（a）ASA；（b）GSH。Cd浓度分别为Cd1（20 μM），Cd2（60 μM），Cd3（100 μM），以不含Cd的营养液为CK组，处理后于0 h、4 h、12 h、24 h、72 h、144 h、216 h、336 h取中上部成熟叶片检测ASA和GSH活性］

表2.25　青蒿各生化指标随Cd胁迫浓度和胁迫时间变化的趋势（$n=3$）

	胁迫浓度	胁迫时间（h）							
		0	4	12	24	72	144	216	336
电导率（%）	CK	2.51a	1.66a	1.75a	2.20a	1.84a	2.49a	2.58a	2.25a
	Cd1	2.51a	1.31a	3.14b	2.86a	3.00a	1.57a	1.16a	1.49a
	Cd2	2.51a	2.35b	3.73a	2.18a	1.98a	2.16a	1.15a	1.69a
	Cd3	2.51a	4.45c	2.82a	0.95a	1.67a	1.88a	1.25a	1.34a
MDA（$\mu mol \cdot g^{-1}$ FM）	CK	0.02a	0.016a	0.020a	0.019a	0.024a	0.022a	0.020a	0.016a
	Cd1	0.02a	0.018a	0.017b	0.019a	0.023a	0.019a	0.018a	0.019a
	Cd2	0.02a	0.019a	0.016b	0.018a	0.020a	0.021a	0.016a	0.018a
	Cd3	0.02a	0.020a	0.017b	0.017a	0.017a	0.018a	0.015a	0.019a

续表

	胁迫浓度	胁迫时间（h）							
		0	4	12	24	72	144	216	336
CAT（U/g FM）	CK	0.05a	0.34a	0.04a	0.09a	0.03a	0.30a	0.03a	8.88e–03a
	Cd1	0.05a	0.35a	6.25e–04b	0.12b	0.20b	0.05b	0.09b	0.05b
	Cd2	0.05a	0.38b	0.15c	0.15c	0.13c	2.75e–03c	0.02a	0.04b
	Cd3	0.05a	0.14c	0.17c	0.20d	0.12a	0.06b	0.16Cb	0.05b
POD（$U \cdot g^{-1}$ FM）	CK	2.50e–04a	3.34e–04a	3.50e–04a	5.38e–04a	2.25e–04a	3.38e–04a	2.75e–04a	3.40e–04a
	Cd1	2.50e–04a	1.75e–04b	3.63e–04a	4.13e–04a	3.25e–04a	4.75e–03b	4.00e–04a	5.50e–04a
	Cd2	2.50e–04a	1.09e–04b	3.31e–04a	4.06e–04a	5.38e–04b	3.88e–04a	5.25e–04a	6.38e–04a
	Cd3	2.50e–04a	6.00e–04c	5.38e–04b	7.50e–04b	4.25e–04a	3.50e–04a	8.38e–04b	1.04e–03a
ASA（$\mu mol \cdot g^{-1}$ FM）	CK	1.28a	1.77a	1.66a	1.53a	1.65a	1.58a	1.53a	1.66a
	Cd1	1.28a	2.02a	1.83a	1.56a	1.53a	1.51a	1.56a	2.92b
	Cd2	1.28a	1.54a	1.61a	1.82b	1.51a	1.56a	1.51a	1.73a
	Cd3	1.28a	1.55a	1.55a	1.60a	1.62a	1.53a	2.41b	1.80a
GSH（$\mu mol \cdot g^{-1}$ FM）	CK	0.08a	0.07a	0.07a	0.05a	0.07a	0.07a	0.06a	0.07a
	Cd1	0.08a	0.09b	0.09b	0.08b	0.08b	0.11a	0.09b	0.09a
	Cd2	0.08a	0.07a	0.08a	0.07b	0.06a	0.08a	0.07a	0.08a
	Cd3	0.08a	0.09b	0.09b	0.08b	0.08a	0.08a	0.08b	0.09a

注：Cd浓度分别为Cd1（20 μM），Cd2（60 μM），Cd3（100 μM），以不含Cd的营养液为CK组。同一列中不同小写字母表示在 $P < 0.05$ 水平上具有显著性差异。

3. 青蒿色素含量对Cd胁迫的响应

Chl（Chla、Chlb、TChl）和类胡萝卜素含量随Cd胁迫时间变化的趋势表明，CK组较处理组稳定，虽在胁迫初期显著下降，但24小时后均达到稳定；Cd1组在胁迫初期显著下降，之后分别于216小时（Chla）、144小时（Chlb、TChl、类胡萝卜素）后趋于稳定；而Cd2组在胁迫初期缓慢下降，72小时后显著降低；Cd3组的Chla含量一直呈显著下降趋势，而Chlb、类胡萝卜素和总Chl含量则在胁迫初期（12小时前）和后期（72小时后）显著下降，中期较为稳定（表2.26和图2.22）。Chla/b变化趋势则与色素含量变化相反，在各个组中其比值均随胁迫时间延长而呈上升趋势。

相同胁迫时间条件下，Chla、Chlb、类胡萝卜素含量和总Chl的变化趋势均为随

Cd胁迫浓度的升高而降低（表2.26），含量的最低值均主要出现在中高浓度处理组，其中处理4小时后Cd2组最低，随后的12小时、24小时、72小时、216小时以Cd3组最低，336小时后Cd2组和Cd3组均显著低于CK组和Cd1组；最高值在处理12小时、144小时后出现在CK组，24小时、72小时后出现在Cd2组。Chla/b值的变化趋势表现为在胁迫初期随胁迫浓度的增加而显著降低，但在胁迫后期随胁迫浓度的增加而显著增大，12小时、24小时后出现在Cd1组，72小时后出现在Cd2组，336小时后出现在Cd2和Cd3组。

由此可见，Cd对青蒿色素的破坏作用随Cd胁迫时间的延长和胁迫程度的提高而增强，同时叶片随着胁迫时间的延长和胁迫程度的增加而呈现出缺绿症状。相同Cd处理水平下，Chl（Chla、Chlb、TChl）和类胡萝卜素含量在胁迫时间变化趋势上表现一致。Chla/b值代表着类囊体的垛叠程度，其值越小意味着类囊体的垛叠程度越小，光抑制越强，光合速率越低。Cd胁迫下青蒿Chla/b值在整个胁迫过程中均表现为处理组显著或不显著高于CK组，可见青蒿Chlb对Cd胁迫的敏感度高于Chla。144小时后，CK组和处理组的Chla/b值均显著增加，处理组增加的幅度显著高于CK组，且胁迫浓度越高，增加幅度越大。结合青蒿Chla、Chlb含量均随胁迫浓度和胁迫时间的增加而降低，可以认为胁迫后期青蒿受到的Cd毒害作用加剧。

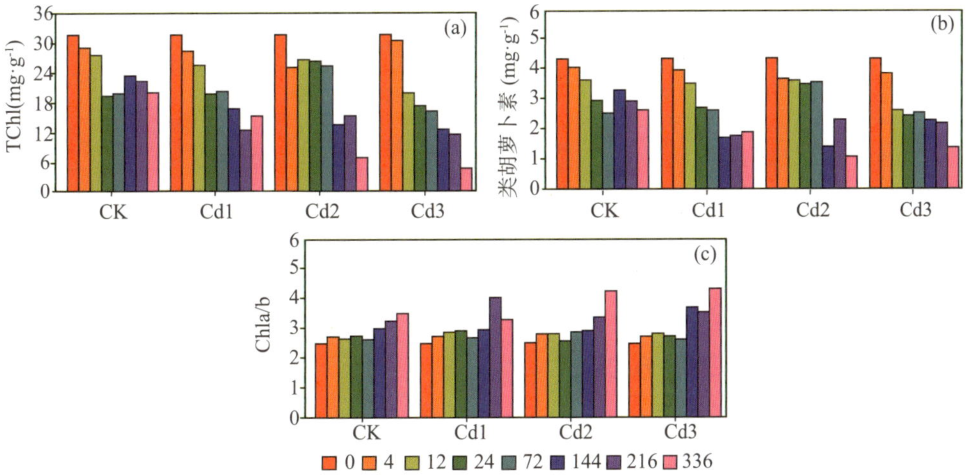

图2.22 Cd胁迫对青蒿色素的影响

［（a）TChl；（b）类胡萝卜素；（c）Chla/b。Cd浓度分别为Cd1（20 μM），Cd2（60 μM），Cd3（100 μM），以不含Cd的营养液为CK组，处理后于0小时、4小时、12小时、24小时、72小时、144小时、216小时、336小时取中上部成熟叶片检测Chla/b、类胡萝卜素含量和TChl］

表2.26　青蒿色素含量对Cd胁迫浓度和时间的响应特征（n=3）

色素指标	胁迫浓度	胁迫时间（h）							
		0	4	12	24	72	144	216	336
Chla（$mg \cdot g^{-1}$）	CK	2.84a	2.64a	2.53a	1.76a	1.83a	2.18a	2.12a	1.95a
	Cd1	2.84a	2.63a	2.37a	1.86a	1.85a	1.50b	1.26b	1.45b
	Cd2	2.84a	2.33b	2.45a	2.38b	2.37b	1.20c	1.44b	0.66c
	Cd3	2.84a	2.80a	1.82b	1.57a	1.48c	1.25c	1.14c	0.77c
Chlb（$mg \cdot g^{-1}$）	CK	1.18a	1.00a	0.97a	0.65a	0.70a	0.75a	0.66a	0.57a
	Cd1	1.18a	0.98a	0.84a	0.65a	0.70a	0.56a	0.32b	0.45b
	Cd2	1.18a	0.85b	0.89a	0.95b	0.84b	0.49a	0.44c	0.16c
	Cd3	1.18a	1.04a	0.66b	0.58a	0.57a	0.34a	0.33b	0.19c
TChl（$mg \cdot g^{-1}$）	CK	4.01a	3.64a	3.50a	2.41a	2.53a	2.92a	2.78a	2.52a
	Cd1	4.01a	3.61a	3.20a	2.50a	2.56a	2.06b	1.59b	1.89b
	Cd2	4.01a	3.18b	3.35a	3.32b	3.22b	1.69c	1.87c	0.83c
	Cd3	4.01a	3.84a	2.47b	2.15a	2.05c	1.60c	1.47b	0.95c
类胡萝卜素（$mg \cdot g^{-1}$）	CK	0.52a	0.49a	0.44a	0.35a	0.30a	0.38a	0.35a	0.32a
	Cd1	0.52a	0.48a	0.42a	0.34a	0.32a	0.21a	0.22b	0.23b
	Cd2	0.52a	0.43b	0.42a	0.40b	0.41b	0.16b	0.28c	0.13c
	Cd3	0.52a	0.47a	0.32b	0.28c	0.29a	0.25a	0.24b	0.14c
Chla/b	CK	2.42a	2.64a	2.64a	2.71a	2.61a	2.93a	3.21a	3.44a
	Cd1	2.42a	2.68a	2.83b	2.88b	2.64a	2.92a	3.94b	3.24a
	Cd2	2.42a	2.76a	2.75a	2.51c	2.83b	2.86a	3.31a	4.15b
	Cd3	2.42a	2.70a	2.76a	2.68a	2.61Aa	3.66a	3.48a	4.25b

注：Cd浓度分别为Cd1（20 μM），Cd2（60 μM），Cd3（100 μM），以不含Cd的营养液为CK组。同一列中不同小写字母表示在$P < 0.05$水平上具有显著性差异。

4. 青蒿细胞膜对Cd胁迫的响应

相同处理条件下，电导率随Cd胁迫时间变化表现为，CK组无显著变化，三个Cd处理组均表现为先升高后降低的变化趋势，最后趋于稳定（图2.23a和表2.25）。其中，Cd1组和Cd2组均在胁迫初期显著增加，于12小时达到最大值后下降，于216小时后达到最低值；Cd3组的变化速度更快，4小时内显著上升达到最大值，之后显著下降并于24小时达到最低值。各处理组的电导率最大值均随Cd胁迫浓度的升高而增大。相同胁迫时间条件下，Cd胁迫4小时后，Cd2组和Cd3组的电导率显著高于CK组和Cd1组，且以Cd3组最大。处理12小时后，Cd处理组电导率均高于CK组，其中Cd2组和Cd1组的电导率显著高于CK组和Cd3组，以Cd2组最大。处理24小时后，Cd处理组与CK组间的电导率已无显著差异，处理216小时后处理组电导率显著低于CK组。

相同处理条件下，MDA含量随Cd胁迫时间的变化趋势表现为，CK组及处理组的MDA含量均呈先降低后升高的变化趋势，先后于72小时和144小时达到最大值（图2.23b和表2.25）。相同胁迫时间条件下，CK组和Cd处理组的MDA含量在整个胁迫过程中均无显著差异。

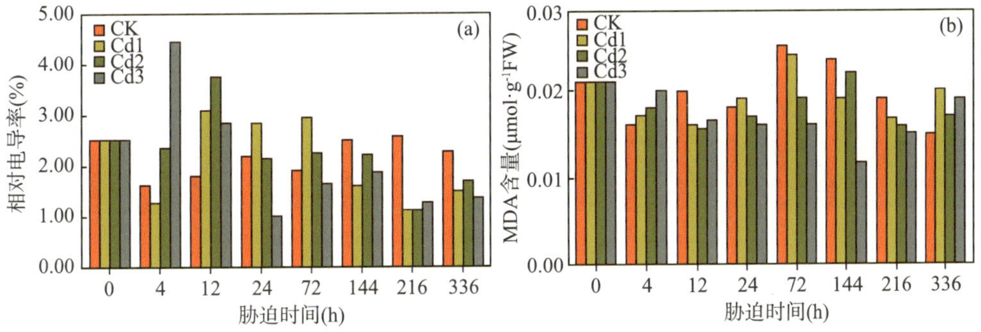

图2.23　Cd胁迫对青蒿电导率和MDA的影响

［（a）相对电导率；（b）MDA。Cd浓度分别为Cd1（20 μM）、Cd2（60 μM）、Cd3（100 μM），以不含Cd的营养液为CK组，于处理后0小时、4小时、12小时、24小时、72小时、144小时、216小时、336小时取中上部成熟叶片检测的电导率和MDA］

可见，三个处理组的电导率随胁迫时间的变化趋势相似，均在胁迫初期显著增加，并于24小时内恢复到CK水平，但增加和恢复的速度随胁迫浓度的增大而加快，且各处理组电导率的最大值随Cd胁迫浓度的升高而增大。由此推测，青蒿的细胞膜透性对Cd胁迫敏感，而处于旺长期的青蒿具有很强的防御机制，能在感应到胁迫后迅速启动防御系统，且受到的胁迫程度越大，防御反应的速度越快、程度越强。而Cd处理组的MDA含量在整个胁迫过程中均与CK无显著差异，且随Cd胁迫浓度的增加，MDA达峰时间延迟、峰值变小，这一点与电导率相反。故青蒿细胞膜透性增加的主要原因可能并不是膜脂过氧化。

5. 青蒿生长发育对Pb胁迫的响应

青蒿播种后的0～45天，Pb处理组与CK组青蒿外观长势存在显著差异。与CK

组相比，Pb1、Pb2、Pb3三组长势均较差，植株矮小，叶片亦较小，但叶片颜色并未见显著差异。Pb1、Pb2、Pb3组组间外观无明显差异。播种80天后，Pb1组与CK组相比两者长势已无显著差异。而Pb2组和Pb3组与Pb1组及CK组相比，前两者植株较矮小，叶片小、分枝数少。Pb2组和Pb3组组间外观无显著差异（图2.24）。Pb1组和CK组相比，除根长外，其余各项指标均略有升高，但均无显著差异（$P > 0.05$）；Pb2、Pb3组的鲜重、干重、株高、根长均显著低于Pb1组和CK组（$P < 0.05$）；Pb3组的鲜重、干重及茎粗显著低于Pb2组（$P < 0.05$）（表2.27）。总体上，随着Pb处理浓度的升高，青蒿的生物量及各项农艺指标均下降，但Pb1组稍有回升。

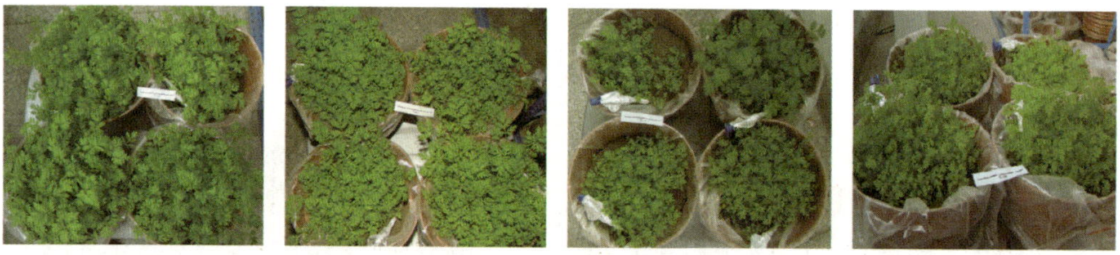

CK　　Pb1　　Pb2　　Pb3

图2.24　不同Pb胁迫对青蒿表观特征影响

［Pb的处理浓度分别为Pbl（200 mg·kg^{-1}）、Pb2（500 mg·kg^{-1}）、Pb3（1250 mg·kg^{-1}），以$Pb(NO_3)_2O$的形式施入土壤，处理45天］

表2.27　不同Pb水平下青蒿播种80天后的生长发育情况

编号	鲜重（g）	干重（g）	株高（cm）	根长（cm）	茎粗（mm）	分枝数
CK	0.82 ± 0.104a	0.15 ± 0.042a	19.7 ± 3.103a	3.88 ± 0.591a	0.050 ± 0.008a	10.5 ± 1.087a
Pb1	1.00 ± 0.252a	0.16 ± 0.058a	22.0 ± 2.548a	3.34 ± 1.095a	0.051 ± 0.009a	11.2 ± 0.750ac
Pb2	0.52 ± 0.090b	0.07 ± 0.012b	16.3 ± 1.120b	2.22 ± 0.548b	0.045 ± 0.005a	10.0 ± 0.894ab
Pb3	0.40 ± 0.032c	0.05 ± 0.008c	16.2 ± 1.111bc	2.14 ± 0.400bc	0.038 ± 0.002b	9.3 ± 0.577b

注：Pb浓度分别为Pb1（200 mg·kg^{-1}），Pb2（500 mg·kg^{-1}），Pb3（1250 mg·kg^{-1}），以不含Pb的营养液为CK组。同一列中不同小写字母表示在$P < 0.05$水平上具有显著性差异。

播种140天后青蒿进入收获期，Pb1组与CK组外观长势一致，均表现为植株较高、较细，已经开花或出现花蕾，叶片变小且轻微发黄。Pb2组和Pb3组与Pb1组及CK组相比，植株较矮小，但植株茎较粗壮，叶片较大且颜色较绿，所有植株几乎均未出现花蕾。CK组的鲜重、干重、茎粗及分枝数均显著低于Pb处理组（$P < 0.05$）；Pb1组的株高及分枝数显著高于Pb2组（$P < 0.05$），其他指标无显著差

异（$P>0.05$）；Pb1组的株高、根长及分枝数均显著高于Pb3组（$P<0.05$）；Pb2组和Pb3组除株高和分枝数有显著差异外（$P<0.05$），其他指标均无显著差异（$P>0.05$）（表2.28）。Pb1组青蒿素含量稍高于CK组，随着Pb处理浓度的升高，青蒿素的含量逐渐降低（表2.28）。方差分析表明，Pb3组青蒿素含量显著低于Pb1组（$P<0.05$），其他各组之间均无显著差异（$P>0.05$）。

表2.28　不同Pb处理对青蒿播种140天后生长发育及青蒿素含量的影响

编号	鲜重（g）	干重（g）	株高（cm）	根长（cm）	茎粗（mm）	分枝数	青蒿素含量（%）
CK	1.67 ± 0.216b	0.46 ± 0.059b	39.9 ± 4.054bc	5.86 ± 0.782ab	2.18 ± 0.139b	23.6 ± 1.453a	0.52 ± 0.043ab
Pb1	3.53 ± 1.563a	0.75 ± 0.255a	54.6 ± 8.126a	6.57 ± 1.153a	2.51 ± 0.316a	29.3 ± 1.288b	0.56 ± 0.014a
Pb2	3.92 ± 1.251a	0.81 ± 0.228a	38.4 ± 4.287c	5.76 ± 0.631ab	2.52 ± 0.246a	24.7 ± 0.704c	0.51 ± 0.025ab
Pb3	4.03 ± 0.539a	0.78 ± 0.119a	43.9 ± 5.722b	5.34 ± 0.356b	2.42 ± 0.158a	26.0 ± 1.366d	0.45 ± 0.055b

注：Pb浓度分别为Pb1（200 $mg \cdot kg^{-1}$），Pb2（500 $mg \cdot kg^{-1}$），Pb3（1250 $mg \cdot kg^{-1}$），以不含Pb的营养液为CK组。同一列中不同小写字母表示在$P<0.05$水平上具有显著性差异。

6. 青蒿生长发育对Cu胁迫的响应

青蒿播种后的0～45天，不同浓度Cu处理的青蒿长势具有显著差异（图2.25）。与CK组相比，Cu1、Cu2、Cu3三个处理组长势均较差，主要表现为植株高度、分枝数、叶片大小及颜色均处于劣势。

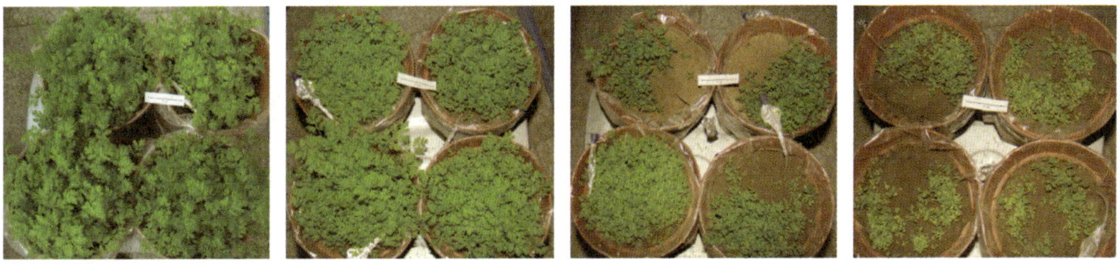

CK　　Cu1　　Cu2　　Cu3

图2.25　不同浓度Cu胁迫对青蒿表观特征的影响

［Cu的处理浓度分别为Cu1（100 $mg \cdot kg^{-1}$）、Cu2（300 $mg \cdot kg^{-1}$）、Cu3（600 $mg \cdot kg^{-1}$），以$Cu(NO_3)_2 \cdot 3H_2O$的形式施入土壤，处理45天］

播种80天后，Cu1组与CK组相比，在植株高度、分枝数、叶片大小及颜色等指标上已无明显差异。而Cu2和Cu3组与Cu1组和CK组处理相比，前者植株矮小，叶片较小，但Cu2组叶片颜色正常，而Cu3组叶片颜色发黄。表2.29数据显示：Cu1

组的分支数显著高于CK组（$P < 0.05$），而根长显著低于CK组（$P < 0.05$），其他指标均无显著差异（$P > 0.05$）；Cu2组和Cu3组的鲜重、干重、株高、根长、茎粗及分支数均显著低于CK组和Cu1组（$P < 0.05$）；Cu3组各项指标（根长除外）与Cu2组相比也显著降低（$P < 0.05$）（表2.29）。

表2.29　不同Cu处理对播种80天后青蒿生长发育的影响

编号	鲜重（g）	干重（g）	株高（cm）	根长（cm）	茎粗（mm）	分枝数
CK	0.82 ± 0.104a	0.15 ± 0.042a	19.7 ± 3.103a	3.88 ± 0.591a	0.050 ± 0.008a	10.5 ± 1.087b
Cu1	0.95 ± 0.154a	0.15 ± 0.040a	20.9 ± 2.230a	2.70 ± 0.474b	0.049 ± 0.008a	11.8 ± 0.683a
Cu2	0.63 ± 0.210b	0.07 ± 0.027b	16.4 ± 1.305b	2.00 ± 0.338c	0.041 ± 0.007b	9.9 ± 0.719c
Cu3	0.18 ± 0.051c	0.03 ± 0.010c	9.8 ± 1.308c	1.80 ± 0.571c	0.027 ± 0.006c	8.4 ± 0.619d

注：Cu浓度分别为Cu1（100 $mg \cdot kg^{-1}$），Cu2（300 $mg \cdot kg^{-1}$），Cu3（600 $mg \cdot kg^{-1}$），以不含Cu的营养液为CK组。同一列中不同小写字母表示在 $P < 0.05$ 水平上具有显著性差异。

播种140天后，Cu处理组与CK组在植株高度、分枝数等方面无显著差异；但CK组已经开花，叶片变小且发黄；Cu处理组植株较CK组粗壮，叶片颜色比CK组绿。Cu1、Cu2和Cu3组间相比，Cu1组植株较高，但茎较细小，叶片颜色发黄，而Cu2和Cu3两组处理叶片颜色较绿，植株粗壮。CK组的鲜重、干重、分支数均显著低于Cu处理组（$P < 0.05$）；Cu2处理组鲜重显著高于Cu1和Cu3处理组（$P < 0.05$），分支数显著低于Cu1组（$P < 0.05$）；Cu2处理组除干重外的其他指标均显著高于Cu3处理组（$P < 0.05$）（表2.30）。CK组青蒿素含量显著高于Cu3处理组（$P < 0.05$），CK组虽稍高于Cu1组和Cu2组，但均无显著差异（$P > 0.05$），表明不同Cu浓度处理对青蒿素含量的影响差别较大，高浓度Cu显著抑制了青蒿素的合成和积累。

表2.30　不同Cu处理对播种140天后青蒿生长发育及青蒿素含量的影响

编号	鲜重（g）	干重（g）	株高（cm）	根长（cm）	茎粗（mm）	分枝数	青蒿素含量（%）
CK	1.67 ± 0.216c	0.46 ± 0.059b	39.9 ± 4.054ab	5.86 ± 0.782a	2.18 ± 0.139b	23.6 ± 1.453b	0.52 ± 0.043 ab
Cu1	3.39 ± 0.359b	0.78 ± 0.087a	42.9 ± 6.924a	5.74 ± 0.908a	2.49 ± 0.367ab	25.0 ± 1.177a	0.54 ± 0.046a
Cu2	5.28 ± 1.259a	1.00 ± 0.461a	44.1 ± 7.037a	5.64 ± 0.681a	2.82 ± 0.459a	23.9 ± 1.167b	0.46 ± 0.030b
Cu3	3.65 ± 0.611b	0.70 ± 0.198a	35.7 ± 3.809b	4.32 ± 0.523b	2.26 ± 0.238b	20.5 ± 0.776c	0.31 ± 0.029c

注：Cu处理浓度分别为Cu1（100 $mg \cdot kg^{-1}$），Cu2（300 $mg \cdot kg^{-1}$），Cu3（600 $mg \cdot kg^{-1}$），以不含Cu的营养液为CK组。同一列中不同小写字母表示在 $P < 0.05$ 水平上具有显著性差异。

7. 青蒿生长发育对Cu、Pb、Cd复合污染的响应

重金属复合污染是两种或两种以上重金属污染物作用于同一环境介质所产生的环境污染现象。复合污染物与单一污染物在作用方式、性质及规模方面都不同。人们早已发现多污染物共存时，其复合作用可以大大改变某一或某些复合污染物的生物活性或毒性，元素间的协同、拮抗等复合作用使重金属对植物的毒害作用也会改变。

目前，国内外有大量关于重金属污染对植物毒害的报道，但多数只局限于单一重金属对植物影响的研究，而两种或两种以上的重金属对同一作物影响的研究尚鲜见报道。事实上，土壤环境中出现重金属污染时，多种重金属的复合污染是非常普遍的现象。因此，研究重金属复合污染对植物生长的影响，具有重要的理论和现实意义。本节主要介绍了Cu、Pb、Cd其中2种或3种复合污染对青蒿生长及青蒿素含量的影响。

青蒿播种后的0～45天，重金属复合污染组与CK组相比，在植株高度，茎粗及叶片大小方面长势均较差。而Cu-Pb、Cu-Cd、Pb-Cd组之间外观无显著差异，但Cu-Pb、Cu-Cd两组处理青蒿叶片有轻微发黄现象。不论是与CK组相比，还是与Cu-Pb、Cu-Cd和Pb-Cd处理组相比，Cu-Pb-Cd处理组青蒿长势明显较弱，植株矮小，叶片较小，分枝数较少（图2.26）。

播种80天后，从外观来看，Cu-Pb、Cu-Cd、Pb-Cd组与CK组已无明显差异，但CK组植株稍高。Cu-Pb-Cd处理组长势仍然较差，在植株高度、植株茎粗、叶片大小及分枝数方面仍明显弱于其他处理。结果表明，重金属复合污染组除分枝数外的其他指标均低于CK组，其中Cu-Pb组的鲜重、干重、株高、根长及茎粗显著低于CK组（$P<0.05$）；Cu-Cd组的干重、根长显著低于CK组（$P<0.05$）；Pb-Cd组的鲜重、干重、根长、茎粗显著低于CK组（$P<0.05$）；Cu-Pb-Cd组的所有指标均显著低于CK组和Cu-Pb、Cu-Cd、Pb-Cd处理组（$P<0.05$）（表2.31）。总体来看，重金属复合污染组尤其是Cu-Pb-Cd组可以明显抑制青蒿的生长。

播种140天后，Cu-Pb、Cu-Cd、Pb-Cd处理组与CK组相比，植株高度、分枝数差异显著，但CK组已经开花，叶片变小且发黄；而Cu-Pb组刚刚出现花蕾，Cu-Cd和Pb-Cd处理组未见花蕾，且Cu-Cd处理组青蒿底部叶片有发黄现象。Cu-Pb-Cd处理组与其他处理组相比，虽然叶片颜色较绿，长势也正常，但植株高度、

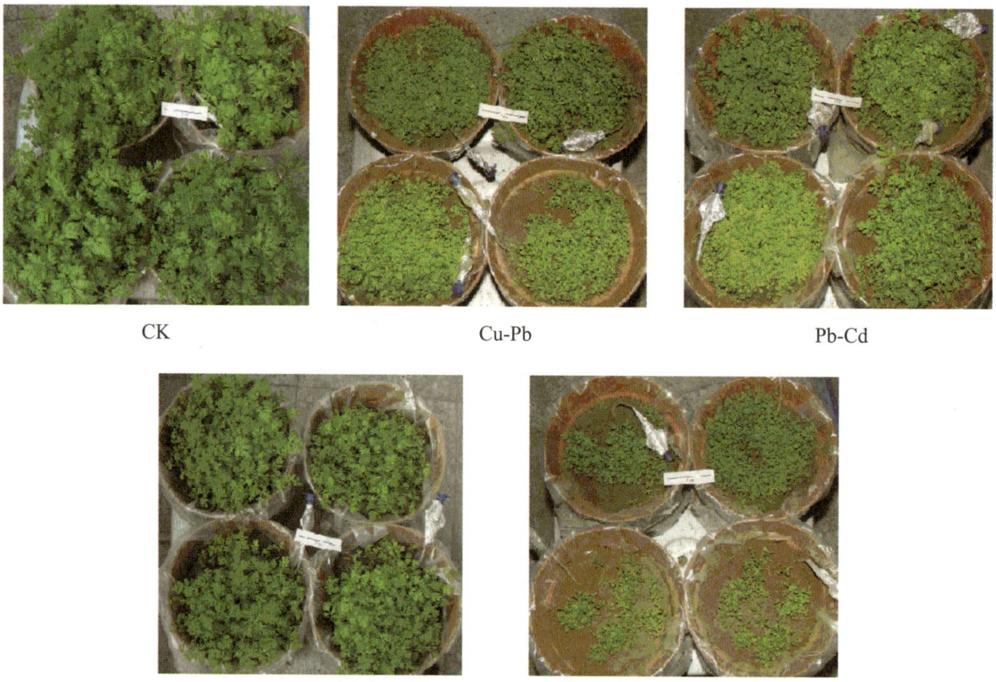

CK　Cu-Pb　Pb-Cd　Cu-Cd　Cu-Pb-Cd

图2.26　不同重金属混合污染对青蒿表观特征的影响

[处理浓度分别为Cu-Pb（300 mg · kg^{-1} +500 mg · kg^{-1}），Cu-Cd（300 mg · kg^{-1} +1.5 mg · kg^{-1}），Pb-Cd（500 mg · kg^{-1} +1.5 mg · kg^{-1}），Cu-Pb-Cd（300 mg · kg^{-1} +500 mg · kg^{-1}+1.5 mg · kg^{-1}），处理45天]

表2.31　重金属复合污染对青蒿播种80天后生长发育的影响

编号	鲜重（g）	干重（g）	株高（cm）	根长（cm）	茎粗（mm）	分枝数
CK	0.82 ± 0.104a	0.15 ± 0.042a	19.7 ± 3.103a	3.88 ± 0.591a	0.050 ± 0.008a	10.5 ± 1.087ab
Cu-Pb	0.57 ± 0.057b	0.07 ± 0.016b	15.9 ± 1.562b	2.20 ± 0.497b	0.042 ± 0.005b	10.2 ± 0.655a
Pb-Cd	0.58 ± 0.156b	0.08 ± 0.032b	17.5 ± 1.740ab	2.89 ± 0.441c	0.037 ± 0.007c	9.94 ± 0.574ad
Cu-Cd	0.76 ± 0.130a	0.09 ± 0.037b	18.6 ± 2.479a	2.43 ± 0.844bc	0.046 ± 0.006ab	10.2 ± 0.403a
Cu-Pb-Cd	0.20 ± 0.053c	0.02 ± 0.007c	10.9 ± 0.639c	1.33 ± 0.208d	0.027 ± 0.005d	7.94 ± 0.929c

注：处理浓度分别为Cu-Pb（300 mg · kg^{-1} +500 mg · kg^{-1}），Cu-Cd（300 mg · kg^{-1} +1.5 mg · kg^{-1}），Pb-Cd（500 mg · kg^{-1} +1.5 mg · kg^{-1}），Cu-Pb-Cd（300 mg · kg^{-1} +500 mg · kg^{-1}+1.5 mg · kg^{-1}），以不含Cu、Pb、Cd的营养液为CK组。同一列中不同小写字母表示在$P < 0.05$水平上具有显著性差异。

分枝数仍然较小。Cu-Pb和Pb-Cd处理组的鲜重、干重及株高均显著高于CK组（$P < 0.05$）；Pb-Cd处理组的分枝数则显著低于CK组和Cu-Pb处理组（$P < 0.05$）；Cu-Cd处理组的鲜重、干重及茎粗均显著高于CK组（$P < 0.05$）；Cu-Pb-Cd处理组

的鲜重、干重显著高于CK组（$P < 0.05$），而株高、根长、分枝数显著低于CK组（$P < 0.05$）；Cu-Pb-Cd处理组的鲜重、干重、株高、根长、分枝数均显著低于Cu-Pb处理组（$P < 0.05$），全部指标均显著低于Cu-Cd处理组（$P < 0.05$），株高、根长及分枝数显著低于Pb-Cd组（$P < 0.05$）（表2.32）。

CK组青蒿素含量高于任一复合重金属污染组中青蒿素含量，Cu-Pb-Cd组含量最低；Cu-Pb组含量显著低于Cu-Cd组和Pb-Cd组中含量（$P < 0.05$）；Cu-Pb-Cd组含量显著低于Cu-Pb、Cu-Cd及Pb-Cd组含量（$P < 0.05$）（表2.32）。

表2.32　不同重金属复合污染下青蒿播种140天后生长发育及青蒿素含量的影响

编号	鲜重（g）	干重（g）	株高（cm）	根长（cm）	茎粗（mm）	分枝数	青蒿素含量（%）
CK	1.67 ± 0.216c	0.46 ± 0.059c	39.9 ± 4.054b	5.86 ± 0.782a	2.18 ± 0.139b	23.6 ± 1.453a	0.52 ± 0.043a
Cu-Pb	5.00 ± 1.435a	0.96 ± 0.252ab	43.0 ± 3.194a	5.48 ± 0.735a	2.49 ± 0.505ab	26.0 ± 2.989a	0.41 ± 0.028b
Pb - Cd	3.64 ± 0.651b	0.75 ± 0.113b	42.9 ± 2.976a	5.71 ± 0.964a	2.41 ± 0.306ab	21.9 ± 0.961b	0.51 ± 0.008a
Cu - Cd	5.12 ± 0.967a	0.98 ± 0.052a	41.4 ± 2.546ab	5.57 ± 0.621a	2.69 ± 0.436a	24.2 ± 0.699a	0.51 ± 0.019a
Cu-Pb-Cd	3.61 ± 0.682b	0.74 ± 0.134b	33.7 ± 2.450c	4.46 ± 0.271b	2.14 ± 0.469b	20.1 ± 1.141c	0.24 ± 0.027c

注：处理浓度分别为Cu-Pb（300 $mg \cdot kg^{-1}$ +500 $mg \cdot kg^{-1}$），Cu-Cd（300 $mg \cdot kg^{-1}$ +1.5 $mg \cdot kg^{-1}$），Pb-Cd（500 $mg \cdot kg^{-1}$ +1.5 $mg \cdot kg^{-1}$），Cu-Pb-Cd（300 $mg \cdot kg^{-1}$ +500 $mg \cdot kg^{-1}$+1.5 $mg \cdot kg^{-1}$），以不含Cu、Pb、Cd的营养液为CK组。同一列中不同小写字母表示在$P < 0.05$水平上具有显著性差异。

（四）菘蓝和荆芥生长发育对Cd、Pb胁迫的响应

1. 菘蓝生长发育对Cd、Pb胁迫的响应

Cd胁迫初期，低浓度Cd处理组菘蓝根鲜重、干重显著高于对照组，其余指标均表现为处理组低于对照组（表2.33和图2.27a）。各Cd处理组之间比较发现，除叶宽外，其他指标均表现为中浓度处理组低于低、高浓度处理组。株高表现为处理组与对照组无显著差异。Cd胁迫中后期，各性状指标均表现为处理组显著低于对照组，且随处理浓度的提高而降低幅度更明显。胁迫后期，低浓度处理组根长、株高高于对照组和其他Cd处理组。

Pb胁迫初期，除根鲜重、根干重、株高外，其余指标均表现为Pb处理组显著低于对照组，且各指标降低幅度随处理浓度的升高而增加（表2.33和图2.27b）。Pb胁迫中期，各指标均表现为Pb2组和Pb3组显著低于对照组，而Pb1处理组除根长和

株高显著低于对照组外，其余均与对照组无显著差异。各指标降低幅度随处理浓度的升高而增加。胁迫后期，除低、中浓度组的株高与对照组无显著差异外，其余指标均表现为Pb处理组显著低于对照组，且各指标降低幅度随Pb处理浓度的升高而增加。

可见，低浓度Cd胁迫早期，表现出对菘蓝某些生物性状的促进作用，以根鲜重和干重表现最为显著。而中高浓度Cd组胁迫，明显抑制菘蓝的生长，其中以中浓度影响较为显著。随着Cd胁迫时间的延长，Cd对菘蓝生长抑制作用明显，且抑制强度随胁迫浓度的升高而增强。而在整个胁迫过程中，处理组菘蓝的株高与对照组始终无显著差异。Pb处理对菘蓝地上、地下生长均有显著抑制作用，且抑制程度随处理浓度的升高而增强。随着胁迫时间的延长，低浓度Pb胁迫对菘蓝生长的抑制作用在胁迫中期有一定缓解，但在胁迫后期又增强。

2. 荆芥生长发育对Cd、Pb胁迫的响应

Cd胁迫初期，除根长外Cd处理组与对照组无显著差异，茎叶干重表现为Cd处理组显著低于对照组外，其余指标均为Cd处理组显著高于对照组，且Cd2组高于Cd1组和Cd3处理组。Cd胁迫后期，茎叶鲜重及干重、根长、株高、叶宽均为处理组与对照组无显著差异。叶长和叶面积表现为处理组显著低于对照组（表2.34和图2.28a）。Pb胁迫初期，各生物学性状指标均表现为Pb处理组显著低于对照组，Pb3处理组显著低于Pb1和Pb2处理组（表2.34和图2.28b）。Pb胁迫后期，Pb3处理组各指标仍显著低于对照组，Pb1和Pb2处理组的茎叶鲜重及干重、株高也显著低于对照组。但Pb1和Pb2处理组的根长、叶间距和叶长，以及Pb1处理组的叶宽、叶面积已与对照无显著差异。各指标降低幅度均随处理浓度的升高显著增加。

Cd胁迫初期，Cd对荆芥生长表现出促进作用，以中浓度处理组的促进作用最为显著。随着胁迫时间的延长，Cd对荆芥生长的促进作用消失，转而表现出轻微的抑制作用，对荆芥叶长和叶面积的抑制作用最显著。Pb处理对荆芥生长有抑制作用，且抑制强度随胁迫强度的提高而增加。随着胁迫时间的延长，Pb处理对荆芥生长的抑制作用变轻，尤其是对其茎叶生长的抑制作用降低。而Pb胁迫处理对荆芥生长的抑制强度则随胁迫浓度的升高而增强。

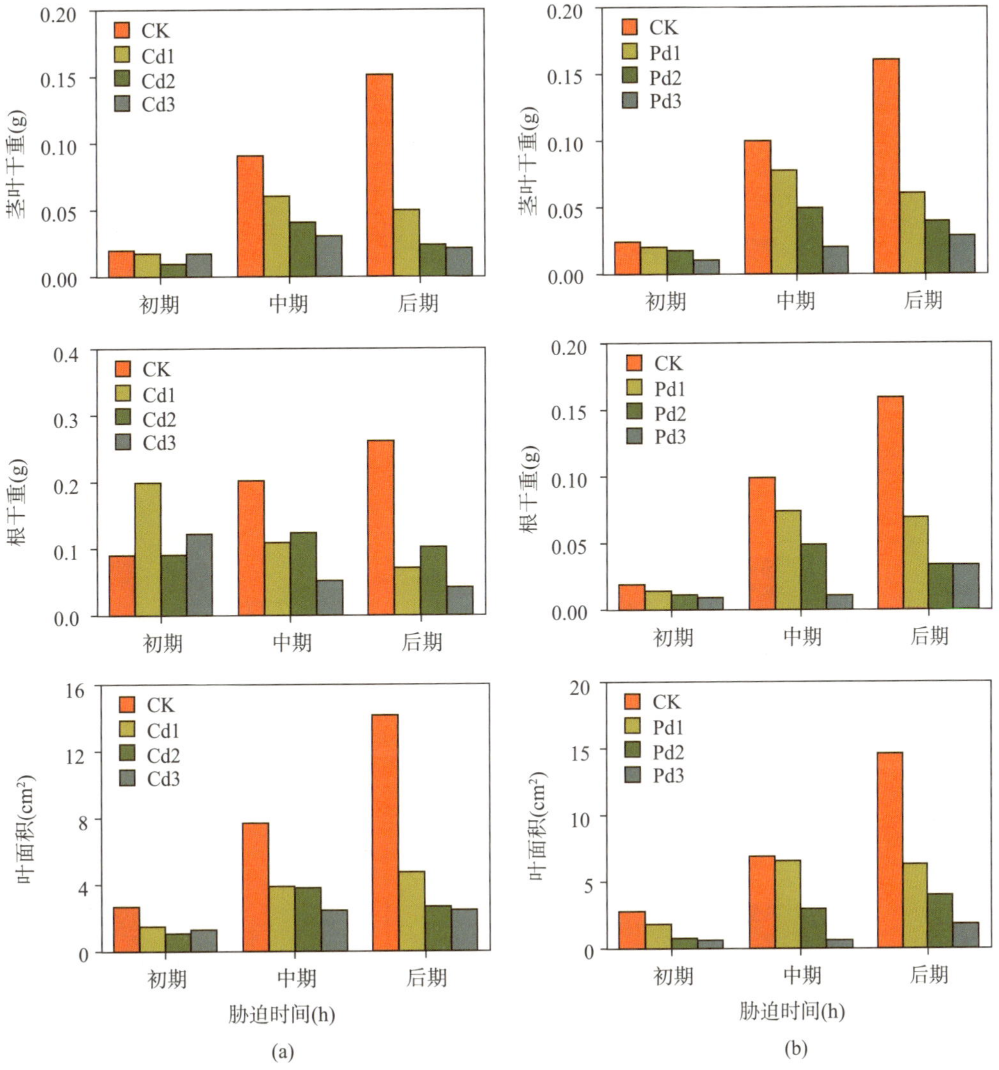

图2.27　Cd、Pb胁迫对菘蓝生长的影响

[（a）Cd处理；（b）Pb处理。土壤中Cd含量分别为CK（0 mg · kg^{-1}）、Cd1（5 mg · kg^{-1}）、Cd2（25 mg · kg^{-1}）、Cd3（50 mg · kg^{-1}）；土壤中Pb含量分别为CK（0 mg · kg^{-1}）、Pb1（800 mg · kg^{-1}）、Pb2（2000 mg · kg^{-1}）、Pb3（4000 mg · kg^{-1}）]

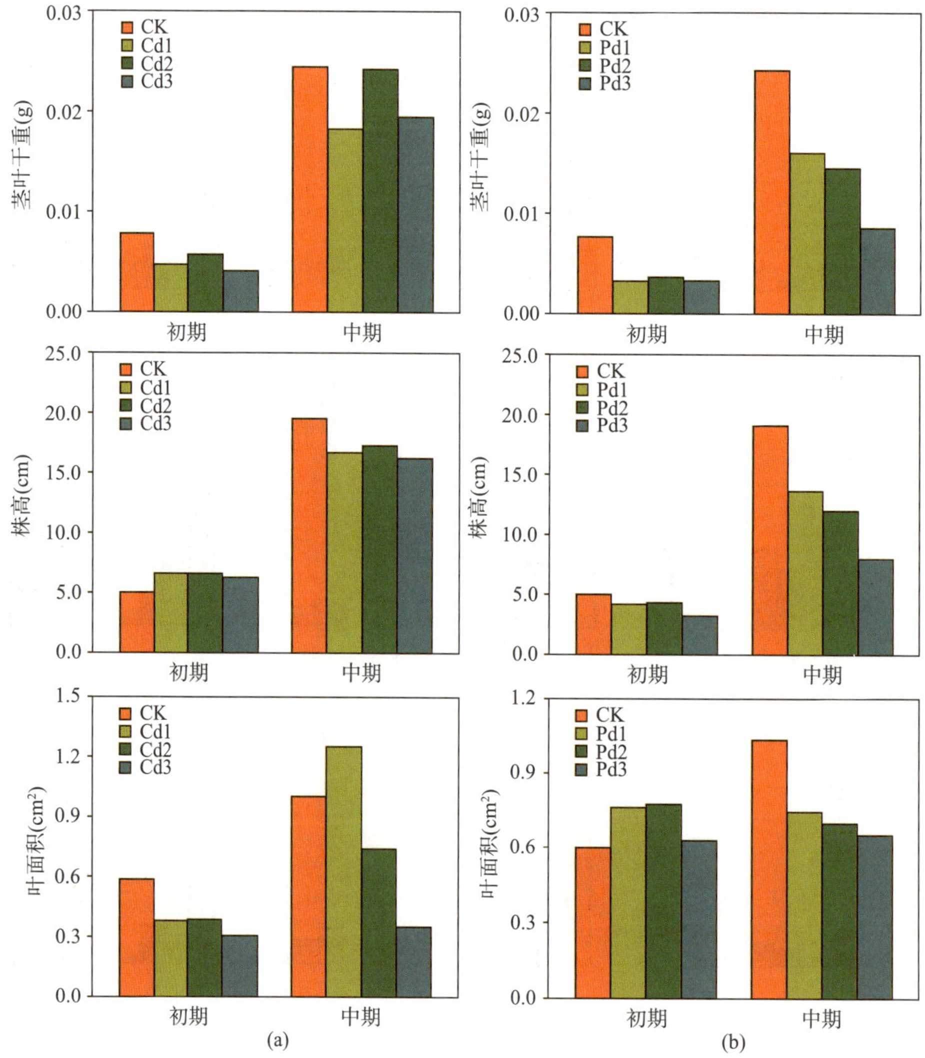

图2.28　Cd、Pb胁迫对荆芥生长的影响

[(a)Cd胁迫处理;(b)Pb胁迫处理。土壤中Cd含量分别是CK(0 mg·kg^{-1})、Cd1(5 mg·kg^{-1})、Cd2(25 mg·kg^{-1})、Cd3(50 mg·kg^{-1});土壤中Pb含量分别是CK(0 mg·kg^{-1})、Pb1(800 mg·kg^{-1})、Pb2(2000 mg·kg^{-1})、Pb3(4000 mg·kg^{-1})]

表2.33　Cd、Pb胁迫对菘蓝生长发育的影响

重金属	胁迫时间	胁迫水平	茎叶鲜重（g）	茎叶干重（g）	根鲜重（g）	根干重（g）	根长（cm）	株高（cm）	叶长（cm）	叶宽（cm）	叶面积（cm^2）	叶柄长（cm）
Cd	初期	对照	0.27a	0.02a	0.03b	0.004b	9.67a	2.11a	2.8a	1.30a	2.81a	2.09ab
Cd	初期	低	0.27a	0.02ab	0.05a	0.008a	8.67a	2.33a	2.46ab	1.14a	1.80b	2.24a
		中	0.15b	0.01c	0.02b	0.003b	8.08a	2.39a	1.68c	1.46a	0.88c	1.64b
		高	0.22a	0.02b	0.02b	0.005b	9.01a	2.22a	2.12b	1.08a	1.51b	1.82ab
	中期	对照	0.98a	0.09a	0.05a	0.008a	12.47a	2.47a	4.90a	2.35a	7.12a	3.67a
		低	0.60b	0.06b	0.02b	0.005ab	8.74b	2.40a	3.78b	1.79b	4.07b	2.90ab
		中	0.43b	0.04b	0.02b	0.005ab	8.67b	2.28a	3.58b	1.77b	3.51b	2.66b
		高	0.36b	0.03b	0.01b	0.002b	7.18b	2.23a	3.01b	1.55b	2.55b	2.04b
	后期	对照	1.60a	0.16a	0.06a	0.010a	7.80a	2.57a	6.44a	3.11a	14.65a	5.43a
		低	0.61b	0.09b	0.02b	0.003ab	8.17a	3.23a	3.57b	1.92b	5.20b	3.81b
		中	0.35b	0.03b	0.01b	0.003ab	6.62a	2.70a	2.65b	1.44b	3.15b	2.44c
		高	0.30b	0.02b	0.01b	0.001b	4.85b	2.18a	2.53b	1.38b	2.67b	2.60c
Pb	初期	对照	0.27a	0.02a	0.03a	0.004a	9.67a	2.11a	2.80a	1.30b	2.81a	2.09a
		低	0.20b	0.02b	0.02a	0.004a	9.34a	2.06a	2.39b	1.13b	1.97b	1.95ab
		中	0.16b	0.01b	0.02a	0.004a	8.69a	1.98a	2.10b	1.04b	1.24c	1.68b
		高	0.07c	0.01c	0.02a	0.003a	5.86b	1.62a	1.51c	0.82b	0.65d	0.61c
	中期	对照	0.98a	0.09a	0.05a	0.008a	12.47a	2.47a	4.90a	2.35a	7.12a	3.67a
		低	0.84a	0.08a	0.04a	0.005ab	9.28b	1.78b	4.87a	2.19a	6.86a	3.42a
		中	0.43b	0.04b	0.02a	0.005ab	8.67b	2.03ab	3.32b	1.64b	3.04b	2.17b
		高	0.18b	0.02b	0.01a	0.001b	4.05c	1.58b	1.78c	0.76c	0.94c	1.11c
	后期	对照	1.60a	0.16a	0.06a	0.010a	7.81a	2.57ab	6.44a	3.11a	14.65a	5.43a
		低	0.79b	0.07b	0.05ab	0.006ab	5.24b	2.96a	4.42b	2.06b	6.24b	3.72b
		中	0.45b	0.03b	0.02bc	0.003b	6.63ab	3.16a	3.45bc	1.65bc	3.91b	2.90c
		高	0.33b	0.02b	0.01c	0.002b	5.91ab	1.61b	2.35c	1.24c	1.96b	2.28c

注：表中低、中、高胁迫水平表示土壤中重金属加入量，低（Cd 5 mg · kg^{-1}+Pb 800 mg · kg^{-1}）、中（Cd 25 mg · kg^{-1}+Pb 2000 mg · kg^{-1}）、高（Cd 50 mg · kg^{-1}+Pb 4000 mg · kg^{-1}）。同一列中不同小写字母表示在 $P < 0.05$ 水平上差异显著。

表2.34 Cd、Pb对荆芥生长的影响

重金属	胁迫时间	胁迫水平	茎叶鲜重（g）	茎叶干重（g）	根长（cm）	株高（cm）	叶间距（cm）	叶长（cm）	叶面积（cm^2）	叶宽（cm）
Cd	初期	对照	0.04b	0.008a	4.21a	5.00b	2.44c	0.92b	0.59b	0.85c
		低	0.05b	0.005b	3.70a	6.40a	3.16b	0.99ab	0.74a	0.93bc
		中	0.06a	0.005ab	3.38a	6.52a	3.52a	1.10a	0.75a	1.10a
		高	0.05ab	0.004b	3.39a	6.23a	3.44a	1.05a	0.64ab	0.99b
	中期	对照	0.19a	0.025a	4.83a	19.32a	4.68a	1.52a	1.03a	1.18a
		低	0.14a	0.018a	5.27a	16.34a	3.48b	1.39ab	0.73b	1.15a
		中	0.15a	0.024a	5.68a	17.42a	4.42ab	1.36ab	0.70b	1.19a
		高	0.13a	0.019a	3.85a	16.37a	4.35ab	1.20b	0.64b	1.01a
Pb	初期	对照	0.04a	0.008a	4.21a	5.00a	2.44a	0.92a	0.59a	0.85a
		低	0.03b	0.003b	2.67b	3.84b	2.16a	0.79b	0.36b	0.72b
		中	0.03b	0.003b	3.44ab	3.95b	1.48b	0.72bc	0.37b	0.58c
		高	0.02c	0.003b	3.07ab	3.25c	1.31b	0.63c	0.29b	0.49c
	中期	对照	0.19a	0.025a	5.02a	19.32a	4.68a	1.52a	1.03a	1.18a
		低	0.14b	0.016b	4.55a	13.82b	4.58a	1.55a	1.24a	1.22a
		中	0.11b	0.014b	3.86a	11.87c	4.80a	1.36a	0.74b	1.04b
		高	0.07c	0.008c	2.45b	8.07d	3.37b	0.97b	0.36c	0.83c

注：表中低、中、高胁迫水平表示土壤中重金属加入量，低（Cd 5 mg · kg^{-1}+Pb 800 mg · kg^{-1}）、中（Cd 25 mg · kg^{-1}+Pb 2000 mg · kg^{-1}）、高（Cd 50 mg · kg^{-1}+Pb 4000 mg · kg^{-1}）。同一列中不同小写字母表示在 $P < 0.05$ 水平上差异显著。

三、中药材品质指标对重金属胁迫的响应

植物药用成分绝大部分属于次生代谢产物，是植物在长期进化过程中与环境相互作用的结果。道地药材形成的“逆境效应”假说认为，中药材活性成分大多数属于植物的次生代谢产物，其合成与积累在“逆境”条件易受到促进。重金属胁迫作为一种植物生长逆境，会诱导植物体内出现氧化胁迫，使得植物细胞遭到破坏，从而影响作为植物抵御胁迫物质的次生代谢物的含量。但重金属对次生代谢成分的影响不尽相同，某一重金属可能会促进某一次生代谢产物的合成和积累，也可能会抑制另一种次生代谢产物的合成和积累。郭志刚等发现，Cu^{2+} 对紫杉醇和其他紫杉烷

类化合物的合成具有抑制作用。何明辉等在重金属Cd对板蓝根主要药效成分的影响研究中发现，Cd会降低板蓝根的主要药用成分靛玉红含量，使得其品质下降。郭肖红等在研究金属离子对丹参中丹参酮ⅡA和原儿茶醛含量的影响时发现，培养基中添加Cu^{2+}抑制了丹参酮ⅡA和原儿茶醛的合成，不添加或少添加Cu^{2+}能够明显促进丹参酮ⅡA和原儿茶醛的合成。目前有关重金属对中药有效成分含量影响的研究还较少，关于重金属对次生代谢产物的影响及其影响机制还需要进一步研究。本节以三七、黄花蒿和菘蓝等药用植物为例，就重金属对中药材品质的影响及响应机制做介绍。

（一）三七皂苷含量及代谢调控对Cd胁迫的响应

1.三七皂苷含量对Cd胁迫的响应

Cd处理能够显著影响三七皂苷的积累，各浓度Cd处理下的三七皂苷R_1、Rg_1、Re、Rb_1、Rd及其总和含量均低于空白组。处理75天后R_1在空白处理的三七中积累量为1.52%，在各浓度Cd处理三七中的累积量分别为1.07%、1.10%、0.71%、0.49%，表现出随Cd处理浓度上升而降低的趋势。Re在空白处理中累积量为0.36%，在各浓度Cd处理中累积量为0.13%、0.17%、0.24%、0.34%，表现出随Cd处理浓度上升而升高的趋势。Rg_1、Rb_1和Rd的积累量则表现出随Cd浓度升高而波动的趋势，其中Rg_1在Cd处理浓度为5 $mg \cdot kg^{-1}$时，积累量最低，仅为3.13%，低于空白处理组，而在60 $mg \cdot kg^{-1}$ Cd处理下，积累量则高达4.16%，高于空白处理。Rb_1和Rd的积累量（1.50%和0.59%）在5 $mg \cdot kg^{-1}$ Cd处理下较空白显著降低，而后随处理浓度上升而上升，至30 $mg \cdot kg^{-1}$ Cd处理时达到一个峰值（2.37%和0.74%），至60 $mg \cdot kg^{-1}$ Cd处理时又有所降低（表2.35）。综上可知，虽然Cd对各单体皂苷增长量的影响有所不同，但从皂苷总量来看，Cd可使三七中皂苷积累量降低，Cd胁迫下的三七中皂苷总量低于空白处理组。

表2.35　Cd胁迫对三七中各单体皂苷积累的影响（*n*=6）

时间（d）	处理浓度（$mg \cdot kg^{-1}$）	皂苷含量（%）					
		R_1	Rg_1	Re	Rb_1	Rd	Total
15	0	0.54 ± 0.05	2.54 ± 0.11	0.08 ± 0.01	0.74 ± 0.08	0.25 ± 0.04	4.16 ± 0.05
	5	0.32 ± 0.06	1.78 ± 0.08	0.10 ± 0.01	1.16 ± 0.08	0.30 ± 0.04	3.66 ± 0.16
	10	0.54 ± 0.06	2.82 ± 0.08	0.06 ± 0.00	0.95 ± 0.08	0.22 ± 0.04	4.58 ± 0.21
	30	0.35 ± 0.01	3.08 ± 0.12	0.05 ± 0.02	1.30 ± 0.02	0.19 ± 0.01	4.97 ± 0.14
	60	0.38 ± 0.01	1.69 ± 0.14	0.01 ± 0.02	1.04 ± 0.01	0.23 ± 0.01	3.36 ± 0.15

续表

时间（d）	处理浓度（mg·kg^{-1}）	皂苷含量（%）					
		R_1	Rg_1	Re	Rb_1	Rd	Total
30	0	0.57 ± 0.04	3.53 ± 0.08	0.10 ± 0.01	0.95 ± 0.03	0.25 ± 0.02	5.40 ± 0.14
	5	0.61 ± 0.06	2.78 ± 0.04	0.12 ± 0.00	1.14 ± 0.02	0.30 ± 0.02	4.95 ± 0.13
	10	0.58 ± 0.06	2.92 ± 0.05	0.10 ± 0.00	0.90 ± 0.02	0.26 ± 0.02	4.76 ± 0.14
	30	0.42 ± 0.01	2.84 ± 0.05	0.07 ± 0.00	1.76 ± 0.03	0.24 ± 0.02	5.32 ± 0.10
	60	0.36 ± 0.02	2.37 ± 0.05	0.07 ± 0.01	1.20 ± 0.05	0.32 ± 0.01	4.31 ± 0.12
45	0	0.69 ± 0.01	4.02 ± 0.01	0.19 ± 0.02	1.23 ± 0.11	0.26 ± 0.05	6.39 ± 0.18
	5	0.48 ± 0.01	3.10 ± 0.01	0.13 ± 0.00	1.24 ± 0.05	0.47 ± 0.02	5.42 ± 0.07
	10	0.64 ± 0.02	3.18 ± 0.02	0.13 ± 0.01	1.31 ± 0.05	0.43 ± 0.01	5.69 ± 0.06
	30	0.60 ± 0.02	3.02 ± 0.08	0.08 ± 0.01	1.58 ± 0.03	0.41 ± 0.01	5.69 ± 0.08
	60	0.40 ± 0.02	3.28 ± 0.07	0.19 ± 0.02	1.35 ± 0.10	0.30 ± 0.04	5.52 ± 0.23
60	0	0.77 ± 0.03	4.05 ± 0.14	0.28 ± 0.02	1.83 ± 0.06	0.63 ± 0.01	7.55 ± 0.14
	5	0.60 ± 0.04	2.83 ± 0.10	0.12 ± 0.01	1.37 ± 0.12	0.36 ± 0.04	5.28 ± 0.16
	10	1.11 ± 0.03	2.95 ± 0.12	0.16 ± 0.01	1.67 ± 0.12	0.48 ± 0.04	6.37 ± 0.20
	30	0.56 ± 0.03	2.85 ± 0.08	0.09 ± 0.01	1.69 ± 0.08	0.46 ± 0.03	5.66 ± 0.20
	60	0.44 ± 0.02	2.99 ± 0.15	0.18 ± 0.00	1.32 ± 0.04	0.45 ± 0.01	5.37 ± 0.20
75	0	1.52 ± 0.15	4.10 ± 0.19	0.36 ± 0.01	2.20 ± 0.03	0.79 ± 0.02	8.97 ± 0.30
	5	1.07 ± 0.12	3.13 ± 0.21	0.13 ± 0.01	1.50 ± 0.02	0.59 ± 0.02	6.43 ± 0.14
	10	1.10 ± 0.01	3.63 ± 0.14	0.17 ± 0.01	1.47 ± 0.03	0.65 ± 0.01	7.02 ± 0.15
	30	0.71 ± 0.01	4.16 ± 0.07	0.24 ± 0.02	2.37 ± 0.03	0.74 ± 0.00	8.22 ± 0.08
	60	0.49 ± 0.01	3.81 ± 0.05	0.34 ± 0.02	1.76 ± 0.02	0.48 ± 0.00	6.87 ± 0.08

通过测定三七主根、剪口、筋条中五种主要皂苷含量来评价Cd胁迫对三七主要药用成分的影响。5 mg · kg^{-1}、10 mg · kg^{-1}、30 mg · kg^{-1}、60 mg · kg^{-1} Cd处理下三七剪口的皂苷含量分别为对照组的94%、85%、86%和82%；主根的含量分别为对照组的72%、78%、92%和77%；筋条的含量分别为对照组的107%、114%、102%和92%（图2.29）。说明Cd处理可显著降低三七主根及剪口中五种主要皂苷的累积，但可以促进筋条中皂苷的累积。

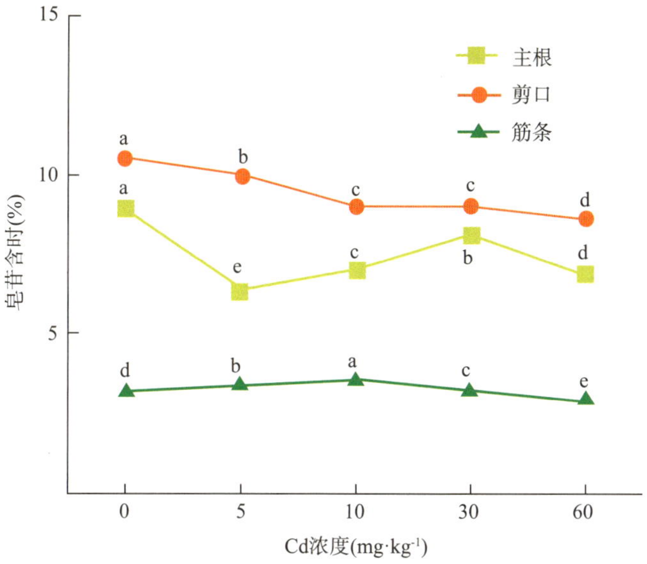

图2.29　Cd处理对三七根中皂苷含量的影响

[2年生三七进行盆栽试验，用5种不同浓度的Cd（0 mg · kg^{-1}、5 mg · kg^{-1}、10 mg · kg^{-1}、30 mg · kg^{-1}、60 mg · kg^{-1}）进行胁迫处理，共处理75天。数据采用均值 ±SD（$n=3$）]

2.Cd胁迫下三七皂苷合成相关基因转录组分析

（1）测序数据和差异表达基因分析

分别提取CK和5 μM Cd处理下三七的RNA，并构建cDNA文库进行转录组测序分析。CK组和Cd处理组三七分别有21733054（91.8%）和19785276（89.3%）条clean reads能与已知三七基因组比对（表2.36），表明DEGs数据具有可靠性，并且能够满足后续生物信息学分析要求。

表2.36　Cd胁迫下三七cDNA文库统计

	CK	Cd
Raw reads	23，957，603	22，146，754
Clean reads	23，680，982	20，618，628
Total mapped	21，733，054（91.8%）	19，785，276（89.3%）
Gene number	153，260	146，894
Transcripts number	759，948	824，166

（2）Cd胁迫下三七根的差异基因及其功能富集分析

采用edgeR对CK组与Cd处理组三七转录表达量进行分析，选择$P<0.05$，

FDR < 0.05以及｜log2｜（logFC）> 1的基因作为差异表达基因（DEGs），结果筛选出5132个DEGs，其中2930个为上调DEGs，2202个下调DEGs，将DEGs进行NtNr注释后，分别有429个上调DEGs和567个下调DEGs没有被注释（图2.30）。

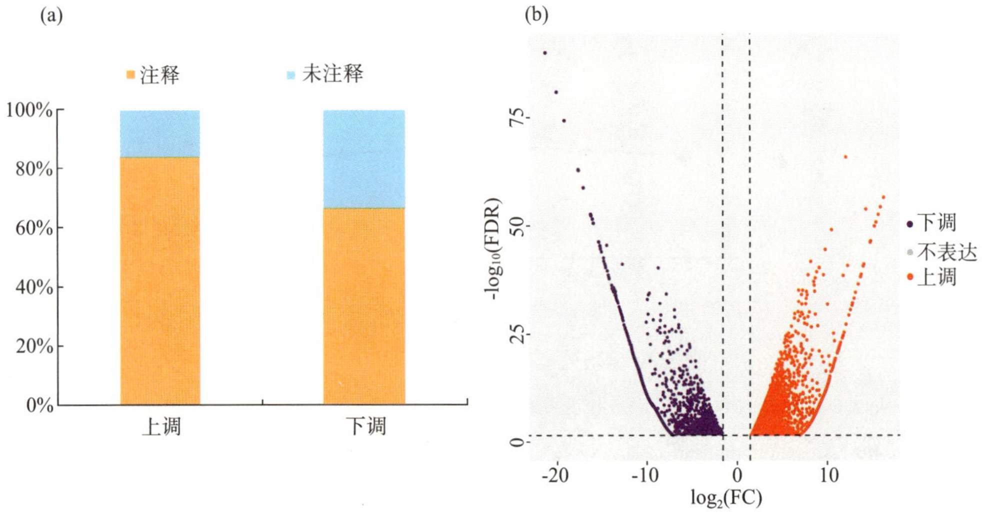

图2.30　差异表达基因NtNr注释统计（a）及基因表达量火山图（b）

（3）差异表达基因GO功能和KEGG功能富集分析

将得到的DEGs进行GO功能富集分析，其中2930个上调基因和2202个下调基因分别富集于87个和55个GO功能类别中（图2.31，$P \leq 0.05$，DEGs数量比值≥10%）。如图2.31所示，DEGs主要富集于生物学过程类别中，其中包括细胞过程、代谢过程、细胞代谢过程、有机物代谢过程和初级代谢过程。在细胞组分类别中主要富集于细胞部分、细胞和胞内。在分子功能类别中主要富集于结合、催化活性和有机环化合物结合类别。

进一步对DEGs分别进行KEGG通路富集分析（$P < 0.05$），如图2.32所示，上调和下调DEGs大部分富集于代谢通路（下调和上调DEGs分别为174和345个），其次是次级代谢通路（下调和上调DEGs分别为118和209个），其中分别有81个和152个下调和上调DEGs被注释在次级代谢通路上（KAAS，http：//www.genome.jp/tools/kaas/），只有3个上调和4个上调DEGs分别富集于维生素B_6代谢与亚油酸代谢途径。

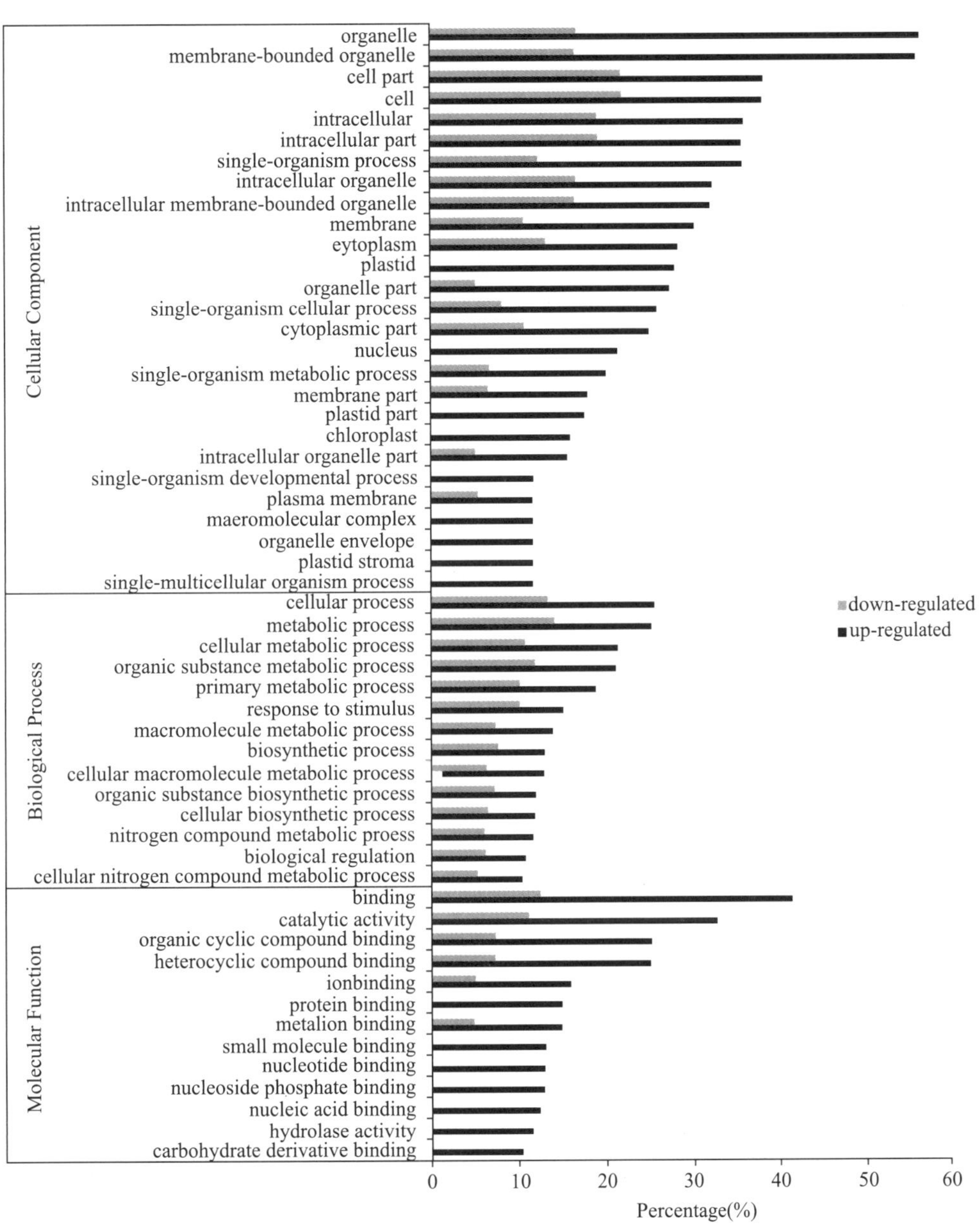

图2.31　差异表达基因的GO富集分析

（4）GO分析参与抗氧化活性的差异基因

抗氧化酶是植物抗逆胁迫的关键酶，通过GO分析得到的16个上调DEGs中，包括两种超氧化物歧化酶，一种过氧化物酶，三种过氧化氢酶同工酶，两种硫氧还蛋白还原酶，一种抗坏血酸过氧化物酶，以及谷胱甘肽二硫还原酶和谷胱甘肽S-转移酶和单巯基谷胱甘肽S10（表2.37）。

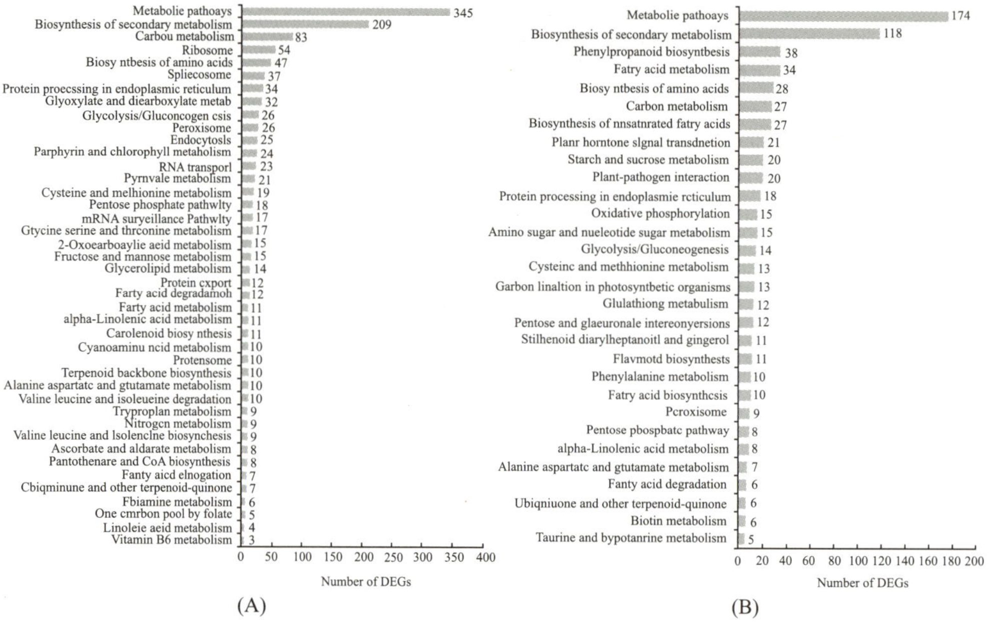

图2.32 差异表达基因的KEGG富集分析（A：上调基因；B：下调基因）

表2.37 GO分析抗氧化活性酶基因

Transcript ID	logFC	pvalue	FDR	Enzyme	Annotation
XLOC_131769	2.74	0.001598	0.046247	EC：1.8.1.7	chloroplastic glutathione-disulfide reductase
XLOC_062170	3.13	1.98E−6	0.000125	EC：1.8.1.9	NADPH-dependent thioredoxin reductase 3
XLOC_130990	1.98	0.000147	0.00598	EC：1.15.1.1	superoxide dismutase ［Cu-Zn］ 2
XLOC_028456	2.12	0.000759	0.024833		calcium permeable stress-gated cation channel 1-like
XLOC_076446	7.04	1.54E−24	6.57E−22	EC：1.11.1.7 EC：1.11.1.6	catalase isozyme 1
XLOC_096999	4.07	3.37E−5	0.001603	EC：1.11.1.7 EC：1.11.1.11	thylakoid lumenal 29 kDa chloroplastic
XLOC_087692	3.35	0.000167	0.006689		catalase isozyme 1-like isoform X1
XLOC_050176	1.65	0.001338	0.040358	EC：2.5.1.18 EC：1.8.5.1	chloroplastic glutathione S-transferase
XLOC_075989	2.07	0.000204	0.007912		monothiol glutaredoxin-S10
XLOC_046739	2.07	0.001019	0.031701	EC：1.11.1.7	peroxidase 17
XLOC_059768	2.22	2.75E−6	0.000167	EC：1.15.1.1	superoxide dismutase ［Cu-Zn］
XLOC_049433	2.37	4.87E−5	0.002228	EC：1.8.1.9	thioredoxin reductase NTRC
XLOC_121902	3.74	2.87E−16	6.56E−14	EC：1.11.1.7 EC：1.11.1.6	catalase isozyme 1
XLOC_069575	6.74	0.001437	0.04212	EC：1.11.1.7 EC：1.11.1.6	catalase isozyme 2
XLOC_053771	1.18	0.021078	0.396715	EC：1.11.1.11	ascorbate peroxidase（APX-2）

（5）KEGG通路分析参与萜类骨架合成的差异表达基因

萜类骨架生物合成是三七皂苷生物合成的重要途径，其中包括甲基赤藓糖醇-4-磷酸（MEP途径）和甲羟戊酸途径。镉胁迫下，MEP途径中除*dxr*和*ispE*没有变化外，有6个基因上调（*dxs*、*ispD*、*ispF*、*ispH*、*gcpE*和*IDI*，$P>0.05$，$FDR>0.05$）。在甲羟戊酸途径中，*MVK*和*PMK*下调，其余基因包括*ACAT*、*HMCAS*、*HMCAR*和*MVD*无显著变化（$P>0.05$，$FDR>0.05$）；萜类骨架合成途径中的*GGPS*下调（图2.33，表2.38）。

表2.38　参与萜类骨架合成途径的基因及其差异表达分析

Transcript ID	KOID	logFC	Pvalue	FDR	Enzyme	Annotation
XLOC_131971	K13789	-6.30	6.79E-22	2.40E-19	EC：2.5.1.1；EC：2.5.1.10；EC：2.5.1.29	GGPS；geranylgeranyl diphosphate synthase，type II
XLOC_041394	K01662	4.33	4.26E-9	4.27E-7	EC：2.2.1.7	dxs；1-deoxy-D-xylulose-5-phosphate synthase
XLOC_042026	K01770	3.25	3.11E-8	2.74E-6	EC：4.6.1.12	ispF；2-C-methyl-D-erythritol 2，4-cyclodiphosphate synthase
XLOC_042026	K12506	3.25	3.11E-8	2.74E-6	EC：2.7.7.60；EC：4.6.1.12	ispD；2-C-methyl-D-erythritol 4-phosphate cytidylyltransferase/2-C-methyl-D-erythritol 2，4-cyclodiphosphate synthase
XLOC_073128	K03526	3.41	3.00E-9	3.10E-7	EC：1.17.7.1；EC：1.17.7.3	gcpE；（E）-4-hydroxy-3-methylbut-2-enyl-diphosphate synthase
XLOC_018661	K03527	3.24	5.82E-12	8.47E-10	EC：1.17.7.4	ispH；4-hydroxy-3-methylbut-2-en-1-yl diphosphate reductase
XLOC_116746	K00626	-1.83	0.013149	0.27	EC：2.3.1.9	ACAT；acetyl-CoA C-acetyltransferase
XLOC_057080	K01641	0.82	1	1	E2.3.3.10	HMCAS；hydroxymethylglutaryl-CoA synthase
XLOC_013148	K00021	-4.18	0.51	1	EC：1.1.1.34	HMCAR；hydroxymethylglutaryl-CoA reductase
XLOC_056654	K00869	-8.46	5.34E-8	4.55E-6	E2.7.1.36	MVK；mevalonate kinase
XLOC_026147	K00938	-2.81	3.91E-5	0.0018	EC：2.7.4.2	PMK；mevalonate phosphomevalonate kinase
XLOC_005150	K01597	2.70	0.0048	0.12	EC：4.1.1.33	MVD；mevalonate diphosphomevalonate decarboxylase
XLOC_110085	K01823	1.63	0.00083	0.027	EC：5.3.3.2	IDI；pentenyl-diphosphate Delta-isomerase
XLOC_062194	K00099	1.60	0.0022	0.062	EC：1.1.1.267	dxr；1-deoxy-D-xylulose-5-phosphate reductoisomerase
XLOC_080303	K00919	1.18	0.050	0.76	EC：2.7.1.148	ispE；4-diphosphocytidyl-2-C-methyl-D-erythritol kinase

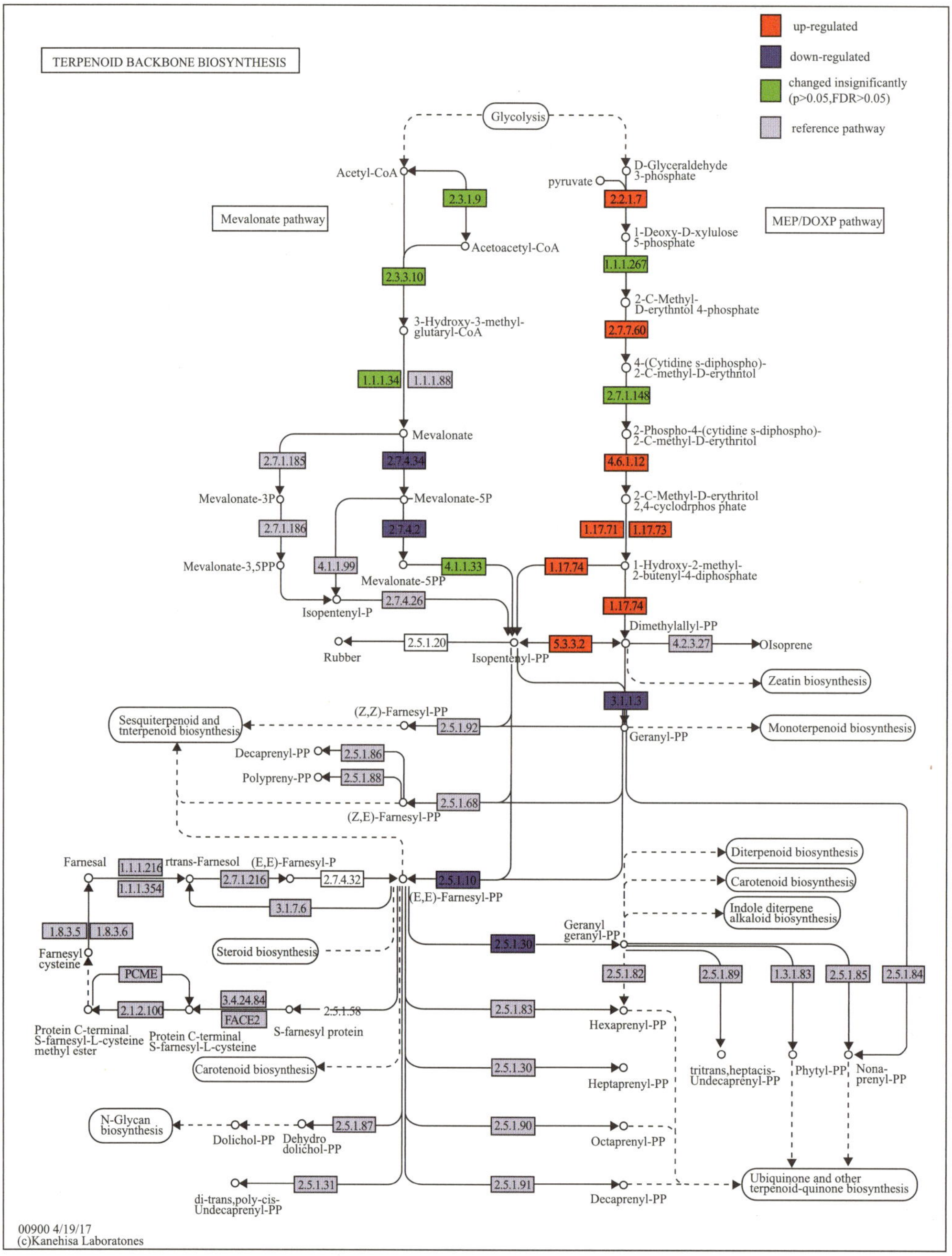

图2.33　皂苷合成中的萜类骨架合成途径分析（KEGG map：00900）

（6）萜类骨架合成途径中的差异表达基因RT-qPCR分析

用RT-qPCR对15个三七萜类化合物骨架生物合成基因进行检测，以此进一步分析RNA测序分析中所发现的表达模式是否符合实际情况（图2.34）。其中有7个基因为上调，包括*dxs*、*ispD*、*ispF*、*ispG*、*ispH*、*ACAT*和*IDI*；5个基因下调，包括*HMCAS*、*MVK*、*PMK*和*GGPS*。除此之外，*dxr*、*ispE*、*HMCAR*和*MVD*无显著变化。总之，萜类骨架合成15个基因中有13个基因与RT-qPCR和转录组预测结果一致。

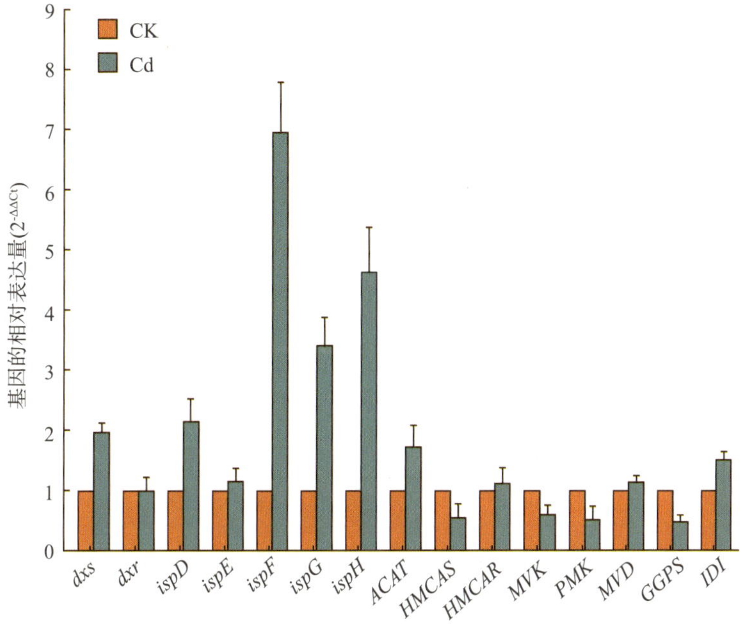

图2.34 萜类骨架合成途径基因的RT-qPCR分析（廖沛然，2018）

（二）三七皂苷及黄酮含量对As胁迫的响应

1. 三七皂苷含量对As胁迫的响应

林龙勇研究发现，陆生植物体内一般以As（Ⅴ）和As（Ⅲ）为主要无机砷形式存在，有机砷（MMA，一甲基砷；DMA，二甲基砷）对植物的毒性相对较小，而As（Ⅴ）和As（Ⅲ）对植物的生长则有显著抑制作用。土壤中As污染对三七中单体皂苷R_1、Rg_1、Rb_1的含量影响显著，表现为土壤中添加有机砷（DMA，二甲基砷）对三七块根中（R_1+Rg_1+Rb_1）3个单体皂苷含量之和的影响要大于添加无机砷［As（Ⅴ）］的影响。如表2.39所示，外源As（Ⅴ）胁迫下，三七块根总As含量随处理浓度升高而增加。各As浓度处理下三七块根中R_1和Rb_1含量较空白处理组呈不规则变化；单体皂苷Rg_1含量较空白组均出现降低。3个单体皂苷含量之和（R_1+Rg_1+Rb_1）随着外源As处理浓度的增加而降低。在外源As（Ⅴ）处理浓度为90 mg · kg^{-1}时，总皂苷含量为3.32%，明显低于空白组。如表2.40所示，在外源二甲基砷处理后，三七块根总As含量随处理浓度增加而逐渐增加。各浓度As处理下三七块根中R_1和Rb_1含量较空白组呈不规则变化；单体皂苷Rg_1含量与As（V）的处理相同，各处理组较空白处理组均出现降低。3个单体皂苷含量之和（$R_1+Rg_1+Rb_1$）随着外源As处理浓度升高而降低，降低幅度较As（V）处理更大。外源二甲基砷处理浓度为90 mg · kg^{-1}时，总皂苷含量为1.51%，明显低于空白处理组和相同处理浓度下As（V）处理组。

在外源As（V）和二甲基砷处理后，三七块根中3个单体皂苷R_1、Rg_1和Rb_1含量随外源As处理浓度的升高而呈不规则变化；总皂苷含量随外源As处理浓度的升高而降低；其次，As（V）处理各水平组与相同水平二甲基砷处理组相比，三七块根中总As量较二甲基砷处理组高。说明与有机砷处理相比，无机砷更容易被三七所吸收，但有机砷对三七皂苷含量的影响却大于无机砷。

表2.39　土壤经As（V）处理后三七块根中总As和皂苷含量（曾鸿超等，2011）

As处理（mg · kg^{-1}）	总As含量（mg · kg^{-1}）	R_1（%）	Rg_1（%）	Rb_1（%）	$R_1+Rg_1+Rb_1$（%）
0	0.5	0.41	3.08	1.16	4.65
10	0.8	0.30	2.35	1.65	4.31
15	1.0	0.63	2.17	1.42	4.23
30	3.9	0.30	2.12	1.57	3.99
50	4.2	0.39	2.01	1.47	3.87
70	9.6	0.50	1.68	1.39	3.58
90	11.6	0.19	2.14	0.99	3.32

表2.40　土壤经二甲基砷（DMA）处理后三七块根中总As和皂苷含量（曾鸿超等，2011）

As处理（mg · kg^{-1}）	总As含量（mg · kg^{-1}）	R_1（%）	Rg_1（%）	Rb_1（%）	$R_1+Rg_1+Rb_1$（%）
0	0.4	0.40	2.54	1.28	4.22
10	0.5	0.65	1.93	1.42	3.99
15	1.4	0.44	2.11	1.36	3.92
30	2.0	0.32	1.83	1.59	3.74
50	2.7	0.36	1.97	1.29	3.62
70	3.3	0.14	0.97	0.81	1.92
90	3.9	0.18	1.12	0.21	1.51

2. 三七黄酮含量对As胁迫的响应

三七剪口、主根和筋条中黄酮的合成受到As胁迫的抑制。黄酮含量和As含量的分布规律一致：筋条＞剪口＞主根。如表2.41所示，在营养生长期，剪口中黄酮含量在As处理下有所降低，特别是As＞140 mg · kg^{-1}时，黄酮含量显著降低。主根中黄酮含量在As处理≤200 mg · kg^{-1}时没有显著变化，仅在As处理浓度为260 mg · kg^{-1}时，与对照相比显著降低。在As处理浓度为260 mg · kg^{-1}时，黄酮在剪口、主根和筋条中分别降低11.51%、12.93%和12.36%。在开花旺盛期，剪口、主根和筋条中黄酮含量均高于营养生长期。剪口中黄酮含量在As处理下有所降低，特别是As＞200 mg · kg^{-1}时，黄酮含量显著降低。主根中黄酮含量在As≤80 mg · kg^{-1}时无显著变化，仅在As处理浓度≥140 mg · kg^{-1}时，与对照相比显著降低。筋条中的黄酮含量在As处理浓度≥140 mg · kg^{-1}时有所降低。在As处理浓度为260 mg · kg^{-1}时，黄酮在剪口、主根和筋条中分别降低了5.30%、9.71%和4.33%。

黄酮主要通过苯丙烷类代谢途径合成，苯丙氨酸解氨酶和查耳酮合成酶是苯丙烷类代谢途径的关键酶。如表2.42所示，在As≤200 mg · kg^{-1}时，剪口和主根中苯丙氨酸解氨酶活性无显著变化，仅在As处理浓度为260 mg · kg^{-1}时剪口和主根与对照相比显著降低，分别降低了17.57%和17.05%。在As处理浓度为20～200 mg · kg^{-1}时，苯丙氨酸解氨酶活性之间无显著差异，在As处理浓度为260 mg · kg^{-1}时，筋条中苯丙氨酸解氨酶活性与对照相比降低了20.47%。As处理对在剪口中查耳酮合酶活性没有显著的影响，仅在As处理浓度为260 mg · kg^{-1}时，主根中查耳酮合酶与对照相比降低58.36%。在须根中，As处理条件下，查耳酮合酶活性变化较大，在As处理浓度为80～200 mg · kg^{-1}时，查耳酮合酶活性高于对照，在As处理浓度为260 mg · kg^{-1}时，须根中查耳酮合酶活性比对照组降低了14.21%。须根作为As吸收和黄酮代谢的主要部位，对As胁迫的响应表现出查耳酮合酶活性提高，苯丙氨酸解氨酶活性降低，二者达到平衡而维持黄酮含量的代谢稳定。但在三七黄酮的累积过程中，需进一步加强对黄酮的转运及转运蛋白等方面的研究。

表2.41　As胁迫下2年生三七各部位黄酮含量（祖艳群等，2014）

As浓度（$mg \cdot kg^{-1}$）	黄酮含量（$mg \cdot g^{-1}$）								
	营养生长期			开花旺盛期			成熟期		
	剪口	主根	筋条	剪口	主根	筋条	剪口	主根	筋条
0	4.78 ± 0.90a	2.32 ± 0.30ab	5.18 ± 0.20ab	6.98 ± 0.20a	3.09 ± 0.20a	7.39 ± 0.30a	6.91 ± 0.26a	3.74 ± 0.53a	7.31 ± 0.43ab
20	4.43 ± 0.20ab	2.47 ± 0.20a	4.82 ± 0.10ab	7.25 ± 1.00a	3.01 ± 0.10a	7.85 ± 0.20a	7.09 ± 0.16ab	4.21 ± 0.70a	7.09 ± 0.92ab
80	4.45 ± 0.40ab	2.34 ± 0.20ab	5.40 ± 0.40a	7.04 ± 0.20a	2.87 ± 0.10ab	7.63 ± 0.20a	6.75 ± 0.16ab	3.81 ± 0.17a	7.18 ± 0.13a
140	4.32 ± 0.30b	2.26 ± 0.20b	4.76 ± 0.90b	6.84 ± 0.80ab	2.80 ± 0.10b	7.17 ± 0.30b	6.66 ± 0.27b	3.72 ± 0.20a	6.93 ± 0.31b
200	4.38 ± 0.20b	2.04 ± 0.20ab	4.61 ± 0.20bc	6.69 ± 0.70b	2.80 ± 0.10b	7.11 ± 0.20b	6.53 ± 0.24b	3.55 ± 0.26a	6.80 ± 0.06bc
260	4.23 ± 0.10b	2.02 ± 0.20b	4.54 ± 0.30c	6.61 ± 0.10b	2.79 ± 0.20b	7.07 ± 0.30b	6.38 ± 0.12b	3.50 ± 0.11a	6.50 ± 0.07c

注：数字后的不同小写字母表示在 $P < 0.05$ 水平上差异显著。

表2.42　As胁迫2年生三七开花旺盛期苯丙氨酸解氨酶和查耳酮合酶活性（祖艳群等，2014）

As处理浓度（$mg \cdot kg^{-1}$）	酶活（$U \cdot g^{-1}$）					
	苯丙氨酸解氨酶			查耳酮合酶		
	剪口	主根	须根	剪口	主根	须根
0	6.83 ± 0.80a	8.80 ± 1.20ab	9.43 ± 1.05a	36.53 ± 3.27a	82.50 ± 3.34a	40.10 ± 5.80b
20	6.07 ± 0.37a	8.57 ± 1.05ab	7.80 ± 1.04b	30.80 ± 4.06a	64.65 ± 5.35b	45.20 ± 7.17b
80	5.97 ± 0.56a	9.80 ± 1.02a	7.87 ± 0.06b	27.60 ± 1.31a	60.92 ± 8.87b	57.35 ± 9.36a
140	6.90 ± 0.15a	8.00 ± 0.81b	8.13 ± 1.26ab	37.90 ± 2.88a	70.33 ± 6.65b	52.75 ± 0.35ab
200	6.67 ± 0.33a	6.83 ± 0.25b	8.53 ± 0.90ab	43.13 ± 3.63a	78.35 ± 1.35ab	55.67 ± 9.95a
260	5.63 ± 0.21b	4.30 ± 0.20c	7.50 ± 0.60c	40.33 ± 1.03a	34.35 ± 2.35c	34.40 ± 1.50c

注：数字后的不同小写字母表示在 $P < 0.05$ 水平上差异显著。

（三）青蒿素含量对Cd胁迫的响应

相同Cd处理水平，青蒿素含量随Cd胁迫时间的变化趋势如表2.43和图2.35所示。在整个胁迫过程中，Cd处理组的变化趋势相似，均表现为在胁迫前期有显著增加，144小时后显著下降。对照组的青蒿素含量在前期无显著变化，144小时后显著下降。Cd3处理组在胁迫12小时达到最大值，而Cd1组、Cd2组在胁迫144小时时达到最大值。同一胁迫时间，不同处理水平下青蒿素含量差异分析表明（表2.43），胁迫开始12小时后，Cd3处理组青蒿素含量最高，但Cd1组和Cd3组的青蒿素含量与对照组相比差异不显著。144小时时，Cd1处理组青蒿素含量最大，除Cd2组外均显著高于对照组。216小时时，三个处理组青蒿素含量均显著高于对照组，且以Cd3组最大。处理336小时后，处理组青蒿素含量显著低于对照组。

由此可见，Cd胁迫对于青蒿素的合成和积累有促进作用，其中尤以低浓度组和高浓度组的促进作用明显。处理336小时后，Cd处理组显著低于对照组，可能是由于Cd胁迫对青蒿的毒害作用加剧所致。

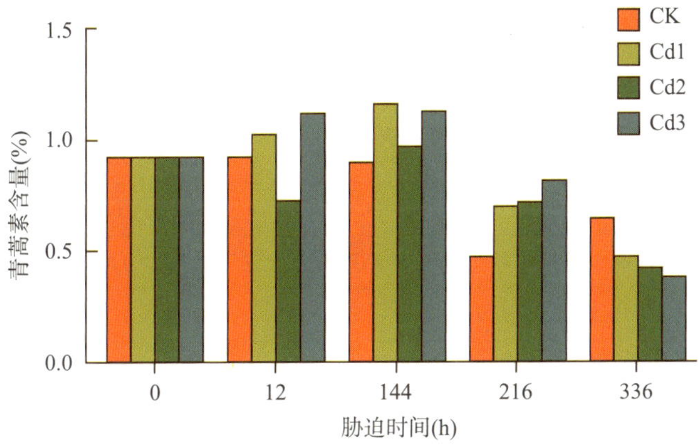

图2.35 青蒿茎叶中青蒿素含量随Cd胁迫浓度和胁迫时间的变化趋势

［Cd处理浓度分别为CK（0 μM）、Cd1（20 μM）、Cd2（60 μM）、Cd3（100 μM）］

表2.43 青蒿茎叶中青蒿素含量随Cd胁迫浓度和胁迫时间的变化趋势（n=3）

处理	胁迫时间（h）				
	0	12	144	216	336
对照	0.89Aa	0.89Aa	0.85Aa	0.47Ab	0.63Ac
Cd1	0.89Aa	0.99Aab	1.11Bb	0.68ABc	0.47Bd
Cd2	0.89Aa	0.71Ba	0.95Aa	0.70ABa	0.42Bb
Cd3	0.89Aa	1.09Ab	1.08Bb	0.81Bc	0.37Bd

注：同一列中不同大写字母表示在 $P<0.05$ 水平上差异显著；同一行中不同小写字母表示在 $P<0.05$ 水平上差异显著，Cd处理浓度分别为CK（0 μM）、Cd1（20 μM）、Cd2（60 μM）、Cd3（100 μM）。

（四）Cd胁迫对黄花蒿品质的影响

1.不同浓度Cd在相同处理时间下对黄花蒿次生代谢产物含量的影响

不同浓度Cd处理黄花蒿1天和3天后，对其体内次生代谢产物青蒿素、青蒿乙素、青蒿酸及二氢青蒿酸积累的影响如表2.44所示。

表2.44 不同浓度Cd处理后黄花蒿次生代谢产物含量

处理（mg · kg^{-1}）		青蒿素	青蒿乙素	青蒿酸	二氢青蒿酸
1天	CK	2.1074 ± 0.1048a	0.0245 ± 0.0051a	0.1056 ± 0.0080a	0.6125 ± 0.0874a
	20	1.6841 ± 0.3766a	0.0147 ± 0.0063a	0.0961 ± 0.0162a	0.7009 ± 0.2131a
	40	1.8116 ± 0.3403a	0.0292 ± 0.0156a	0.1684 ± 0.0921a	0.8314 ± 0.8167a
	60	2.0500 ± 0.1506a	0.0251 ± 0.0236a	0.1764 ± 0.1477a	0.8986 ± 0.2817a
	80	1.5705 ± 0.4332a	0.0185 ± 0.0087a	0.1148 ± 0.0372a	0.7015 ± 0.2107a
	120	1.4686 ± 0.5996a	0.0129 ± 0.0062a	0.0970 ± 0.0346a	0.4728 ± 0.5335a
3天	CK	1.4523 ± 0.3213b	0.0109 ± 0.0021d	0.1023 ± 0.0242b	1.0575 ± 0.5541a
	20	1.6096 ± 0.0553b	0.0184 ± 0.0098d	0.1275 ± 0.0520b	0.6457 ± 0.1745a
	40	6.9712 ± 7.6488b	0.0927 ± 0.1350cd	0.1821 ± 0.0800ab	0.9134 ± 0.4408a
	60	38.3405 ± 8.8075a	0.6650 ± 0.3095b	0.1318 ± 0.0319b	0.5489 ± 0.1052a
	80	50.3727 ± 14.0307a	0.4440 ± 0.2375bc	0.1042 ± 0.0204b	0.4867 ± 0.1509a
	120	48.8343 ± 13.0474a	1.1110 ± 0.3080a	0.2315 ± 0.0248a	1.0483 ± 0.4045a

注：同天数同一列中不同小写字母表示在 $P<0.05$ 水平差异显著，数据以 Mean ± SD 表示（n=3）。Cd浓度分别为 0 mg · kg^{-1}、20 mg · kg^{-1}、40 mg · kg^{-1}、60 mg · kg^{-1}、80 mg · kg^{-1}、120 mg · kg^{-1}。

处理1天后（图2.36），不同浓度Cd处理对黄花蒿体内次生代谢产物青蒿素、青蒿乙素、青蒿酸及二氢青蒿酸的积累未产生显著差异。青蒿素和二氢青蒿酸的含量均明显高于青蒿乙素和青蒿酸的含量。青蒿素在对照组中含量最高，在120 μM Cd处理组中最低。青蒿乙素在40 μM Cd处理组含量最高，在120 μM Cd处理组中最低。青蒿酸在60 μM Cd处理组中最高，在20 μM Cd处理组中最低。二氢青蒿酸含量在60 μM Cd处理组中最高，在120 μM Cd处理组中最低。青蒿素、青蒿乙素和青蒿酸含量在不同浓度Cd胁迫下，变化基本一致，都表现出先降低，后升高，再降低的趋势。二氢青蒿酸含量变化趋势是先升高再降低。

处理3天（图2.37）后，与对照组相比，各Cd处理组的青蒿素、青蒿乙素和青蒿酸的含量均有所提高，其中青蒿素和二氢青蒿酸的含量明显高于青蒿酸的含量。60 μM、80 μM和120 μM Cd处理组的青蒿素含量与对照组相比显著提高（$P<0.05$），分别是对照组含量的34.7倍、33.6倍和26.4倍；而20 μM和40 μM Cd处理组的青蒿素含量与对照组相比差异不显著（$P>0.05$）。60 μM、120 μM Cd处理组的青蒿乙素含量与对照组相比显著提高（$P<0.05$），分别是对照组含量的

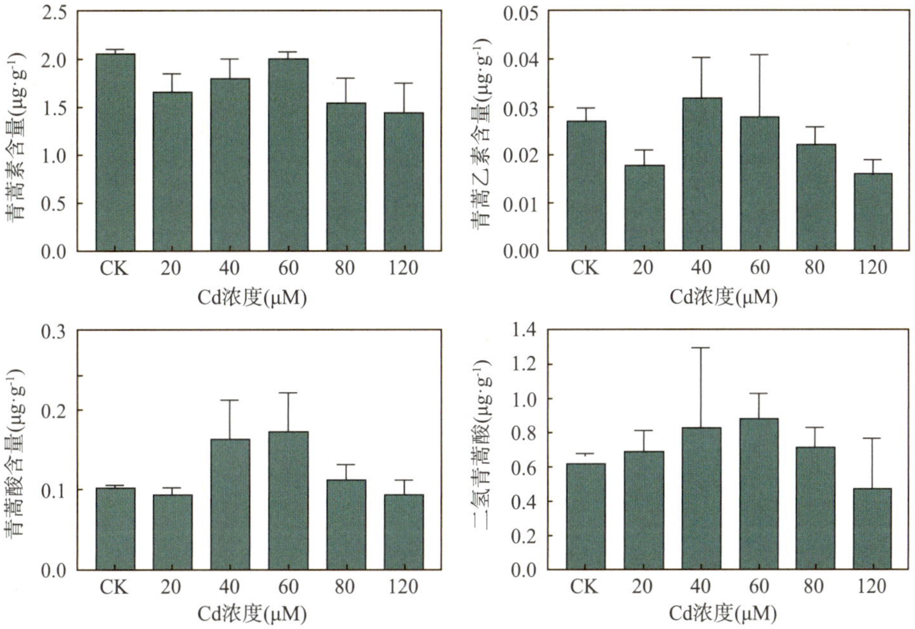

图2.36　不同浓度Cd处理1天后对黄花蒿体内青蒿素、青蒿乙素、青蒿酸、二氢青蒿酸含量的影响

44.7倍和74.5倍；而20 μM、40 μM和60 μM处理组青蒿乙素的含量差异不显著（$P>0.05$）。120 μM Cd处理组青蒿酸的含量与对照组相比显著提高（$P<0.05$），且是对照组的2.26倍。不同浓度Cd胁迫下黄花蒿二氢青蒿酸含量与对照组相比均降低，但差异不显著（$P>0.05$）。青蒿素和二氢青蒿酸的含量均高于青蒿酸的含量。

2. 相同浓度Cd在不同处理时间下对黄花蒿次生代谢产物含量的影响

相同浓度Cd处理下，不同处理时间对黄花蒿体内次生代谢产物青蒿素、青蒿乙素、青蒿酸以及二氢青蒿酸含量变化情况如表2.45和图2.38所示。

表2.45　相同浓度Cd在不同处理时间下对黄花蒿次生代谢产物含量的影响

处理浓度	时间（d）	青蒿素	青蒿乙素	青蒿酸	二氢青蒿酸
CK	0	1.9242 ± 0.1823a	0.0283 ± 0.0058a	0.1649 ± 0.0561a	0.9257 ± 0.2071a
	1	2.1074 ± 0.1048a	0.0245 ± 0.0051a	0.1056 ± 0.0080a	0.6125 ± 0.0874a
	3	1.4523 ± 0.3213b	0.0109 ± 0.0021b	0.1023 ± 0.0242a	1.0575 ± 0.5541a
20 μM	0	1.9242 ± 0.1823a	0.0283 ± 0.0058a	0.1649 ± 0.0561a	0.9257 ± 0.2071a
	1	1.6841 ± 0.3766a	0.0147 ± 0.0063a	0.0961 ± 0.0162a	0.7009 ± 0.2131a
	3	1.6096 ± 0.0553a	0.0184 ± 0.0098a	0.1275 ± 0.0520a	0.6457 ± 0.1745a

续表

处理浓度	时间（d）	青蒿素	青蒿乙素	青蒿酸	二氢青蒿酸
40 μM	0	1.9242 ± 0.1823a	0.0283 ± 0.0058a	0.1649 ± 0.0561a	0.9257 ± 0.2071a
	1	1.8116 ± 0.3403a	0.0292 ± 0.0156a	0.1684 ± 0.0921a	0.8314 ± 0.8167a
	3	6.9712 ± 7.6488a	0.0927 ± 0.1350a	0.1821 ± 0.0800a	0.9134 ± 0.4408a
60 μM	0	1.9242 ± 0.1823b	0.0283 ± 0.0058b	0.1649 ± 0.0561a	0.9257 ± 0.2071a
	1	2.0500 ± 0.1506b	0.0251 ± 0.0236b	0.1764 ± 0.1477a	0.8986 ± 0.2817a
	3	38.3405 ± 8.8075a	0.6650 ± 0.3095a	0.1318 ± 0.0319a	0.5489 ± 0.1052a
80 μM	0	1.9242 ± 0.1823b	0.0283 ± 0.0058b	0.1649 ± 0.0561a	0.9257 ± 0.2071a
	1	1.5705 ± 0.4332b	0.0185 ± 0.0087b	0.1148 ± 0.0372a	0.7015 ± 0.2107a
	3	50.3727 ± 14.0307a	0.4440 ± 0.2375a	0.1042 ± 0.0204a	0.4867 ± 0.1509b
120 μM	0	1.9242 ± 0.1823b	0.0283 ± 0.0058b	0.1649 ± 0.0561a	0.9257 ± 0.2071a
	1	1.4686 ± 0.5996b	0.0129 ± 0.0062b	0.0970 ± 0.0346b	0.4728 ± 0.5335a
	3	48.8343 ± 13.0474a	1.1110 ± 0.3080a	0.2315 ± 0.0248a	1.0483 ± 0.4045a

注：同一浓度下同一列中不同小写字母表示在 $P < 0.05$ 水平差异显著。数据以均值 ± SD 表示（n=3）。

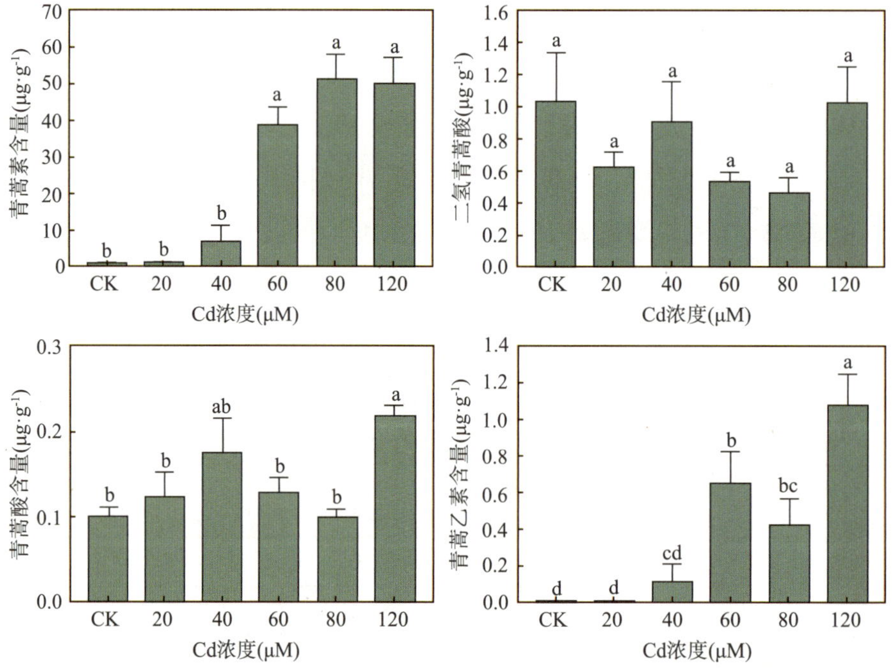

图2.37　不同浓度Cd处理3天后对黄花蒿体内青蒿素、青蒿乙素、青蒿酸、二氢青蒿酸含量的影响

［相同浓度不同字母表示差异显著（$P < 0.05$）］

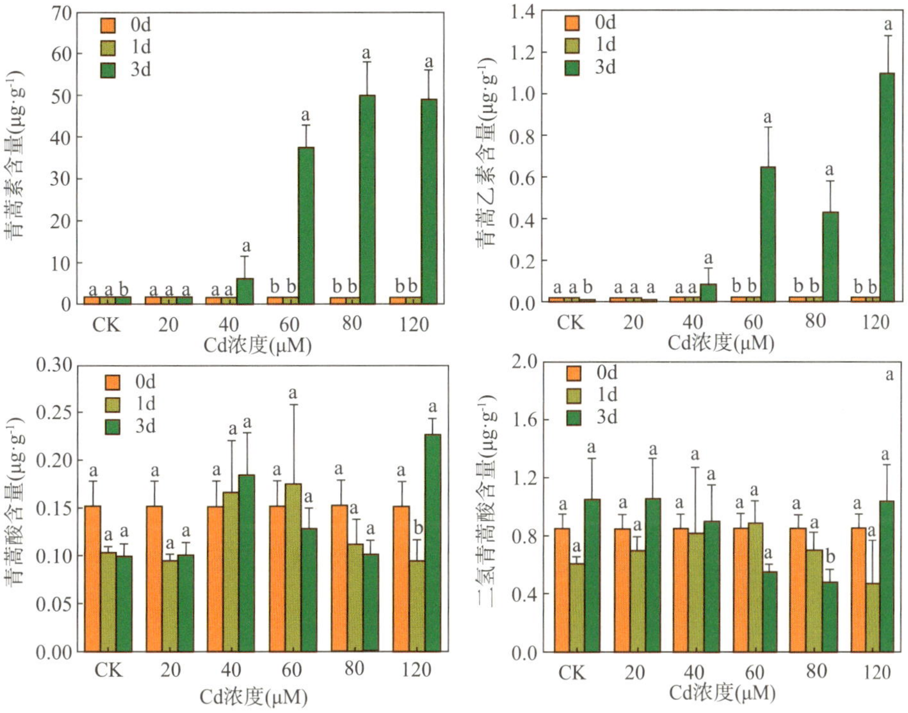

图2.38　相同浓度Cd在处理0天、1天、3天后黄花蒿次生代谢产物含量变化

［相同浓度不同字母表示差异显著（$P<0.05$）］

CK处理的青蒿素含量随着时间的推移呈先上升后下降的变化趋势，在第3天达到最低值，且与0天相比在$P<0.05$水平差异显著；青蒿乙素和青蒿酸的含量随着时间的推移持续降低，且第3天青蒿乙素的含量与0天相比在$P<0.05$水平差异显著；二氢青蒿酸含量随着时间的推移呈先下降后上升趋势。20 μM Cd处理组的青蒿素的含量随着时间的推移持续下降，各时间点之间未表现出显著差异；青蒿酸的含量随着处理时间的推移呈先下降后上升的变化趋势，各时间点之间未表现出显著差异。40 μM Cd处理组的青蒿素和二氢青蒿酸的含量随着时间的推移先降低后上升；青蒿乙素和青蒿酸的含量随着时间的推移一直上升。60 μM Cd处理组的青蒿素含量随着时间推移持续上升，在3天时达到最大值且与0天和1天相比在$P<0.05$水平差异显著；青蒿乙素含量随着时间推移先下降后上升，在3天达到最大值且与0天和1天相比在$P<0.05$水平差异显著；青蒿酸含量随着时间推移先上升后下降，各时间点之间未表现出显著差异；二氢青蒿酸含量随着时间推移先上升后下降。80 μM Cd处理组的青蒿素和青蒿乙素含量随着时间推移呈先下降后上升变化趋势，在第3天

达到最大值且与0天和1天相比在$P<0.05$水平差异显著；青蒿酸和二氢青蒿酸的含量随着时间的推移持续下降，在处理后3天二氢青蒿酸的含量与0天和1天相比在$P<0.05$水平差异显著。120 μM Cd处理组的青蒿素和青蒿乙素含量随着时间推移呈先下降后上升的变化趋势，在3天达到最大值且与0天和1天相比在$P<0.05$水平差异显著；青蒿酸和二氢青蒿酸的含量随着时间的推移呈先下降后上升变化趋势，在处理后1天，青蒿酸的含量与0天和3天相比在$P<0.05$水平差异显著。

3. 黄花蒿次生代谢关键酶基因表达差异分析

（1）MAV途径上游关键酶基因表达差异分析

如图2.39所示，黄花蒿在Cd胁迫下，同一时间的*HMGR*基因表达相对于CK而言，无显著变化。在同一时间各Cd处理组，*HMGR*基因表达量最高是CK组的2.39倍，最低是0.43倍；*FPS*基因表达量最高是CK组的7.13，最低是0.43倍。

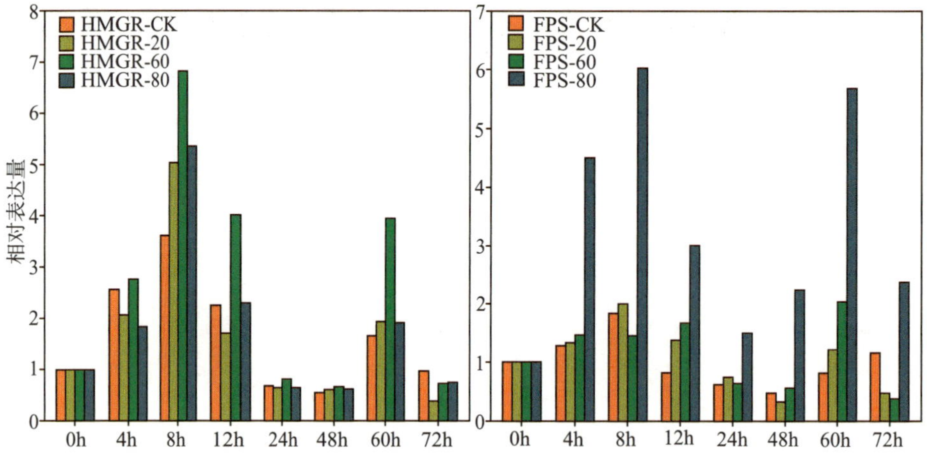

图2.39　MVA途径上游关键酶基因表达差异分析

（Cd处理浓度为0 μM、20 μM、60 μM、80 μM）

（2）*MAV*途径下游关键酶基因表达差异分析

*MVA*途径下游基因表达差异分析见图2.40。*ADS*、*CPR*、*DBR2*和*CYP71AV1*各基因在20 μM、60 μM Cd浓度处理下表达趋势都基本一致，即呈先上升后下降再上升的变化趋势。

在20 μM、60 μM Cd处理下*ADS*基因的表达量相对于CK在4小时、8小时和60小时均显著提高，且*ADS*基因表达量最高是CK组的56.16倍。在80 μM Cd处理下*ADS*基因在各时间点的表达量均较CK组低。

在20 μM、60 μM和80 μM Cd处理下*CYP71AV1*基因的表达量相对于CK组在8小时和60小时均有显著提高，且*CYP71AV1*基因表达量最高是CK组的54.77倍。

在60 μM Cd处理下*CPR*基因在各时间点的表达量均高于CK组，且*CPR*基因表达量最高是CK组的92.72倍，最低是CK组的24.65倍。

在20 μM和60 μM Cd处理下*DBR2*基因的表达量相对于对照组CK在4小时、8小时和60小时均有较大提高，且*DBR2*基因表达量最高是CK组的6.59倍。

在20 μM和60 μM Cd处理下的表达量相对于对照组CK在4小时和8小时均显著提高，且*ALDH1*基因表达量最高是CK组的543.9倍。

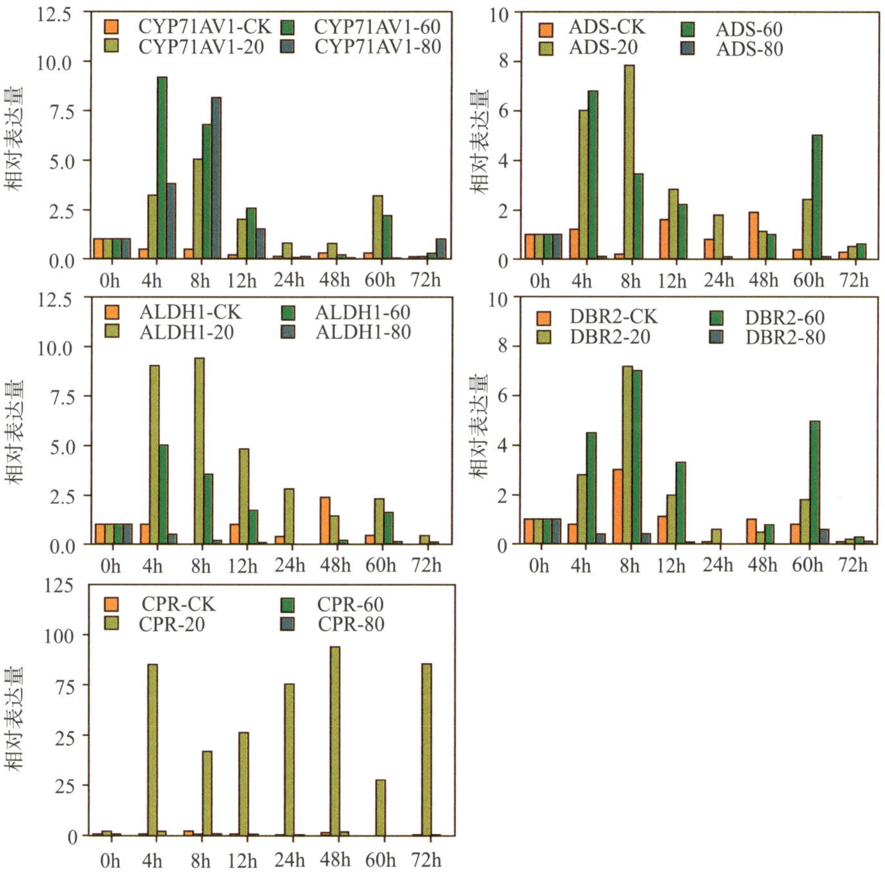

图2.40　MVA途径下游关键酶基因表达差异分析

（图中Cd处理浓度为0 μM、20 μM、60 μM、80 μM）

（3）MEP途径关键酶基因表达差异分析

如图2.41所示，在20 μM、60 μM和80 μM Cd处理下*DXR*基因的表达量均高于对照组，表明Cd促进*DXR*的表达，同时随着时间的变化*DXR*基因在各处理组之间的表达量变化一致。

在20 μM和60 μM Cd处理下*DXS*基因的表达量均高于对照组，表明重金属Cd促进*DXS*的表达。

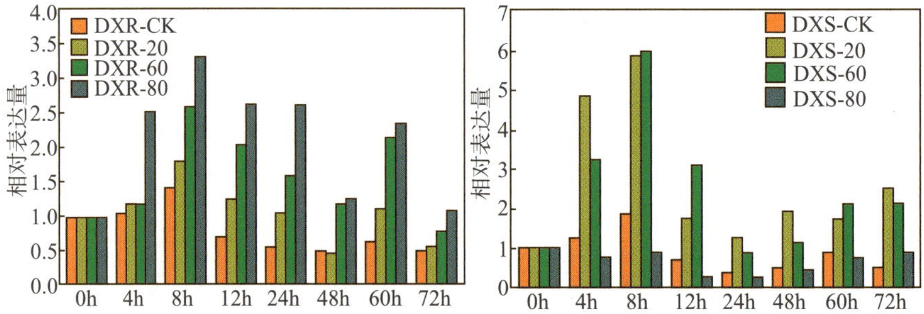

图2.41 MEP途径关键酶基因表达差异分析

（图中Cd处理浓度为0 μM、20 μM、60 μM、80 μM）

ADS、*DBR2*、*ALDH1*和*DXS*在20 μM和60 μM Cd处理下基因表达量相对于CK和80 μM处理组均较高，表明低浓度Cd促进了这四个基因的表达。*CYP71AV1*和*DXR*在20 μM、60 μM和80 μM Cd处理下基因表达量高于CK组，表明20 μM、60 μM和80 μM Cd处理促进了*CYP71AV1*和*DXR*基因的表达。*CPR*在60 μM和80 μM Cd处理下基因表达量高于CK组，表明60 μM和80 μM Cd处理促进了*CPR*基因的表达。*FPS*基因表达量只在80 μM Cd处理下高于CK组，表明80 μM Cd处理能促进*CPR*基因的表达。综上所述，不同基因对不同浓度Cd表现出不同的响应，且*CYP71AV1*、*DXR*、*CPR*和*FPS*与*ADS*、*DBR2*、*ALDH1*和*DXS*相比，更能耐受较高浓度的Cd处理。Cd处理下*ADS*、*CYP71AV1*、*DBR2*和*ALDH1*的表达量在4 h和8 h表达量相对于CK组均显著提高，表明这些基因能快速响应Cd胁迫。

4. 黄花蒿*MAPKs*基因表达差异分析

在黄花蒿Unigene中共搜索到17个*MAPK*基因，其中*MAPK15*在黄花蒿叶片中表达量较低。黄花蒿*MAPKs*基因表达差异分析结果如图2.42所示。

由图2.42可见，随着处理时间的延长，*MAPK3*和*MAPK10*两个基因在CK组中的表达量始终高于20 μM和80 μM Cd处理组，说明在Cd的诱导下黄花蒿*MAPK3*和*MAPK10*基因的表达可能受到抑制，*MAPK3*和*MAPK10*均属于TEY类型。*MAPK7*、

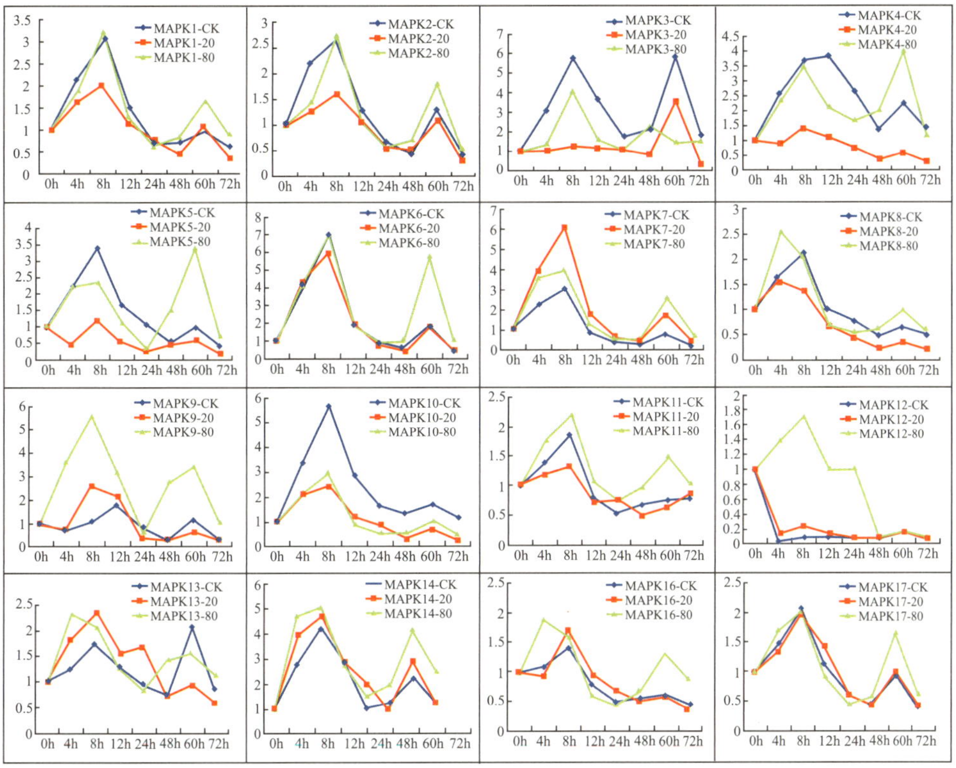

图2.42　黄花蒿*MAPKs*基因表达差异分析

（CK、20和80分别表示Cd处理浓度为0 μM、20 μM、80 μM）

MAPK9、*MAPK12*和*MAPK14*基因在20 μM和80 μM Cd处理组中的表达量高于CK组，说明Cd对青蒿中*MAPK7*、*MAPK9*、*MAPK12*和*MAPK14*基因的表达可能起到促进作用，其中*MAPK7*和*MAPK9*属于TEY类型，*MAPK12*和*MAPK14*属于TDY类型。随着处理时间的延长，*MAPK6*基因在各处理组中的表达趋势基本一致，且相对于0 h表达量较高。考虑到在取样过程中剪取叶片对植株的损伤，推测*MAPK6*基因的表达可能与机械损伤有关，且机械损伤在一定程度上能够促进*MAPK6*的表达，*MAPK6*基因属于TEY类型。通过对黄花蒿SRA数据库中5个EST库进行组装得到了质量较高的黄花蒿Unigene，为搜索黄花蒿的*AaMAPK*基因提供可靠的数据库。

（五）Cd和Pb胁迫对菘蓝靛玉红含量的影响

Cd和Pb胁迫下菘蓝叶片中靛玉红含量随胁迫浓度的变化趋势如表2.46和图2.43所示。与CK相比，Cd胁迫下靛玉红含量显著降低，Pb胁迫下靛玉红含量显著增加。

且Cd、Pb胁迫下，靛玉红含量随胁迫浓度的变化趋势完全相反。Cd胁迫下，低浓度处理组靛玉红含量显著低于中高浓度组。Pb胁迫下，靛玉红含量为Pb1 > Pb3 > Pb2，各处理组间差异显著。由此可见，菘蓝叶片中靛玉红含量不但受胁迫浓度影响，其含量变化趋势还与胁迫的重金属种类有关。而胁迫浓度和重金属种类可能是通过对菘蓝造成不同程度的胁迫，从而影响其有效成分合成和积累。

表2.46　不同浓度Cd和Pb胁迫下菘蓝叶片中靛玉红的含量（n=3）

Ck	Cd1	Cd2	Cd3	Pb1	Pb2	Pb3
0.05a	0.02b	0.04c	0.03c	0.10d	0.07e	0.08f

注：同一行中不同小写字母表示在 $P < 0.05$ 水平上具有显著差异。Cd 处理浓度分别为 5 $mg \cdot kg^{-1}$（Cd1）、25 $mg \cdot kg^{-1}$（Cd2）、50 $mg \cdot kg^{-1}$（Cd3）。Pb 处理浓度分别为 800 $mg \cdot kg^{-1}$（Pb1）、2000 $mg \cdot kg^{-1}$（Pb2）、4000 $mg \cdot kg^{-1}$（Pb3）。

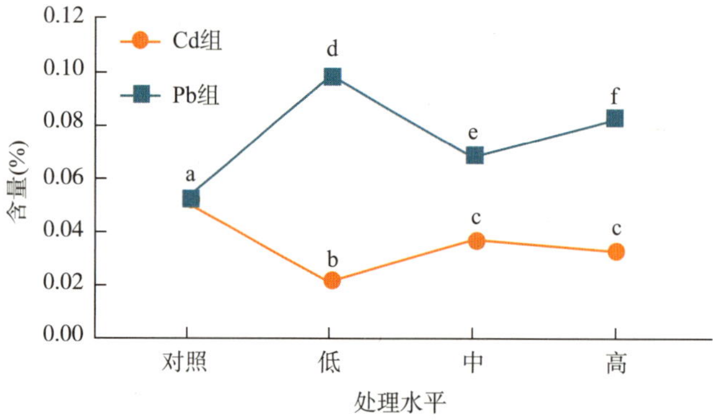

图2.43　靛玉红含量随Cd和Pb处理的变化趋势

（低、中、高处理水平分别代表Cd加入量5 $mg \cdot kg^{-1}$、25 $mg \cdot kg^{-1}$、50 $mg \cdot kg^{-1}$；Pb加入量800 $mg \cdot kg^{-1}$、2000 $mg \cdot kg^{-1}$、4000 $mg \cdot kg^{-1}$）

第三章 中药材中重金属的阻断技术

一、基于栽培技术的中药材重金属阻断

土壤中的重金属元素会在一系列物理、化学、生物反应下转变成不同的化学形态。重金属元素的生物毒性、迁移性和对环境的影响取决于土壤中重金属元素的化学形态。传统研究对土壤重金属污染评估主要聚焦在重金属总含量上，这种方法虽能够在一定程度上反映出土壤重金属污染的信息，但生物有效态重金属更能真实反映重金属的生物毒性。因此，国内外土壤重金属污染的研究重点聚焦于土壤重金属的赋存形态分析。

土壤中重金属元素的赋存形态受外部条件及内部的不同组成成分或液相影响，即重金属元素的存在形态与土壤理化性质有关。Waterlot等研究发现，土壤中Cd、Pb、Zn、Cu的赋存形态及生物有效性和土壤的pH值、阳离子交换量、碳酸盐以及有机质含量相关。有研究表明，土壤理化性质对重金属各化学形态分配的影响也会因重金属元素的不同而不同。罗丹等发现，Zn、Ni和Co的化学形态受土壤中游离氧化铁、阳离子交换量以及黏粒含量的影响较大，而土壤pH值对Cd和Pb的形态影响较大。还有研究表明，对重金属化学形态影响最为重要的因素是土壤的pH值和有机质。绍孝侯等发现土壤中重金属的化学形态在低pH值条件下的变化较大，当土壤中pH值从7.0降至4.5时，Cd、Zn、Pb的可交换态含量增加，碳酸盐结合态、铁锰氧化物结合态减少，有机态和残渣态的比例基本不变。朱亮等发现，随着土壤pH值的增加，Cd的可交换态所占的比例下降，而有机态和残渣态所占的比例明显增加。

通过农艺措施降低种植土壤生物有效态重金属含量从而降低植物中重金属含量，是切实可行的保障农产品安全的主要途径。施肥是农业生产中一项最为普遍的农业措施，也是最重要的增产措施。肥料进入土壤后不但改善了植物的营养状况，而且还可以与土壤胶体进行一系列反应，从而对土壤中重金属的生物有效性产生影响。如果能够利用施肥策略调节中轻度重金属污染土壤生物有效性，把土壤修复、改良和施肥相结合，能够在不明显增加施肥量甚至减少施肥量的情况下，实现修复与安全利用结合，对现有大面积重金属污染农田的有效利用和确保农产品安全具有十分重要的现实意义。

氮肥作为最常用的化学肥料，主要通过降低根际土壤的pH值，提高根际土壤中的重金属活性，从而促进作物对重金属的吸收。研究表明，铵态氮肥能降低根际土壤的pH值，提高根际土壤中重金属活性，促进玉米对重金属的吸收，而硝态氮的作用刚好相反。施用低浓度尿素能减少Pb污染土壤小麦地上部Pb的积累，促进小麦的生长。土壤中施入磷肥能降低重金属污染土壤中重金属元素的可利用性，减少作物的吸收和积累。如土壤中施入磷酸二氢钙能降低Pb、Cd的迁移性，但对As、Zn迁移性却有微小的提升作用。研究发现，钙、镁、磷肥和叶面喷施硫酸锌肥都能不同程度地降低水稻籽粒Cd积累，而钾肥主要通过不同阴离子以及K浓度影响土壤对重金属的吸附。KCl可以提高根际土壤中有效态Cd的质量分数，K_2SO_4和KNO_3则可降低根际土壤中有效态Cd的质量分数。

以往有关大量元素N、P和K的研究多集中于其增产效应和机制，但有关施肥策略对土壤重金属赋存形态和农产品安全报道较少，关于中药的相关研究更是鲜见报道。因而，本书以三七为例，介绍了基于施肥策略的三七Cd阻断技术。

（一）钾肥改善土壤理化性质

钾素是与作物生长发育、品质及产量形成密切相关的大量元素。因其能促进光合作用，提高植物抗胁迫能力，常被称为“品质元素”。同时，施用钾肥可以降低小麦种植土壤中的交换态Pb含量，从而缓解Pb对小麦干重增长的抑制作用。硫酸钾、硝酸钾混合肥在降低烤烟种植土壤中的Cu、Zn、Cd、Pb含量的同时，促进了烤烟根系生长，提高了其根系活力。李见云研究发现，K_2SO_4在缓解重金属Zn对芹菜生长发育、抗氧化系统造成的毒害作用的同时降低芹菜全株Zn含量并减缓Zn造成的芹菜生物量降低。施用钾肥亦可改善土壤微生物多样性及其丰度。如朱丽等研究表明，钾肥通过与土粒胶体粒子结合，使土壤中的水团粒稳定性增加，从而改善土壤微环境。段玉琪等发现适量施用钾肥还可提高土壤真菌种群种类和多样性，使多种真菌相互制约，从而有效防止病原真菌过度繁殖。Huang等研究发现，施用钾肥后，土壤微环境的变化亦可改善土壤理化性质。Jia等研究证明，施用钾肥有助于荞麦种植土壤微生物的生长，进而促进土壤有机物的矿化。

若通过选择重金属安全土壤进行异地种植三七，则无法保障药材品质，甚至不能确保种植是否成功，而通过土壤修复手段降低总Cd含量无疑将是耗资、费时的巨大工程。因此，开发廉价高效的三七药材Cd阻断技术并揭示其作用机理是生产中亟须解决的技术瓶颈和科学问题。三七种植户为了促进三七的增收，种植中N：K通常为1：2～3，钾肥施用量为K_2O 450～675 kg · hm^{-2}。昆明理工大学崔秀明团队以三七为实验材料研究了钾肥对三七Cd累积的影响及调控机理。

1. 盆栽条件下不同钾肥种类及施用量处理对三七Cd吸收的影响

与Cd处理组相比，盆栽条件下不同种类钾肥均能降低三七主根、剪口、筋条中的Cd含量（图3.1）。中等钾肥施用量处理条件下，KCl、K_2SO_4处理组三七主根Cd含量降幅分别为28.03%、43.92%；剪口Cd含量降幅分别为39.89%、47.14%；筋条Cd含量降幅分别为40.61%、50.64%。可见，K_2SO_4降低三七根部Cd含量能力更强，故选取K_2SO_4为下述大田验证试验的钾肥处理品种。

与Cd处理相比，盆栽条件下不同钾肥施用量均能降低三七主根、剪口、筋条中的Cd含量，且随着钾肥施用量的增加呈先降低后平稳的变化趋势（图3.1）。与Cd处理相比，主根Cd含量降幅分别为46.36%、43.92%、43.90%；剪口降幅分别为47.18%、47.14%、49.59%；筋条降幅分别为46.66%、50.64%、51.51%。可见，中等钾肥施用量（0.6 g · kg^{-1}）处理降低Cd胁迫下三七根部Cd含量效果最佳。因此，选取0.6 g · kg^{-1}K_2SO_4施用量换算成大田试验施用量进行下述大田验证试验。

2. 盆栽条件下不同钾肥种类及施用量处理对三七种植土壤理化性质的影响

与Cd处理相比，钾肥处理能提高土壤pH值、TOM、CEC值。当用中等钾肥施用处理时，KCl和K_2SO_4处理的三七种植土壤pH值增幅分别为5.22%、6.28%；TOM增幅分别为18.11%、27.48%；CEC增幅分别为4.97%、6.99%（图3.2）。

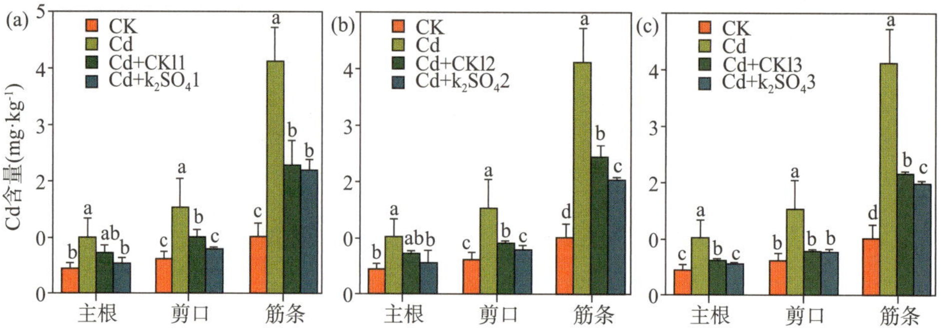

图3.1　不同钾肥处理对三七Cd含量的影响

［（a）低施用量KCl1：0.171，$K_2SO_4$1：0.2 $g \cdot kg^{-1}$；（b）中施用量KCl2：0.513，$K_2SO_4$2：0.6 $g \cdot kg^{-1}$；（c）高施用量KCl3：1.026，$K_2SO_4$3：1.2 $g \cdot kg^{-1}$。不同小写字母表示差异显著性达到$P<0.05$］

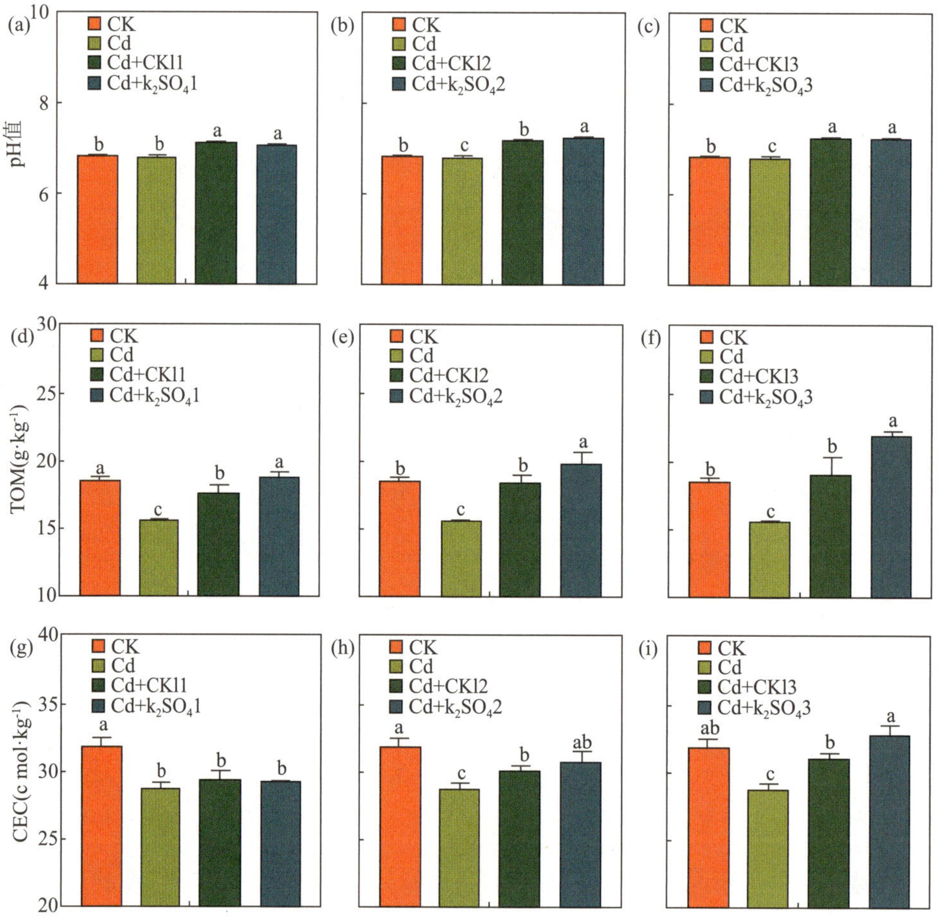

图3.2　不同钾肥品种及施用量处理对三七种植土壤pH值、TOM、CEC的影响

［pH值（a.低施用量；b.中施用量；c.高施用量），TOM（d.低施用量；e.中施用量；f.高施用量），CEC（g.低施用量；h.中施用量；i.高施用量）的影响。不同小写字母表示差异显著性达到$P<0.05$］

3. 盆栽条件下不同钾肥种类及施用量处理对三七种植土壤生物有效态Cd含量的影响

与Cd处理相比，所有钾肥处理均能降低土壤生物有效态Cd含量（图3.3），中等量钾肥处理条件下，KCl、K_2SO_4处理的三七种植土壤生物有效态Cd含量降幅分别为16.06%和23.08%。

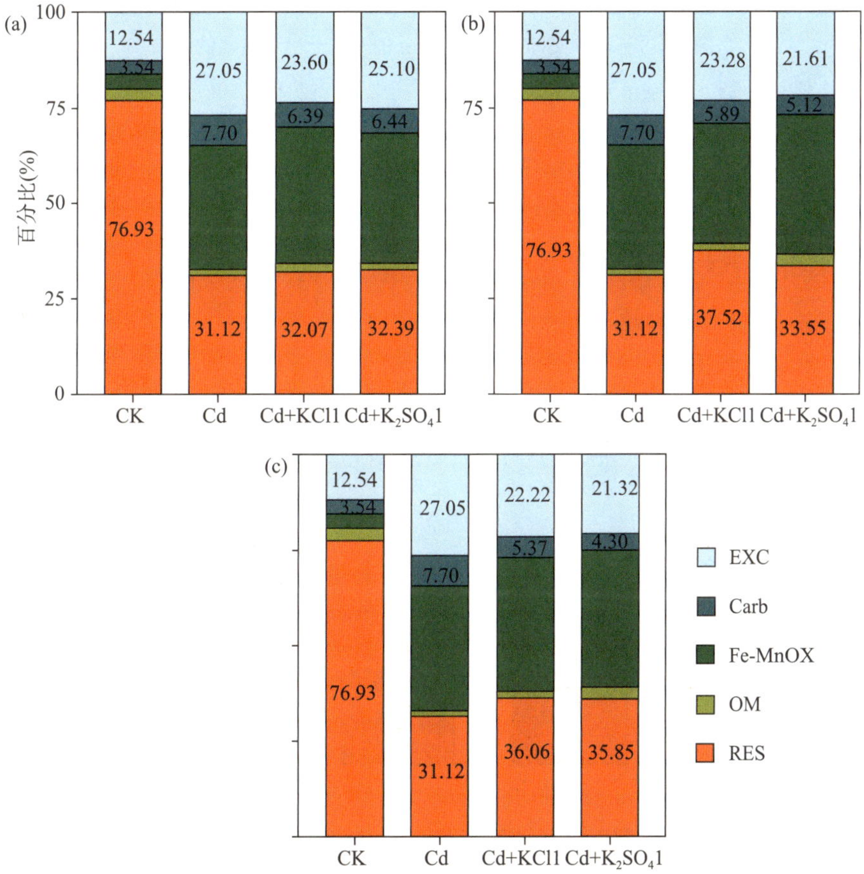

图3.3　不同钾肥种类及施用量处理对三七种植土壤生物有效态Cd含量的影响

（a.低施用量；b.中施用量；c.高施用量）

4. 盆栽条件下不同钾肥种类及施用量处理对三七皂苷含量的影响

与Cd处理相比，所有钾肥处理均能提高三七主根中的皂苷含量。用KCl、K_2SO_4处理，当进行低钾施肥处理时，三七主根皂苷含量分别为6.03%和6.27%；当中钾施肥处理时，三七主根皂苷含量分别为6.96%和7.32%；当高钾施肥处理时，三七主根皂苷含量分别为7.29%和7.59%（图3.4）。

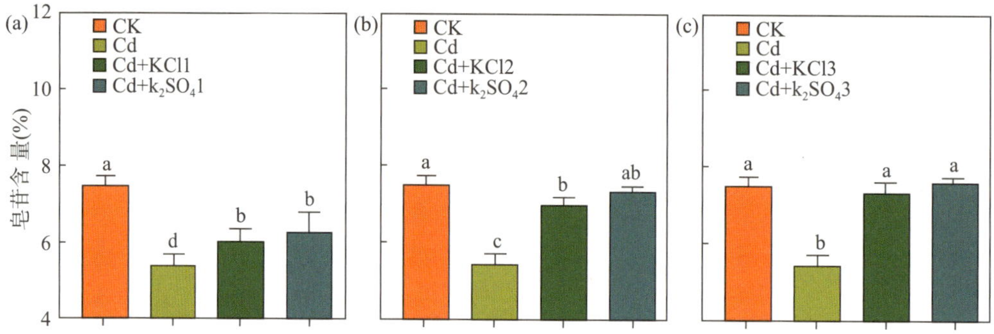

图3.4　不同种类钾肥及施用量处理对三七皂苷含量的影响

（a. 低施用量；b. 中施用量；c. 高施用量。不同小写字母表示差异显著性达到$P<0.05$）

5. 大田条件下K_2SO_4处理对三七Cd吸收的影响

大田条件下施用K_2SO_4可以降低三七主根、剪口、筋条中的Cd含量（图3.5）。与K_{15}处理比较，K_{300}处理组三七主根Cd含量降幅为46.63%；剪口Cd含量降幅为41.07%；筋条Cd含量降幅为22.72%。

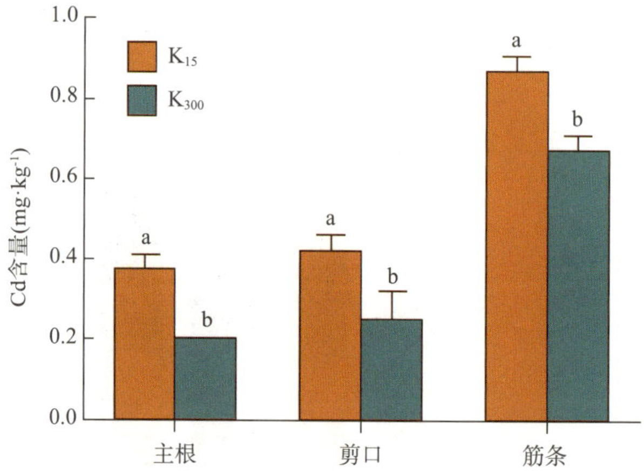

图3.5　K_2SO_4处理对三七Cd含量的影响

（K_{15}：15 kg · hm^{-2}；K_{300}：300 kg · hm^{-2}。不同小写字母表示差异显著性达到$P<0.05$）

6. 大田条件下K_2SO_4处理对三七种植土壤理化性质的影响

K_2SO_4处理可以改善三七种植土壤理化性质。与K_{15}处理比较，K_{300}处理组土壤pH值、TOM、CEC增幅分别为5.22%、6.28%和6.39%（图3.6）。

7. 大田条件下K_2SO_4处理对三七种植土壤微生物多样性及种群组成的影响

（1）不同K_2SO_4施用量对三七种植土壤微生物多样性及种群丰富度的影响

对土壤样本进行质量筛选后，两个处理组8个样品基于llumina序列的分析产生了532406个16S rRNA基因序列和571717个真菌的ITS序列，每个土壤样本中细菌的

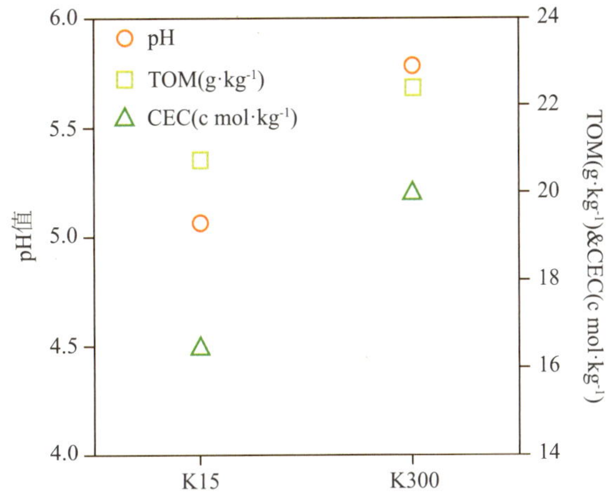

图3.6　K_2SO_4处理对三七种植土壤理化性质的影响

（K_{15}：15 kg · hm^{-2}；K_{300}：300 kg · hm^{-2}。不同小写字母表示差异显著性达到$P<0.05$）

平均序列为66551个，每个土壤样本中真菌的平均序列为71465个。基于读取之间97%的核苷酸序列一致性，共鉴定细菌1380个操作分类单位（OTU）和真菌585个OTU。其中K_{300}处理下土壤细菌OUT总数较K_{15}降低了3.57%；土壤真菌K_{300}处理下OUT总数与K_{15}处理组相比无明显差异。土壤样品在3%异度水平下的稀疏曲线分析表明，该曲线开始趋于平稳，说明采样是充分合理的。

对考察种群丰富度的Chao1和Ace指数以及考察种群多样性的Shannon和Simpson指数进行分析（表3.1）。结果表明，随着K_2SO_4施用量增加，土壤细菌Chao1指数、Ace指数显著降低，降幅分别为3.05%、3.23%；Shannon指数降低、Simpson指数显著升高，表明增加K_2SO_4施用量可以降低三七种植土壤细菌物种丰度和多样性。但土壤真菌Chao1指数、Ace指数降低，Shannon指数升高，Simpson指数降低，表明增加K_2SO_4施用量可以提高三七种植土壤真菌物种多样性，但无显著性差异。

表3.1　不同K_2SO_4施用量下三七种植土壤Alpha多样性指数

处理	土壤 Alpha 多样性指数							
	细菌群落指数				真菌群落指数			
	Chao1	Ace	Shannon	Simpson	Chao1	Ace	Shannon	Simpson
K_{15}	1312.0 ± 14.6a	1327.26 ± 17.5a	5.9 ± 0.08a	0.007 ± 0.00b	452.7 ± 26.6a	457.6 ± 30.9a	0.13 ± 0.02a	3.21 ± 0.12a
K_{300}	1272.0 ± 12.5b	1284.40 ± 12.1b	5.8 ± 0.08a	0.011 ± 0.00a	434.5 ± 58.8a	435.9 ± 58.6a	0.15 ± 0.06a	2.98 ± 0.56a

注：K_{15}、K_{300}代表钾肥施用量分别为15 kg · hm^{-2}、300 kg · hm^{-2}。不同小写字母表示差异显著性达到$P<0.05$。

（2）不同K_2SO_4施用量对三七种植土壤微生物种群组成的影响

门水平上，两个处理组8个样品主要检测出25个细菌门和10个真菌门。在所有处理组样品中，细菌种群主要由变形菌门（Proteobacteria）、酸杆菌门（Acidobacteria）、芽单胞菌门（Gemmatimonadetes）、放线菌门（Actinobacteria）、拟杆菌门（Bacteroidetes）等相对丰度大于5%的优势门物种组成。真菌种群主要由子囊菌门（Ascomycota）、被孢霉门（Mortierellomycota）等优势门物种组成。随K_2SO_4施用量增加，变形菌门（Proteobacteria）、拟杆菌门（Bacteroidetes）等种群的相对丰度提高。其中，变形菌门（Proteobacteria）相对丰度显著提高，增幅为12.02%；酸杆菌门（Acidobacteria）、绿弯菌门（Chloroflexi）的相对丰度显著降低，降幅分别为13.03%和40.16%（图3.7a）。被孢霉门（Mortierellomycota）相对丰度显著升高，增幅为207.82%；子囊菌门（Ascomycota）相对丰度显著降低，降幅为22.29%（图3.7d）。

同时，本研究主要检测出65个细菌纲和23个真菌纲。其中，随K_2SO_4施用量增加，γ-变形杆菌纲相对丰度显著提高，增幅为32.24%；酸杆菌纲（Acidobacteria）相对丰度显著降低，降幅为44.64%（图3.7b）。被孢霉纲（Mortierellomycetes）相对丰度显著升高，增幅为207.82%；粪壳菌纲（Sordariomycetes）相对丰度显著降低，降幅为22.48%（图3.7e）。本研究主要检测出348个细菌属和118个真菌属。随着K_2SO_4施用量的增加，芽单胞菌属（Gemmatimonas）的相对丰度降低，降幅为16.94%；uncultured-bacterium-f-芽单胞菌科（uncultured-bacterium-f-Gemmatimonadaceae）的相对丰度增高，增幅为50.12%（图3.7c）。被孢霉属（Mortierella）相对丰度显著升高，增幅为211.01%；木霉属（Trichoderma）相对丰度降低，降幅为27.56%（图3.7f）。

（3）不同K_2SO_4施用量下三七种植土壤微生物种群组成与理化性质的相关性分析

在门水平及纲水平上，细菌及真菌物种相对丰度与pH值、TOM、CEC的Spearman相关性分析表明，门水平上三七种植土壤细菌中变形菌门（Proteobacteria）、疣微菌门（Verrucomicrobia）的相对丰度与土壤pH值、CEC呈显著正相关，绿弯菌门（Chloroflexi）的相对丰度与土壤pH值、CEC显著负相关（表3.2）；真菌被孢霉门（Mortierellomycota）的相对丰度与土壤pH值、CEC呈显著正相关，子囊菌门（Ascomycota）的相对丰度与土壤pH值、TOM、CEC呈显著负相关。在纲水平上，三七种植土壤细菌嗜酸细菌纲（Acidobacteriia）的相对丰度与土壤pH值、CEC呈显著负相关，疣微菌纲（Verrucomicrobiae）、变形菌纲（Deltaproteobacteria）的相对丰度与土壤pH值、CEC呈显著正相关；真菌孢霉纲（Mortierellomycetes）的相对丰度与土壤pH值、TOM、CEC呈显著正相关，粪壳菌纲（Sordariomycetes）、锤舌菌纲（Leotiomycetes）的相对丰度与土壤pH值、CEC呈显著负相关（表3.3）。

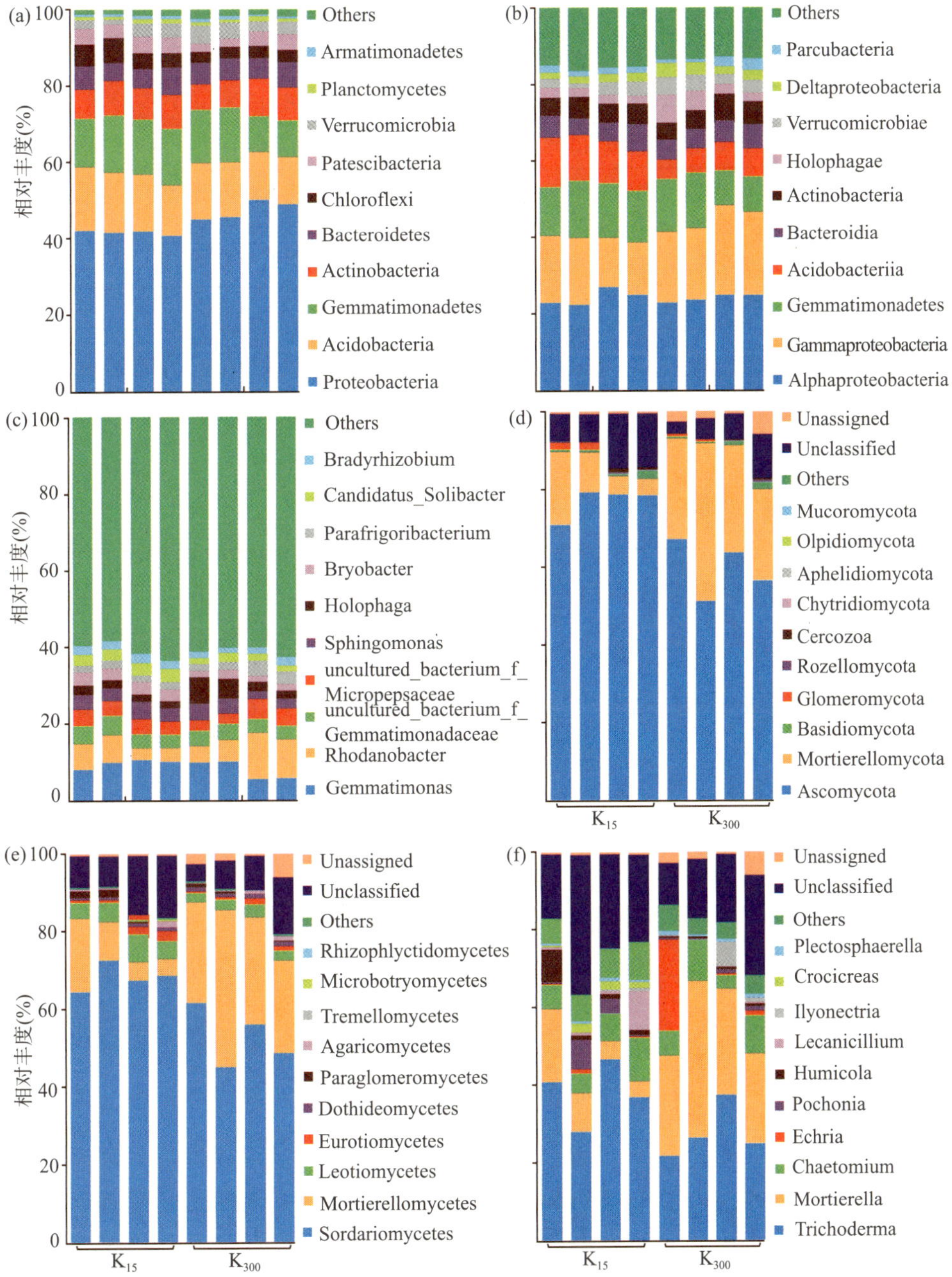

图3.7　不同K_2SO_4施用量处理对三七种植土壤细菌门(a)、纲(b)、属(c)，真菌门(d)、纲(e)、属(f)水平上组成及相对丰度的影响

(K_{15}：15 kg · hm^{-2}；K_{300}：300 kg · hm^{-2})

表3.2 不同K_2SO_4施用量对三七种植土壤门水平上微生物相对丰度与土壤理化性质的关系

细菌				真菌			
门	pH值	TOM	CEC	门	pH值	TOM	CEC
变形菌门	0.786*	0.857**	0.762*	子囊菌门	−0.833**	−0.667*	−0.857**
酸杆菌门	−0.095	0.214	−0.71	被孢霉门	0.714*	0.810	0.738*
绿弯菌门	−0.762*	−0.357	−0.738*	壶菌门	−0.595	−0.810*	−0.643
Patescibacteria 超门	−0.595	−0.810*	−0.571	—	—	—	—
疣微菌门	0.786*	0.310	0.762*	—	—	—	—

注：K_{15}：15 kg · hm^{-2}；K_{300}：300 kg · hm^{-2}。表中 * 和 ** 分别表示相关性达到 $P < 0.05$ 和 $P < 0.01$。

表3.3 不同K_2SO_4施用量下三七种植土壤纲水平上微生物相对丰度与土壤理化性质的关系

细菌				真菌			
纲	pH值	TOM	CEC	纲	pH值	TOM	CEC
丙酸杆菌纲	0.500	0.095*	0.548	粪壳菌纲	−0.833**	−0.667	−0.857**
嗜酸细菌纲	−0.905**	−0.643	−0.881**	真菌孢霉纲	0.714*	0.810*	0.738*
疣微菌纲	0.786*	0.310	0.762*	锤舌菌纲	−0.810*	−0.738*	−0.762*
变形菌纲	0.881**	0.571	0.857**	—	—	—	—

注：K_{15}：15 kg · hm^{-2}；K_{300}：300 kg · hm^{-2}。* 和 ** 分别表示相关性达到 $P < 0.05$ 和 $P < 0.01$。

对不同K_2SO_4施用量处理下三七种植土壤细菌优势属与土壤理化性质进行RDA分析得到图3.8。图3.8a中的第一排序轴可解释土壤细菌优势属的33.63%，第二排序轴可解释18.53%。第一排序轴与pH值、CEC的相关性系数分别达0.9559、0.8518，与TOM的相关性只有0.5322。第二排序轴与pH值、TOM、CEC的相关性系数分别为−0.2811、0.6396、−0.3379。由图3.2可知，三七种植土壤K_2SO_4施用量与土壤pH值、TOM、CEC呈正相关。因此，pH值、TOM、CEC为K_2SO_4处理下三七种植土壤细菌丰度的主要影响因子。为探究细菌优势属对土壤理化性质是否具有显著影响，对K_2SO_4处理下三七种植土壤细菌优势属与pH值、TOM、CEC进行Spearman相关性分析。结果表明，Holophaga、Candidatus_Solibacter、Bradyrhizobium与TOM的相关性P值分别为0.037、0.047和0.028，均小于0.05，说明Holophaga、Candidatus-Solibacter、Solibacter、Bradyrhizobium的相对丰度显著影响土壤有机质含量。

图3.8b中的第一排序轴可解释土壤真菌优势属的22.06%，第二排序轴可解释16.3%。第一排序轴与pH值、TOM、CEC的相关性系数分别高达0.7430、0.7634和0.851。第二排序轴与pH值、TOM、CEC的相关性系数显著影响，对K_2SO_4处理

下三七种植土壤真菌优势属与pH值、TOM、CEC进行Spearman相关性分析。结果表明，Trichoderma、Mortierella、Lecanicillium与TOM的相关性P值分别为0.021、0.150和0.004，均小于0.05，说明Trichoderma的相对丰度显著影响土壤有机质含量；Mortierella、Humicola、Lecanicillium、Crocicreas与pH值、CEC的相关性P值分别为0.047、0.037、0.028和0.002；0.037、0.021、0.021和0.004，均小于0.05，说明Trichoderma的相对丰度显著影响土壤pH值及阳离子交换量。

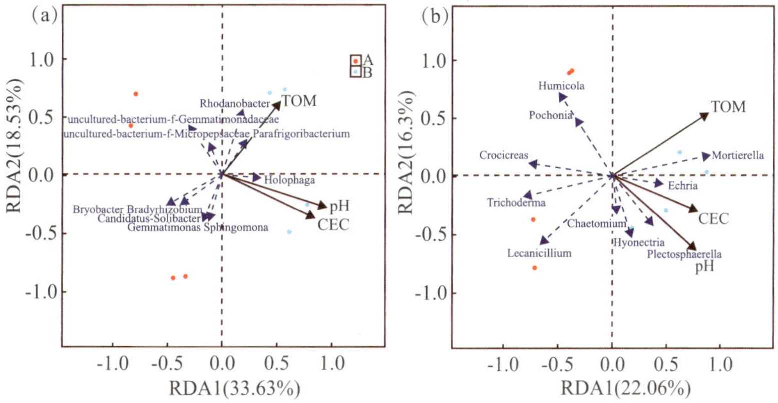

图3.8 不同K_2SO_4施用量对三七种植土壤微生物的影响（a.细菌；b.真菌）属水平与土壤理化性质的RDA分析

（K_{15}：15 kg · hm^{-2}；K_{300}：300 kg · hm^{-2}）

8. 大田条件下不同K_2SO_4施用量对三七种植土壤生物有效态Cd含量的影响

K_2SO_4处理可降低三七种植土壤生物有效态Cd含量（图3.9）。与K_{15}处理相比，K_{300}处理的三七种植土壤生物有效态Cd含量降幅为23.12%。

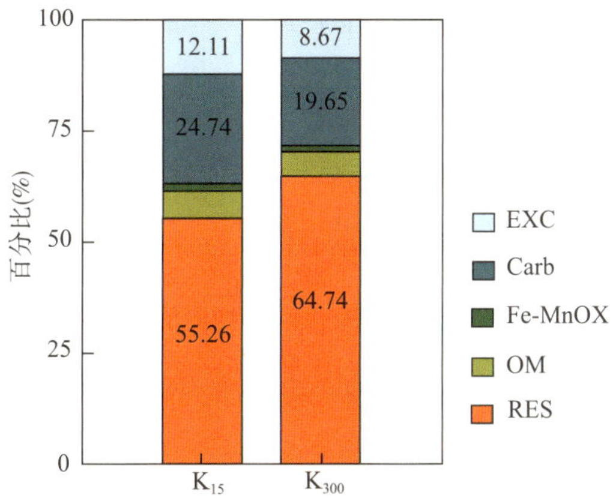

图3.9 K_2SO_4处理对三七种植土壤生物有效态Cd含量的影响

（K_{15}：15 kg · hm^{-2}；K_{300}：300 kg · hm^{-2}）

三七主根为主要药用部位，但云南地区三七药材及种植土壤Cd含量超标率分别为22.7%和35.14%。当Cd处理浓度超过三七的耐受阈值时（5 mg · kg^{-1}），三七生长发育会受到抑制，皂苷合成关键酶基因表达量显著降低，从而引起三七皂苷合成下调。因此，减少Cd在三七主根中的积累不但可以降低Cd元素对三七的毒害作用，亦可保持三七药材药效成分的稳定。

Miller等研究发现，生物可利用态Cd是土壤中可被植物吸收利用的Cd。土壤理化性质则是影响土壤重金属生物可利用态的主要因素。因而可以通过施肥来改善土壤理化性质进而达到在保障三七正常生长的同时也能够达到降低土壤中有效态重金属含量的目的。由于重金属可与OH^-形成难溶化合物，因此其对pH值变化敏感。通常在碱性条件下，土壤溶液中的重金属离子浓度也相对较低。因有机胶体对金属离子具有强烈的表面吸附与离子交换吸附以及螯合作用，土壤中腐殖质可促进重金属离子发生迁移，从而延缓其沉淀。CEC的大小主要取决于土壤有机质和黏土矿物的类型与数量，通常重金属的生物有效性随土壤CEC的增大而降低。

施肥对土壤理化性质具有显著的调节作用。如Agbede等人研究发现，施N、P、K混合肥可以改善山药种植土壤pH值、有机碳、氮、磷、钾含量等理化性质。钾肥不仅可通过吸附、交换土壤中的矿质元素改变其有效性，改善土壤理化性质，而且在调控土壤生物有效态Cd上亦发挥着重要作用。施用钾肥会调节烤烟土壤中酸性物质功能团，通过吸附作用螯合重金属离子，使土壤中Cd活性降低，从而减少生物可利用态Cd含量。土壤对K_2SO_4伴随阴离子SO_4^{2-}会产生专性吸附，增加土壤胶体所带的净负电荷以及土壤负电荷密度和负电势，增强土壤对Cd的吸附。同时，由于SO_4^{2-}可与Cd^{2+}形成$CdSO_4$沉淀，减少土壤中Cd的有效性，从而减少水稻对Cd的吸收。如前所述，盆栽试验发现三七种植土壤理化性质（pH值、TOM、CEC）随钾肥施用量的增加而显著升高，且土壤生物可利用态Cd含量随土壤理化性质值的升高而显著降低。同时，大田试验亦证明了以上结果。说明增施钾肥能够改善土壤理化性质的恶化，从而减少土壤中生物有效态Cd的含量。

施肥不但会影响土壤的理化性质，而且对土壤中微生物物种组成、丰度及其活性产生影响。姜晶晶等人发现，施用氮肥会使土壤由细菌型向真菌型进行转变，使土壤微生物种群数量及丰度降低。张承帅等研究发现，施用钾肥会使番茄种植土壤中微生物种群丰度及多样性降低。土壤微生物可以分解土壤及植物中的有机物，从而改变土壤有机质含量，为植物提供矿质营养物质。Yang等人研究发现，果园土壤中细菌的数量与土壤有机质等养分指标显著正相关。因此，土壤微生物是评价土壤理化性质的一个重要指标。另外，土壤微生物对土壤pH值也具有显著影响。Sait等研究发现，土壤酸杆菌门（Acidobacteria）的菌落发育可以影响土壤pH值，且两者呈显著负相关关系。

研究发现，大田试验条件下，随着K_2SO_4施用量增加，三七种植土壤细菌种群数量及多样性显著降低，但真菌种群及多样性没有明显变化。具体表现为，随施钾肥量增加，细菌酸杆菌门（Acidobacteria）相对丰度降低，其中嗜酸细菌纲（Acidobacteriia）相对丰度为显著降低；变形菌门（Proteobacteria）、拟杆菌门（Bacteroidetes）的相对丰度提高，变形菌门相对丰度为显著提高，增幅为12.02%（图3.7a）。真菌被孢霉门（Mortierellomycota）相对丰度显著升高；子囊菌门（Ascomycota）相对丰度显著降低（图3.7d）。这可能是因为施钾肥会使土壤营养物质增加，变形菌门和拟杆菌门能利用营养物质快速生长，使其相对丰度增加，同时酸杆菌门会因为钾肥施用量增加，而产生丰度降低的现象，从而抑制酸性成分产生，缓解土壤pH值的快速降低。除此之外，酸杆菌门亦属于贫瘠类群，会因营养物质丰富而产生生长缓慢的现象。

施肥不仅会使土壤理化性质产生变化，还可以通过影响土壤微环境来对土壤理化性质产生进一步的影响。三七种植土壤细菌酸杆菌门（Acidobacteria）中嗜酸细菌纲（Acidobacteriia）的相对丰度与土壤pH值、CEC呈显著负相关，真菌被孢霉门（Mortierellomycota）的相对丰度与土壤pH值、CEC呈显著正相关，子囊菌门（Ascomycota）的相对丰度与土壤pH值、TOM、CEC显著负相关。这是由于酸杆菌门中大多为嗜酸细菌，因施钾肥量增加，抑制嗜酸种群繁衍，使土壤pH值升高。被孢霉门参与土壤有机质矿化，分解进入土壤的作物残体和有机肥中的有机质，供给植物营养，故随其丰度增加而使土壤有机质含量增加。因此，随钾肥施用量增加，土壤微生物优势种群相对丰度发生了变化，改善了土壤理化性质的恶化，从而减少土壤中生物有效态Cd的含量。增施钾肥在改善了土壤理化性质的同时，亦改变了三七种植土壤微生物多样性及物种组成，使土壤理化性质随之得到间接改善，降低了三七种植土壤生物可利用态Cd含量，进而降低三七中Cd含量。

（二）N、K配施改善土壤理化性质

三七种植户为了提高产量在种植中普遍过量施用氮肥，习惯施用量为225～450 kg·hm^{-2}。杜彩艳等研究发现，三七种植地土壤碱解氮含量为100～420 mg·kg^{-1}，平均为214 mg·kg^{-1}，83%以上的种植地碱解氮含量超过150 mg·kg^{-1}。Liu及Zhu等研究发现，种植三七土壤闲置5年后碱解氮含量仍比新土高45%左右，甚至有些地区超过了290%。Wei等研究发现，当N用量达到450 kg·hm^{-2}后会加重土壤对三七的负反馈效应，从而加重连作障碍。过量施用氮肥会造成土壤的酸化，有机质含量及氧化还原电位降低，阳离子交换量下降等诸多土壤理化性质指标的恶化。因而，崔秀明团队又对N、K配施条件下对三七中Cd累积影响进行了系统的研究。

1. N、K配施对三七Cd吸收的影响

盆栽实验中，相同氮肥施用量条件下增施钾肥用量均能降低三七地上部和地下部Cd的累积量（图3.10）。与对照N_0K_0相比，氮肥施用量为0.3 g·kg^{-1}条件下，随钾肥施用量的增加（$K_{0.1}$、$K_{0.3}$和$K_{0.5}$）三七地下部Cd含量降幅分别为35.38%、44.53%和69.56%；地上部Cd含量降幅分别为46.68%、49.69%和64.65%。氮肥施用量为0.5 g·kg^{-1}条件下，随钾肥施用量的增加，三七地下部和地上部Cd含量降幅分别为0.52%、42.78%、58.02%和31.19%、45.19%、60.01%。

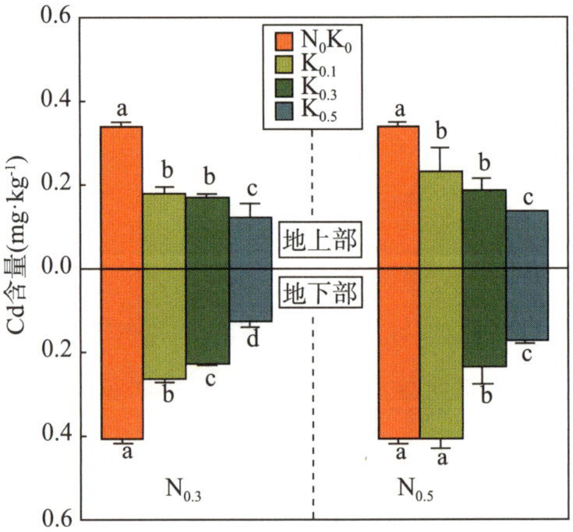

图3.10　盆栽条件下N、K配施对三七地上及地下部Cd含量的影响

（钾肥施用量：0.1 g·kg^{-1}、0.3 g·kg^{-1}和0.5 g·kg^{-1}）。处理方式如下：N_0K_0（CK，不施肥）、$N_{0.3}K_{0.1}$、$N_{0.3}K_{0.3}$、$N_{0.3}K_{0.5}$、$N_{0.5}K_{0.1}$、$N_{0.5}K_{0.3}$、$N_{0.5}K_{0.5}$。不同小写字母表示差异显著性达到$P<0.05$

大田实验中，三七各部位Cd含量均随钾肥施用量的增加而降低（图3.11）。当氮肥施用量为N_1时，与对照N_0K_0相比，各处理组（K_1、K_2和K_3）三七主根Cd含量分别降低6.53%、49.36%和59.08%；剪口Cd含量分别降低23.17%、28.39%和44.38%，筋条Cd含量分别降低41.03%、45.43%、56.34%。当氮肥施用量为N_2时，各处理组（K_1、K_2和K_3）三七主根Cd含量分别降低0.82%、42.03%和54.39%；剪口Cd含量分别降低8.37%、20.47%和26.54%，筋条Cd含量分别降低8.21%、19.74%和52.27%。

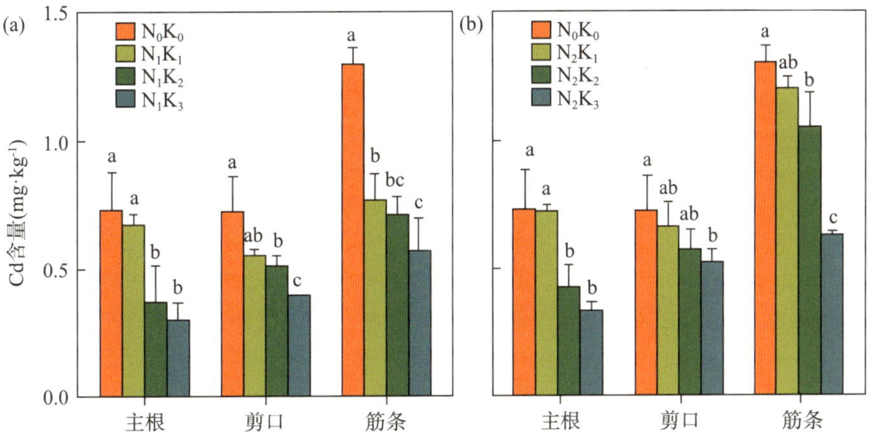

图3.11　大田条件下施N量为N_1（a）和N_2（b）情况下不同钾肥用量对三七主根Cd含量的影响

［大田试验采用了当前三七种植氮肥习惯施用量，2016年2年生三七施用量为300 kg · hm^{-2}（N_1）和2017年3年生三七施用量为450 kg · hm^{-2}（N_1）；同时设置了减少氮肥施用量处理，2016年2年生三七施用量为150 kg · hm^{-2}（N_2），2017年3年生三七施用量为225 kg · hm^{-2}（N_2）。三个K水平，2016年，2年生三七施肥量分别为30 kg · hm^{-2}（K_1）、150 kg · hm^{-2}（K_2）、300 kg · hm^{-2}（K_3）；2017年，3年生三七施肥量分别为45 kg · hm^{-2}（K_1）、255 kg · hm^{-2}（K_2）、450 kg · hm^{-2}（K_3）。氮钾肥配施处理如下：N_0K_0、N_1K_1、N_1K_2、N_1K_3、N_2K_1、N_2K_2、N_2K_3。不同小写字母表示差异显著性达到$P<0.05$］

2. N、K配施对三七总皂苷含量的影响

在盆栽实验中，在施N量为0.3 g · kg^{-1}时，随钾肥施用量增加（$K_{0.1}$、$K_{0.3}$和$K_{0.5}$），三七主根五种皂苷含量之和分别为6.35%、6.74%和7.09%。与对照组N_0K_0相比增幅分别为4.10%、10.49%和16.23%；当施N量为0.5 g · kg^{-1}时，三七五种皂苷含量增幅分别为1.80%、6.39%和12.62%（图3.12a）。大田实验中，施N量为N_1时，与对照组（N_0K_0）相比，各处理组（K_1、K_2和K_3）三七皂苷含量分别增加了6.32%、30.26%和38.80%；施N量为N_2，与对照组（N_0K_0）相比各处理组（K_1、K_2和K_3）

三七皂苷含量分别增加了0.34%、26.32%和35.04%（图3.12b）。

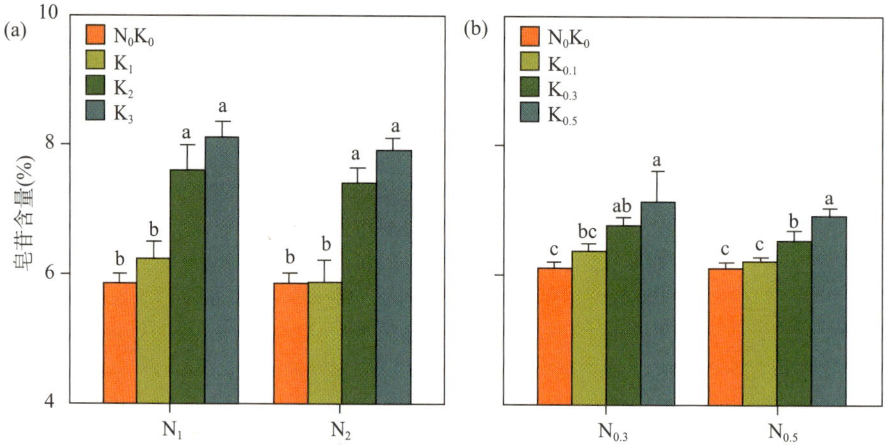

图3.12 盆栽（a）及大田条件（b）下N、K配施对三七主根总皂苷含量影响

[大田：采用当前三七种植氮肥习惯施用量，2016年2年生三七施用量为300 kg · hm^{-2}（N_1）和2017年3年生三七施用量为450 kg · hm^{-2}（N_1）；同时设置了减少氮肥施用量的处理，2016年2年生三七施用量为150 kg · hm^{-2}（N_2），2017年3年生三七施用量为225 kg · hm^{-2}（N_2）。三个K水平，2016年2年生三七施肥量分别为30 kg · hm^{-2}（K_1）、150 kg · hm^{-2}（K_2）、300 kg · hm^{-2}（K_3）；2017年3年生三七施肥量分别为45 kg · hm^{-2}（K_1）、255 kg · hm^{-2}（K_2）、450 kg · hm^{-2}（K_3）。氮、钾肥配施处理如下：N_0K_0、N_1K_1、N_1K_2、N_1K_3、N_2K_1、N_2K_2、N_2K_3。盆栽：N：0.3 g · kg^{-1}和0.5 g · kg^{-1}，K：0.1 g · kg^{-1}、0.3 g · kg^{-1}和0.5 g · kg^{-1}；处理方式如下：N_0K_0、$N_{0.3}K_{0.1}$、$N_{0.3}K_{0.3}$、$N_{0.3}K_{0.5}$、$N_{0.5}K_{0.1}$、$N_{0.5}K_{0.3}$、$N_{0.5}K_{0.5}$。不同小写字母表示差异显著性达到$P<0.05$]

3. N、K配施对三七种植土壤理化性质的影响

盆栽及大田实验条件下，与对照组（N_0K_0）相比，施用氮肥会显著降低三七种植土壤pH值、TOM值和CEC值，相同钾肥施用量下氮肥施用量越高造成土壤理化性质的恶化程度越明显。而施用钾肥能够缓解氮肥造成的土壤理化性质恶化，而且随着钾肥施用量的增加而得到明显改善（图3.13）。

盆栽实验条件下，当氮肥施用量为0.3 g · kg^{-1}时，随着钾肥施用量的增加（$K_{0.1}$、$K_{0.3}$及$K_{0.5}$），三七种植土壤pH值降幅分别为9.12%、6.45%和5.33%；当氮肥施用量为0.5 g · kg^{-1}时，三七种植土壤pH值降幅分别为10.16%、8.97%和8.23%。与对照组（N_0K_0）相比，当氮肥施用量为0.3 g · kg^{-1}时，TOM值降幅分别为10.37%、5.11%和4.12%；当氮肥施用量为0.5 g · kg^{-1}时，三七种植土壤TOM值降幅分别为19.66%、18.89%和17.82%。与对照组（N_0K_0）相比，当氮肥施用量

为0.3 g · kg^{-1}时，三七种植土壤CEC值降幅分别为1.74%、−0.42%和−2.22%；当氮肥施用量为0.5 g · kg^{-1}时，三七种植土壤CEC值降幅分别为6.51%、4.92%和4.80%。

大田实验条件下，与对照组（N_0K_0）相比，当氮肥施用量为N_1时，三七种植土壤pH值、TOM值、CEC值降幅分别为17.29%、13.74%和12.69%；19.41%、5.56%和1.74%；9.74%、6.50%和5.18%；当氮肥施用量为N_2时，三七种植土壤pH值、TOM值、CEC值降幅分别为21.27%、20.72%和13.74%；20.74%、7.08%和5.47%；14.23%、11.64%和7.76%。

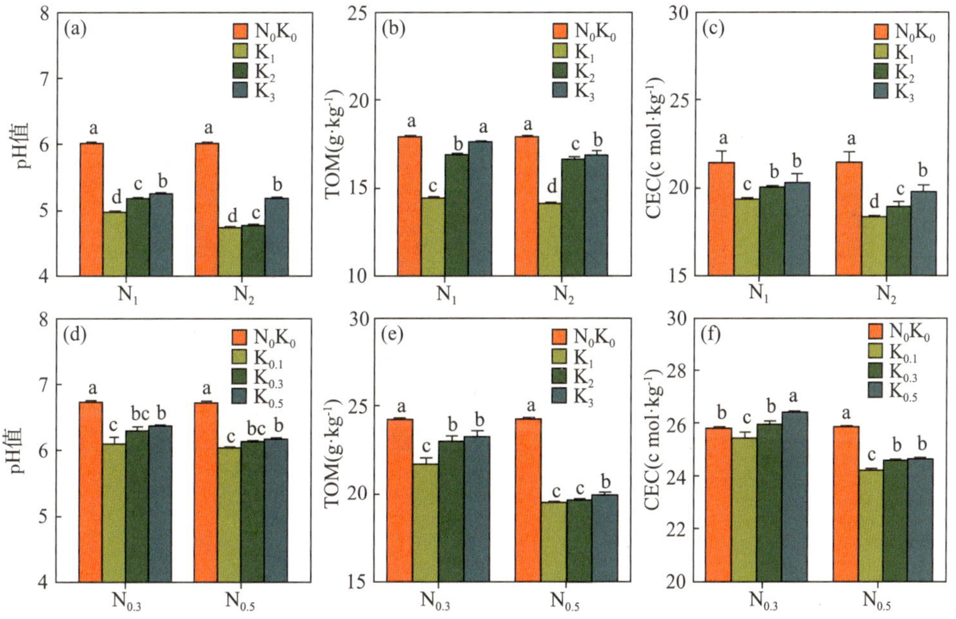

图3.13　盆栽及大田条件下，N、K配施对三七种植土壤理化性质的影响

［（a）盆栽实验三七种植土壤pH值；（b）TOM值；（c）CEC值；（d）大田实验三七种植土壤pH值；（e）TOM值；（f）CEC值。大田：采用当前三七种植氮肥习惯施用量，2016年2年生三七施用量为300 kg · hm^{-2}（N_1）和2017年3年生三七施用量为450 kg · hm^{-2}（N_1）；同时设置了减少氮肥施用量处理，2016年2年生三七施用量为150 kg · hm^{-2}（N_2），2017年3年生三七施用量为225 kg · hm^{-2}（N_2）。三个钾肥水平，2016年2年生三七施肥量分别为30 kg · hm^{-2}（K_1）、150 kg · hm^{-2}（K_2）和300 kg · hm^{-2}（K_3）；2017年3年生三七施肥量分别为45 kg · hm^{-2}（K_1）、255 kg · hm^{-2}（K_2）和450 kg · hm^{-2}（K_3）。氮、钾肥配施处理如下：N_0K_0、N_1K_1、N_1K_2、N_1K_3、N_2K_1、N_2K_2、N_2K_3；盆栽处理如下：N：0.3 g · kg^{-1}和0.5 g · kg^{-1}，K：0.1 g · kg^{-1}、0.3 g · kg^{-1}和0.5 g · kg^{-1}；处理方式如下：N_0K_0、$N_{0.3}K_{0.1}$、$N_{0.3}K_{0.3}$、$N_{0.3}K_{0.5}$、$N_{0.5}K_{0.1}$、$N_{0.5}K_{0.3}$、$N_{0.5}K_{0.5}$。不同小写字母表示差异显著性达到$P < 0.05$］

4. N、K配施对三七种植土壤Cd形态的影响

盆栽实验及大田实验均表明，同对照处理组相比，施用氮肥能够促进土壤中生物有效态Cd含量的增加，且氮肥施用量越大生物有效态Cd含量越高。相同氮肥施用量下，生物可利用态Cd含量均随钾肥施用量的增加而降低。当氮肥施用量为0.3 g · kg^{-1}时，与对照组N_0K_0相比，随钾肥施用量的增加（$K_{0.1}$、$K_{0.3}$及$K_{0.5}$）土壤生物有效态Cd含量降幅分别为−3.75%、11.11%和14.02%；当氮肥施用量为0.5 g · kg^{-1}时，土壤生物有效态Cd含量降幅分别为−7.36%、−5.11%和3.70%。当氮肥施用量为N_1时，土壤生物有效态Cd含量降幅分别为−24.03%、−8.10%和5.45%；当氮肥施用量为N_2时，与对照组N_0K_0相比，土壤生物有效态Cd含量降幅分别为−25.66%、−11.20%和2.19%。

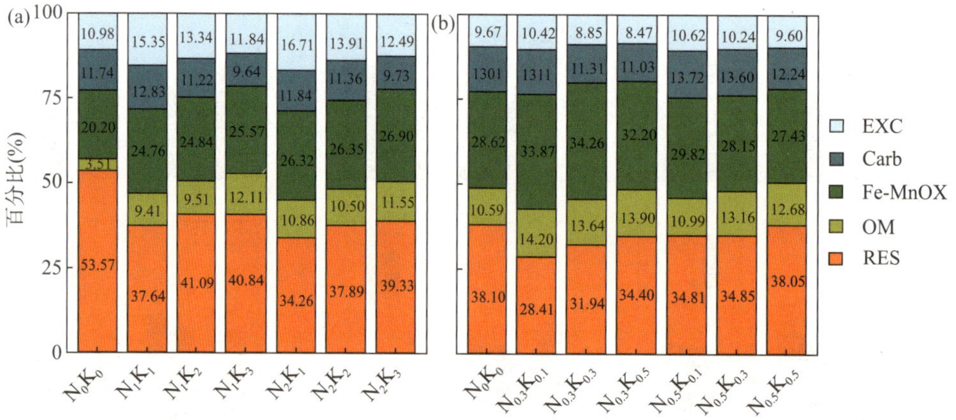

图3.14 盆栽（a）及大田条件（b）下氮钾肥配施对三七种植土壤Cd赋存形态比例的影响

（大田：采用了当前三七种植氮肥习惯施用量，2016年2年生三七施用量为300 kg · hm^{-2}（N_1）和2017年3年生三七施用量为450 kg · hm^{-2}（N_1）；同时设置了减少氮肥施用量处理，2016年2年生三七施用量为150 kg · hm^{-2}（N_2），2017年3年生三七施用量为225 kg · hm^{-2}（N_2）。三个钾肥水平，2016年2年生三七施肥量分别为30 kg · hm^{-2}（K_1）、150 kg · hm^{-2}（K_2）和300kg · hm^{-2}（K_3）；2017年3年生三七施肥量分别为45 kg · hm^{-2}（K_1）、255 kg · hm^{-2}（K_2）和450 kg · hm^{-2}（K_3）。氮、钾肥配施处理如下：N_0K_0、N_1K_1、N_1K_2、N_1K_3、N_2K_1、N_2K_2、N_2K_3。盆栽处理如下：N：0.3 g · kg^{-1}和0.5 g · kg^{-1}，K：0.1 g · kg^{-1}、0.3 g · kg^{-1}和0.5 g · kg^{-1}；处理方式如下：N_0K_0、$N_{0.3}K_{0.1}$、$N_{0.3}K_{0.3}$、$N_{0.3}K_{0.5}$、$N_{0.5}K_{0.1}$、$N_{0.5}K_{0.3}$、$N_{0.5}K_{0.5}$）

通过盆栽试验和大田试验证明，施用钾肥可促进三七主根中皂苷的累积。这是由于三七皂苷生物合成途径的底物来源于碳水化合物的糖酵解产物，而增加钾肥施用量能够促进三七中碳水化合物的累积。因此，在三七种植过程中应适当提高钾肥施用量以提高皂苷累积量。

Chen等人研究，土壤中生物有效态Cd才能被作物所吸收，而施用钾肥会对土壤中生物有效态Cd含量产生显著影响。Wang等人研究发现，增施钾肥（K_2O）能降低土壤中生物有效态Cd含量，减少小麦根中Cd的累积。随着K_2SO_4施用量的升高，土壤F（EXC）Cd含量随之显著降低，F（RES）Cd含量则随之提高，EXC Cd含量与K含量呈显著负相关关系，同时伴随着小麦全株中Cd含量的降低。但Wang等人研究发现，低或高水平（0.25 mM或1 mM）$KHCO_3$处理可显著促进烟草中Cd的累积，中等施用量（0.5 mM）却降低Cd的累积。这可能是由于土壤对K有很强的选择性吸附能力，土壤溶液中K离子可以与Cd竞争吸附位点，降低土壤对Cd的吸附，增加土壤溶液中Cd的含量。如宋正国等人研究发现，随着KNO_3处理浓度的升高，土壤对Cd的吸附能力变弱，并促进小油菜对Cd的吸收。通过田间调查发现，随着土壤及三七中K含量的升高，三七主根中Cd含量随之显著降低。三七种植土壤中速效钾及总钾含量与生物有效态Cd含量亦呈显著的负相关关系，即增加钾肥施用量可减少能够被三七所吸收的生物有效态Cd的量，使其不易被三七所吸收，从而降低Cd在三七中的累积。盆栽及大田试验进一步证明了这一发现。

土壤理化性状是影响土壤重金属生物有效性的重要因素。因而适当的改善土壤理化性状在保障三七正常生产的同时也能够达到降低土壤中有效态重金属含量的目的。pH值是影响Cd^{2+}吸附的关键因子，且随土壤pH值升高对Cd^{2+}的吸附能力增强。pH值升高导致土壤中OH^-的增多，土壤中氧化物胶体吸附和结合能力增强，H^+释放增加，土壤对Cd^{2+}的吸附随之增加，即Cd沉淀增多。除此之外，由于Cd^{2+}自身电子层的特点，导致其易水解，pH值升高有利于水解反应进行，且$CdOH^-$的存在可能使土壤对Cd^{2+}的吸附进一步提升，故残渣态Cd含量升高，从而导致生物有效态Cd含量降低。TOM浓度的增大能提高土壤pH值，使土壤固相有机质对重金属的吸附位点增加，有机物与重金属形成难溶性的沉淀物质，从而降低自由离子的活度系数，使交换态重金属的含量减少。CEC值的大小主要取决于土壤有机质和黏土矿物的类型与数量，通常重金属的生物有效性随土壤CEC值的增大而降低。随着三七种植土壤总钾及速效钾含量的升高，土壤pH值及TOM值随之显著升高，而三七主根中Cd含量则随土壤pH值、TOM值、CEC值的升高而显著降低。盆栽及大田实验表明，相同氮肥施用量下，随着钾肥施用量的增加，三七种植土壤的pH值、TOM值、

CEC值随之显著升高。说明增施钾肥能够减轻施用氮肥造成的土壤理化性状的恶化，从而减少土壤中生物有效态Cd的含量。

三七Cd累积量的减少一方面是由于土壤的供Cd能力变弱，另一方面是对Cd的吸收能力降低。另外，还存在一个十分有趣的现象，施用钾肥造成的土壤中生物有效态Cd含量降幅为-25.66%～14.02%，而三七中Cd含量降幅为0.52%～69.56%，两者间的巨大差异说明，降低Cd在三七中累积存在其他机制。我们认为施用钾肥在降低土壤生物有效态Cd供应能力的同时也降低了三七对Cd的吸收能力，二者协同发挥作用。但K是通过降低Cd在三七根细胞壁中的累积或是降低了Cd转运蛋白的内向转运能力，或是两者共同发挥作用及两者在降低Cd含量中的贡献分别是多少尚不得而知，具体作用机制等仍需大量试验数据加以验证。

减少当前三七种植模式下的氮肥施用量不但能够保障三七产量和品质不降低，而且能够减轻土壤理化性状的恶化。增施钾肥可以改善施用氮肥造成的三七种植土壤理化性值的恶化，从而降低生物可利用态Cd含量，进而减少三七对土壤中Cd的富集，同时还可以促进三七中皂苷的累积。

（三）K减少Cd在三七细胞壁中的累积

植物吸收的重金属主要累积在细胞壁和液泡中。如黑燕麦将Cd隔离在液泡中，防止其渗入细胞质对细胞造成毒害。东南景天通过促使细胞壁中果胶含量升高而增强根系细胞壁中Cd的滞留量。Cd可以增加亚麻果胶甲酯酶（PME）活性并减少果胶甲基化，从而将Cd固定在细胞壁中。杨野等的研究显示，Cd主要累积于三七地下部分须根的细胞壁果胶中。因此降低三七根部细胞壁果胶含量和提高细胞壁果胶甲基化程度是减少三七根部Cd积累的有效途径。

油菜素内酯（Brassinosteroids，BRs）被认为是具有调控植物生长发育作用的第六大类植物内源激素，在生产中应用广泛。Anwar等认为，BRs能增强植物的抗重金属胁迫能力，表现为提高抗氧化酶及非酶系统的活性，减少活性氧类物质的含量；降低Cd、Pb等重金属的累积；缓解重金属胁迫对植物株高、叶绿素含量、光合速率造成的抑制作用。有研究表明，BRs可以促进铁在黄瓜根部的累积。还有报道指出，BRs可以调节K^+通道和K^+转运蛋白基因。BRs信号通路也会响应PME调节的果胶代谢并改变细胞壁结构，从而影响细胞伸长。

杨野等发现K可以通过降低Cd胁迫诱导的BR信号强度来抑制三七BRs含量的升高，进而减弱该信号途径上调的三七根细胞壁果胶的去甲酯化及合成代谢，最终减少Cd的累积。本节将从K对Cd胁迫下三七根部油菜素内酯含量的影响，以及外源Epibrassinolide（EBL）和K对Cd胁迫下三七根部细胞壁果胶代谢的调控、果胶含量及Cd含量的影响等方面详述K降低Cd在三七中累积的调控机理。这些研究结果能够从一个全新的视角阐明K调控三七Cd累积的遗传机理，并丰富三七抗Cd胁迫研究，为通过向高Cd含量三七种植土壤中科学施用钾肥降低Cd累积这一生产技术提供理论支撑。

1. KCl能够降低Cd在三七中的累积

KCl、K_2SO_4和KNO_3对三七主根、剪口和筋条中的Cd含量影响见图3.15a。与Cd处理相比，KCl、K_2SO_4、KNO_3处理下主根Cd含量分别降低71.38%、42.69%和37.48%；剪口中的Cd含量降幅分别为67.80%、43.14%和32.90%；筋条中Cd含量降幅分别为41.78%、40.84%和42.60%。由此可见，KCl降低Cd胁迫下三七根部Cd含量效果最佳。

与Cd处理组相比，不同浓度KCl处理均能降低三七主根、剪口、筋条中的Cd含量（图3.15b）。与Cd处理相比，5 mM、10 mM和20 mM处理下三七主根中Cd含量降幅分别为35.30%、71.38%和67.04%；剪口中Cd含量降幅分别为41.28%、67.80%和65.25%；筋条中Cd含量降幅分别为41.01%、41.78%和58.98%。可见，10 mM的钾处理降低Cd胁迫下三七根部Cd含量效果最佳。

2. KCl能够抑制Cd诱导的三七根中BRs的累积

KCl可以有效抑制因Cd胁迫诱导的三七根部BRs合成基因的表达上调。与Cd处理相比，外源KCl处理下三七根部BRs合成途径相关基因*PnDET2*、*PnROT3*、*PnP450*、*PnBR6OX1*表达量下降65.61%、52.02%、47.36%和55.16%（图3.16a）。KCl处理能够有效降低Cd胁迫下三七根部BRs含量。外源KCl处理下三七主根、剪口和须根中BRs含量分别比Cd处理降低29.62%、31.49%和28.49%（图3.16b）。

3. KCl、外源EBL和BRz处理对Cd胁迫下*PnPME1*表达的影响

KCl处理可使Cd胁迫下果胶合成基因*PnPME1*的表达下降57.04%。添加外源EBL可上调*PnPME1*，使*PnPME1*表达量增加49.11%。BRz下调了*PnPME1*的表达，与外源EBL处理相比，*PnPME1*的表达降低了93.21%（图3.16c）。

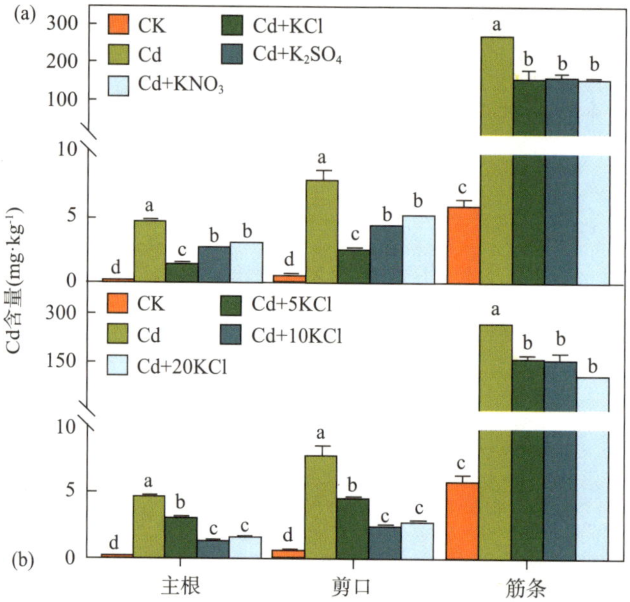

图3.15　不同种类钾肥（a）及不同浓度KCl处理（b）对三七根Cd含量的影响

（培养液处理：CK：0 μM $CdCl_2$；Cd：10 μM $CdCl_2$；Cd+KCl：10 μM $CdCl_2$+10 mM KCl；Cd+ KNO_3：10 μM $CdCl_2$+10 mM KNO_3；Cd+ K_2SO_4：10 μM $CdCl_2$+5 mM K_2SO_4；Cd+5KCl：10 μM $CdCl_2$+5 mM KCl；Cd+10KCl：10 μM $CdCl_2$+10 mM KCl；Cd+20KCl：10 μM $CdCl_2$+20 mM KCl。不同小写字母表示差异显著性达到 $P<0.05$）

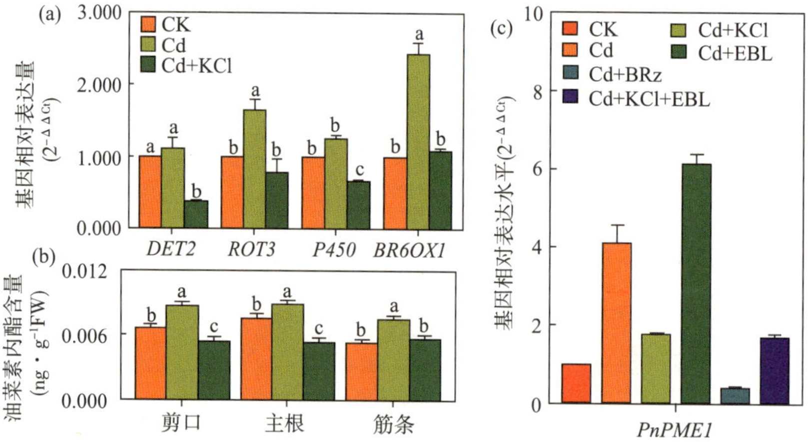

图3.16　KCl对Cd胁迫下三七根部BRs含量及相关合成基因表达量的影响

（培养液处理：CK：0 μM $CdCl_2$；Cd：10 μM $CdCl_2$；Cd+KCl：10 μM $CdCl_2$+10 mM KCl；Cd+EBL：10 μM $CdCl_2$+0.1 mg · L^{-1} EBL；Cd+KCl+EBL：10 μM $CdCl_2$+10 mM KCl+0.1 mg · L^{-1} EBL；Cd+BRz：10 μM $CdCl_2$+10 μM BRz。不同小写字母表示差异显著性达到 $P<0.05$）

4. KCl、外源EBL和BRz处理对Cd胁迫下三七根部果胶含量的影响

KCl处理能抑制Cd胁迫诱导的三七根部果胶的累积，三七主根、剪口和筋条中果胶糖醛酸含量分别比Cd处理降低12.21%、19.13%和17.72%（图3.17a）；果胶总糖含量分别降低25.56%、44.53%和36.00%（图3.17b）。外源EBL处理能够促进Cd胁迫下三七根部果胶的累积，三七主根、剪口和筋条中果胶糖醛酸含量分别比Cd处理升高24.76%、28.46%和21.46%（图3.17a）；果胶总糖含量分别升高21.96%、27.56%和16.69%（图3.17b）。BRz起负调节作用，它可以降低根部果胶含量，三七主根、剪口、筋条中果胶糖醛酸含量分别比Cd处理降低21.92%、6.59%和35.70%（图3.17a）；果胶总糖含量分别降低12.79%、23.14%和23.38%（图3.17b）。

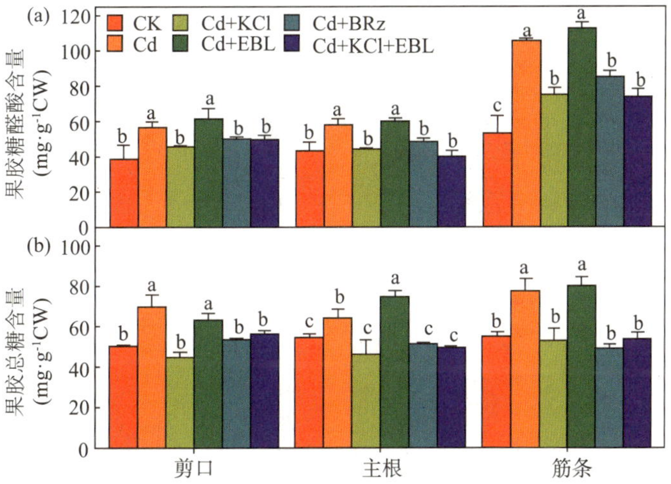

图3.17 KCl、外源EBL和BRz处理对Cd胁迫下三七根部果胶含量的影响

（培养液处理：CK：0 μM $CdCl_2$；Cd：10 μM $CdCl_2$；Cd+KCl：10 μM $CdCl_2$+10 mM KCl；Cd+EBL：10 μM $CdCl_2$+0.1 mg · L^{-1} EBL；Cd+KCl+EBL：10 μM $CdCl_2$+10 mM KCl+0.1 mg · L^{-1} EBL；Cd+BRz：10 μM $CdCl_2$+10 μM BRz。不同小写字母表示差异显著性达到$P<0.05$）

5. KCl、外源EBL和BRz处理对Cd胁迫下三七根部细胞壁PME活性及果胶甲基化程度的影响

Cd胁迫可诱导三七根部PME活性上升，但KCl处理能够显著降低三七根部的PME活性。与Cd单独处理相比，KCl处理下PME活性在主根、剪口、筋条中分别降低76.28%、27.11%和43.43%（图3.18）。同时，KCl处理还能够促进果胶甲基化程度的增加。与Cd单独处理相比，KCl处理下的果胶甲基化程度在主根、剪口、筋条中分别提高15.52%、61.51%和41.96%（图3.18）。

而外源EBL处理可使Cd胁迫下三七根部的PME活性显著增加。与单独Cd处理相比，添加EBL下PME活性在主根、剪口和筋条中分别提高22.29%、43.11%和18.93%（图3.18a）。同时，外源EBL处理还能显著降低Cd胁迫下的果胶甲基化程度。与单独Cd处理相比，添加EBL的果胶甲基化程度在主根、剪口、筋条中分别降低21.33%、25.19%和39.31%（图3.18）。BRz可以降低PME活性并提高根部果胶甲基化程度，与Cd处理相比，PME活性在主根、剪口和筋条中分别降低35.49%、27.92%和24.24%（图3.18）。同时，KCl处理还能够促进果胶甲基化程度的增加。与Cd单独处理相比，KCl处理下的果胶甲基化程度在主根、剪口和筋条中分别提高39.96%、8.83%和81.03%（图3.18）。

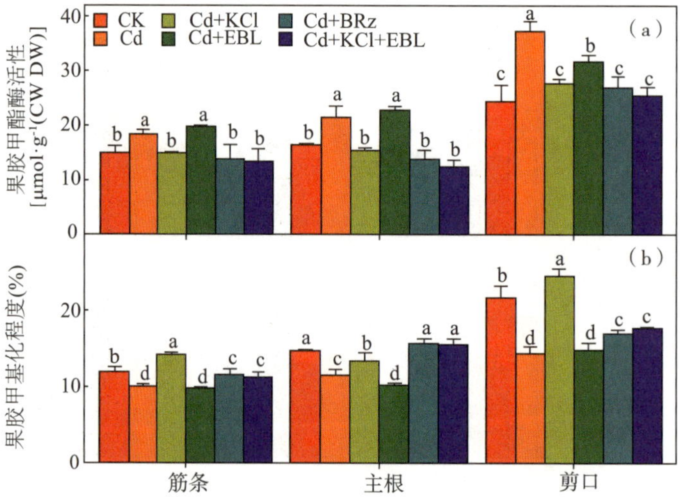

图3.18　KCl、外源EBL和BRz处理对Cd胁迫下三七根部PME活性及果胶甲基化程度的影响

（培养液处理：CK：0 μM $CdCl_2$；Cd：10 μM $CdCl_2$；Cd+KCl：10 μM $CdCl_2$+10 mM KC；Cd+EBL：10 μM $CdCl_2$+0.1 mg · L^{-1} EBL；Cd+KCl+EBL：10 μM $CdCl_2$+10 mM KCl+0.1 mg · L^{-1} EBL；Cd+BRz：10 μM $CdCl_2$+10 μM BRz。不同小写字母表示差异显著性达到$P < 0.05$）

6. KCl、外源EBL和BRz处理对Cd胁迫下三七根部细胞壁Cd含量的影响

Cd胁迫下，三七主根、剪口和筋条细胞壁各组分的Cd含量均显著提高，而KCl则可以显著降低Cd在细胞壁中的积累。与单独Cd处理相比，添加钾处理后主根、剪口和筋条中果胶Cd含量分别降低8.78%、62.74%和6.11%（图3.19a）；半纤维素1中Cd含量分别降低5.87%、4.89%和12.03%（图3.19b）；半纤维2中Cd含量分别降低5.54%、28.72%和6.90%（图3.19c）；纤维素中Cd含量分别降低34.43%、21.91%和37.41%（图3.19d）。

外源添加EBL处理后，Cd胁迫下三七主根、剪口和筋条细胞壁各组分中的Cd含量均显著提高。与单独Cd处理相比，添加EBL处理后主根、剪口和筋条中果胶Cd含量分别升高29.03%、28.74%和49.18%（图3.19a）；半纤维素1中Cd含量分别升高43.22%、25.52%和31.57%（图3.19b）；半纤维2中Cd含量分别升高36.09%、24.36%和28.28%（图3.19c）；纤维素中Cd含量分别升高26.51%、34.79%和31.51%（图3.19d）。BRz可有效降低根部细胞壁中Cd含量，与Cd处理相比，主根、剪口和筋条中果胶Cd含量分别降低27.89%、58.16%和32.20%；半纤维素1中Cd含量分别降低5.45%、24.59%和8.03%（图3.19b）；半纤维2中Cd含量分别降低15.54%、18.72%和26.90%（图3.19c）；纤维素中Cd含量分别降低36.43%、39.91%和37.41%（图3.19d）。

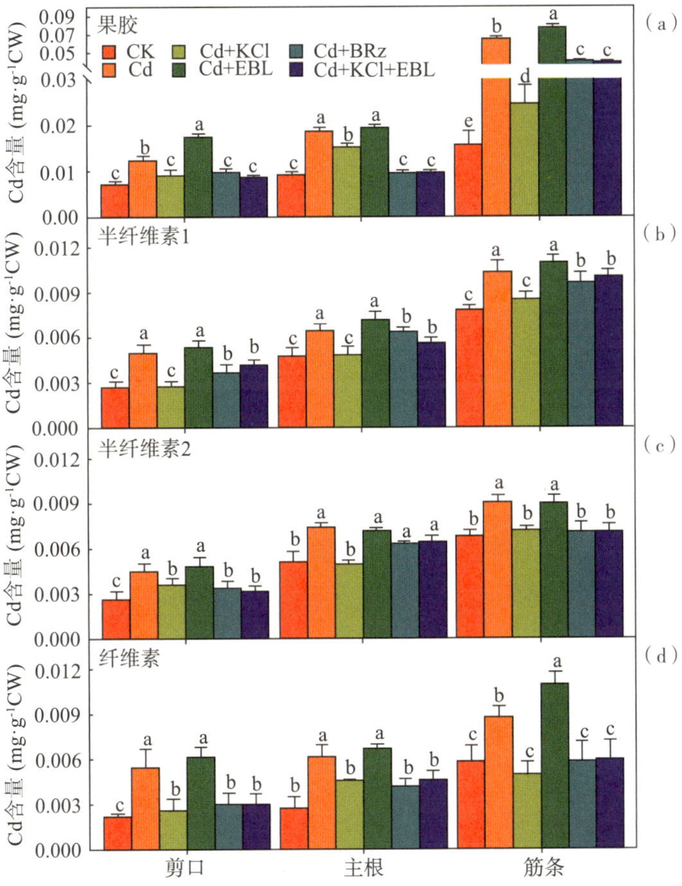

图3.19 KCl及外源EBL对Cd胁迫下三七根部细胞壁中Cd含量的影响

（培养液处理：CK：0 μM $CdCl_2$；Cd：10 μM $CdCl_2$；Cd+KCl：10 μM $CdCl_2$+10 mM KCl；Cd+EBL：10 μM $CdCl_2$+0.1 mg · L^{-1} EBL；Cd+KCl+EBL：10 μM $CdCl_2$+10 mM KCl+0.1 mg · L^{-1} EBL；Cd+BRz：10 μM $CdCl_2$+10 μM BRz。不同小写字母表示差异显著性达到$P<0.05$）

降低植物中Cd含量的措施主要是通过减少特定部位Cd的吸收或积累而实现的。这些措施主要分为从基因角度改变植物遗传特性的遗传育种法和通过改变外界条件间接影响基因表达的栽培法。如Ueno等人通过超表达水稻根部*OsHMA3*基因，把Cd固定至根部液泡中，从而减少Cd向地上部分的转运，最终显著降低了Cd在水稻籽粒中的含量。Uraguchi等人将水稻茎节中负责将Cd从韧皮部向籽粒转运的*OsLCT1*基因敲除后，水稻籽粒Cd含量明显减少。此外，在Cd胁迫下向植物中添加N可显著下调*NRAMP*的表达，*NRAMP*参与大麦的Cd转运，因而可减少Cd从地下到地上部的转运。三七是中国药典收录药材，通过培育转基因品种来解决Cd超标是违法的。因此，通过改变栽培措施来减少Cd的积累或改变其积累位点是一个更有前景的研究方向。

果胶是一种富含半乳糖醛酸的多糖，它是细胞壁中的主要成分，对重金属具有很强的结合能力。果胶中半乳糖醛酸类多糖通常以甲酯化形态储存在细胞壁中。在Cd等重金属胁迫下，PME活性会显著升高，促使果胶去甲基化，生成游离的羧基，从而对金属离子产生结合能力。因此，降低三七根部细胞壁果胶含量或降低对Cd的结合能力是减少三七中Cd含量的重要途径。BR作为一种类固醇类植物激素，可与其他植物激素协同作用参与植物的生长发育及抗逆胁迫。外源EBL可降低高浓度Cd对油菜光合作用的影响，BRs可通过提高SOD、CAT、APX、GPX等氧化酶活性和增加脯氨酸积累，降低Cd对植物生长的抑制作用。此外，BRs还参与调控植物细胞壁代谢，以此应对逆境胁迫。如BRs能够上调果胶甲酯酶基因PMEs的表达。BRs还可以通过提高拟南芥*PME41*活性而增强其抗寒能力。*PME1-OX*过表达，拟南芥PME活性受到抑制，植物器官形态发生畸形，但BRs途径中的BRI1激酶结构突变体可使其甲酯化程度降低，提高PME活性，最终使植物器官形态恢复正常。

从上述研究可以发现，EBL可以提高Cd胁迫下三七根部细胞壁果胶PME活性，使甲基化程度进一步降低，从而增加Cd在细胞壁中的累积。这一发现表明，EBL可通过增加果胶含量，提高Cd与果胶的结合能力，从而将Cd固定于细胞壁中。EBL是生产中大量施用的植物激素，主要用于提高作物抗性和产量。但这些数据提示，三七生产中施用EBL可能会导致Cd的累积，带来重金属污染风险，因此需谨慎施用。BRs合成抑制剂BRz会增加果胶甲基化程度并降低根中PME活性，随着果胶含量的降低和果胶甲基化程度的增加，使细胞壁中的Cd含量降低。因此，通过抑制BRs信号通路来降低Cd胁迫下细胞壁果胶的合成代谢是减少Cd积累的有效方法。

钾离子对植物激素累积和转运起着至关重要的调控作用。在低钾胁迫条件下，棉花叶片中的ABA含量随着钾处理浓度的升高而增加。然而三七中钾对BR代谢途径相关调控作用尚未见报道。上述结果表明，钾可以下调三七油菜素内酯合成途径中*PnDET2*、*PnROT3*、*PnP450*、*PnBR6OX1*的表达，从而抑制BR合成，降低Cd胁迫下三七根部的油菜素内酯含量。钾可以抑制Cd胁迫诱导的三七根部PME活性的升高，并使果胶甲基化程度提高，进而降低细胞壁果胶与Cd的结合能力，最终减少三七根部细胞中Cd含量。BR合成抑制剂BRz具有相同的效果，并最终降低果胶含量。由此可以认为钾通过抑制Cd胁迫下BR合成，从而降低PME活性，减少果胶与Cd的结合，最终减少Cd在三七根部的积累。

总之，钾可能下调Cd胁迫下三七根部BRs合成途径相关基因的表达来减少BRs的产生，从而抑制PME的活性，使果胶甲基化程度增加。由于果胶与Cd结合能力降低，最终使得其在三七根部的累积量减少。

二、中药材重金属污染土壤的修复

目前重金属污染土壤治理技术主要分为两大类：一是将重金属从土壤中去除的技术；二是将重金属滞留于土壤中而脱离食物链的技术。其中又主要围绕工程治理措施、生物修复措施及化学改良措施等方面展开：①工程措施是最为直接的措施，主要包括客土、换土和深耕翻土。工程措施的优点为彻底、稳定，但是工程措施的工程量较大，投资高，只适用于小面积土壤重金属污染治理，不宜大面积推广使用。对于易挥发的土壤重金属污染物可采用热解吸法。热解吸法的原理为对污染土壤加热，将一些具有挥发性的土壤重金属污染物从土壤中解吸出来，并对脱附的气体进行收集集中处理。热解吸法常用于重金属汞污染土壤的治理。淋洗络合技术是将水或含有冲洗助剂的螯合剂酸/碱溶液、络合剂等淋洗剂注入污染土壤或沉积物中，洗脱和清洗土壤中污染物的过程。土壤淋洗剂一般有无机溶液、螯合剂、表面活性剂3种，土壤淋洗络合技术快速、高效，但是淋洗废液如果处理不当，容易造成二次污染。电解析法也是处理污染土壤的一种方法。其原理为在污染土壤两侧施加直流电压，形成电场梯度，土壤中的重金属在电场作用下，被带到电极两端，从而达到清洁土壤的目的。此法适用于低渗透性的土壤，且成本较低，经济合理。植物修复技术就是利用重金属富集能力较强的植物吸收重金属，收割后统一集中处置，进而达到去除重金属元素的目的。②植物修复法细分为植物固定、植物挥发、植物提取。植物固定是利用耐受性植物降低土壤中重金属的活性，从而降低重金属的危害；植物挥发是利用植物的蒸腾作用，将土壤中的重金属挥发到大气中，但是大气中的重金属会通过颗粒物沉降再次进入土壤，造成土壤污染。收集后的重金属常见的处理方法有集中填埋、焚烧和堆制肥料。利用植物修复可以治理土壤中Hg、Cd、As、Pb等重金属。③微生物修复技术主要是利用微生物的氧化还原性质，降低土壤中重金属污染程度。微生物修复技术主要涉及细菌、放线菌及真菌。可降解、毒性小是微生物代谢产物的特点。微生物修复土壤重金属的机理主要包括细胞代谢、表面生物大分子吸收转运、生物吸附、沉淀和氧化还原反应等。微生物修复技术是目前最有潜力的土壤重金属修复技术，但从目前的研究成果来看，微生物修复技术成本较高，并不适用于大面积推广使用。总之，生物修复技术虽然成本低、处理彻底、可同时处理地下水、不造成二次污染、景观效果好。但是生物修复技术见效慢，还受污染物浓度和土壤等环境因素的限制。④化学修复剂主要是将重金属滞留于土壤中而使其脱离食物链。它是通过增加土壤有机质、阳离子代换量和黏粒的含量，以及改变pH值、Eh值和电导等理化性质，使得土壤中的重金属发生氧化、还原、沉淀、吸附、抑制和拮抗作用。化学改良修复具有修复速度快、周期短、治理效果较好和费用较低的特点。同时化学改良剂来源广泛，并且对土壤结构和肥力不具有破坏性，所以有广泛的应用前景。

（一）修复剂对Cu污染土壤中青蒿生长及青蒿素含量的影响

在系统分析中药材重金属污染现状的基础上，选择青蒿作为研究对象，开展土壤重金属污染的化学修复及修复后土壤对青蒿生长和青蒿素含量影响的研究。之所以选择青蒿作为实验材料，主要是由于青蒿具有以下特点：①青蒿具有巨大经济价值和良好的市场前景；②青蒿生长周期短，便于实验研究；③重金属污染可促进青蒿素的累积，将青蒿栽培在污染土壤中，既有利于青蒿素累积较大量的青蒿素，又能对污染土壤进行适当修复，同时还可以进一步挖掘其作为重金属污染土壤修复植物的潜力。郭兰萍团队选用粉煤灰（C）、膨润土（B）和腐殖酸（H）3种化学修复剂，重点考察了其对Cu、Pb、Cd污染土壤中青蒿生长及青蒿素含量的影响，同时对其修复效果进行了评价，为中药材种植地重金属污染修复提供了理论依据。

土壤处理方法：土壤磨碎过筛后，装入自封袋中，将不同浓度的$Cu(NO_3)_2 \cdot 3H_2O$、$Pb(NO_3)_2$、$Cd(NO_3)_2 \cdot 4H_2O$在均匀搅拌下加入土壤中，老化6个月，期间定时浇蒸馏水。老化完成后，再将土壤磨碎，将粉煤灰、膨润土、腐殖酸按照土壤质量的3%分别加入土壤中，搅拌均匀后，将各个处理组分装于12号自封袋中至于花盆中，每个花盆装土2 kg。Cu修复：土壤中施加Cu浓度为$300mg \cdot kg^{-1}$，施加粉煤灰、膨润土和腐殖酸的处理分别记为Cu-C、Cu-B及Cu-H，以不加修复剂的处理为对照，记为Cu。每个处理设置4个重复。

1. 修复剂对Cu污染土壤中青蒿生长的影响

青蒿播种后0～45 天属幼苗生长期，对照组Cu处理与修复组在外观上无显著差异，Cu-C、Cu-B、Cu-H组之间也无明显差异，各处理组青蒿叶片均轻微发黄。播种80 天后，Cu处理组与修复组之间外观上仍无显著差异，与Cu-B和Cu-H处理组相比，Cu-C长势稍好，植株较高。各组青蒿叶片颜色恢复正常。表3.4数据显示，3种修复处理下青蒿根长均显著高于Cu组（$P<0.05$）；Cu-C处理组的各项指标均稍高于Cu处理组，但除根长外的其他指标均无显著差异（$P>0.05$）；Cu-B处理组的干重及株高比Cu处理组显著降低（$P<0.05$）；Cu-H处理组的株高显著低于Cu处理组（$P<0.05$）；Cu-C处理组的鲜重及株高均显著高于Cu-B和Cu-H处理组（$P<0.05$）。结果表明，在青蒿生长至80天时，修复组中青蒿的根长均显著高于对照组（$P<0.05$），但生物量及其他生长指标均无显著提高。说明3个修复剂均起到了一定的修复作用，但修复效果并不显著。

表3.4　不同修复剂对播种80天后青蒿生长的影响

编号	鲜重（g）	干重（g）	株高（cm）	根长（cm）	茎粗（mm）	分枝数
Cu	0.63 ± 0.210ab	0.07 ± 0.027ab	16.4 ± 1.305a	2.0 ± 0.338b	0.041 ± 0.007a	9.9 ± 0.719a
Cu-C	0.68 ± 0.049a	0.09 ± 0.011a	16.7 ± 1.272a	2.6 ± 0.414a	0.043 ± 0.005a	9.9 ± 0.806a

续表

编号	鲜重（g）	干重（g）	株高（cm）	根长（cm）	茎粗（mm）	分枝数
Cu-B	0.56 ± 0.064b	0.05 ± 0.011c	14.5 ± 0.922b	2.4 ± 0.515a	0.040 ± 0.004a	9.4 ± 0.512a
Cu-H	0.59 ± 0.073b	0.06 ± 0.013ac	15.3 ± 0.984b	2.5 ± 0.296a	0.041 ± 0.007a	9.7 ± 0.888a

注：同一列中不同小写字母表示在 $P < 0.05$ 水平上差异显著。

播种140天收获时，各处理组青蒿外观长势均较好，叶片均无发黄现象。但Cu-C处理组植株较高，Cu-B处理组部分植株已经开花。表3.5数据结果显示：除青蒿素外，Cu-C处理组的各项指标均高于Cu处理组，鲜重、株高、根长及分枝数具有显著差异（$P < 0.05$）；Cu-B处理组的分枝数显著高于Cu处理组（$P < 0.05$）；Cu-H处理组根长显著高于Cu处理组（$P < 0.05$）。另外，Cu-C处理组除根长外的各项指标均显著高于Cu-B和Cu-H处理组（$P < 0.05$）。结果表明，在青蒿生长期内修复剂均有一定的促进生长作用，其中以粉煤灰的修复效果较好。

表3.5　使用不同修复剂青蒿播种140天生长情况及青蒿素含量

编号	鲜重（g）	干重（g）	株高（cm）	根长（cm）	茎粗（mm）	分枝数	青蒿素（%）
Cu	5.28 ± 1.259b	1.00 ± 0.461a	44.1 ± 7.037b	5.64 ± 0.681b	2.82 ± 0.459ab	23.9 ± 1.167c	0.46 ± 0.030a
Cu-C	9.39 ± 3.107a	1.48 ± 0.928a	55.2 ± 8.665a	6.23 ± 0.734a	3.05 ± 0.473a	29.1 ± 1.099a	0.35 ± 0.019b
Cu-B	6.02 ± 1.280b	1.15 ± 0.398a	44.5 ± 8.938b	5.65 ± 0.203b	2.59 ± 0.325b	26.2 ± 0.893b	0.31 ± 0.012c
Cu-H	5.98 ± 1.977b	1.12 ± 0.509a	42.0 ± 5.426b	5.75 ± 0.596a	2.56 ± 0.641b	24.3 ± 0.786c	0.38 ± 0.012b

注：同一列中不同小写字母表示在 $P < 0.05$ 水平上差异显著。

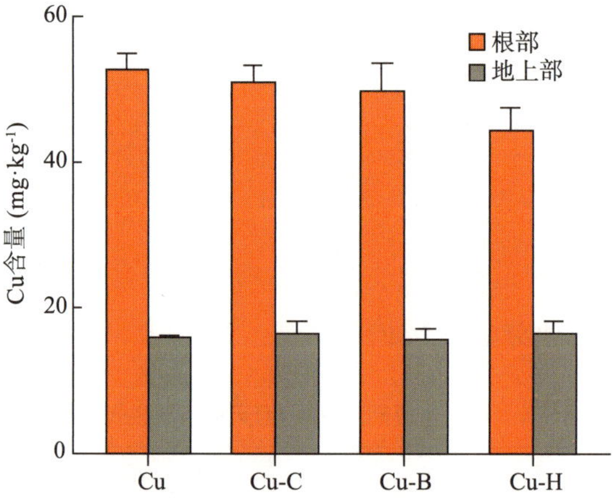

图3.20　使用不同修复剂青蒿中的Cu含量

（Cu：不加修复剂的处理，Cu-C：施加粉煤灰，Cu-B：施加膨润土，Cu-H：施加腐殖酸）

从图3.20可以看出，各个修复组青蒿根部和地上部的Cu含量略低于Cu处理组，方差分析结果表明均无显著差异（$P>0.05$）。说明3种修复剂均未明显降低青蒿体内的Cu含量。另外，修复组青蒿根部Cu含量均显著高于地上部分，这与Cu处理组变化趋势一致。

2. 修复剂对Cu污染土壤青蒿中青蒿素含量的影响

由表3.5中青蒿素含量可知，Cu处理组青蒿素含量显著高于Cu-C、Cu-B及Cu-H处理组中青蒿素含量（$P<0.05$）；3个修复组中Cu-B处理组青蒿素显著低于Cu-C和Cu-H处理组（$P<0.05$）。这说明修复剂并不能促进Cu胁迫下青蒿素的合成和积累。

（二）修复剂对Pb污染土壤中青蒿生长及青蒿素含量的影响

土壤处理方法同上。Pb修复：土壤中施加Pb浓度为500 $mg \cdot kg^{-1}$，施加粉煤灰、膨润土和腐殖酸的处理分别记为Pb-C、Pb-B及Pb-H，以不加修复剂的处理为对照，记为Pb。每个处理设置4个重复。

1. 修复剂对Pb污染土壤中青蒿生长的影响

青蒿播种45天后，3个修复组与Pb处理组在外观上无显著差异，修复组之间也无明显差异。播种80天后，Pb处理组与修复组之间外观上仍无显著差异，但Pb-B和Pb-H处理组植株较高。表3.6显示，Pb处理组的各项指标均低于Pb-B处理组，且鲜重、干重、根长、分枝数差异显著（$P<0.05$）；Pb处理组的各项指标均显著低于Pb-H处理组（$P<0.05$）；Pb处理组和Pb-C处理组各项指标均无显著差异（$P>0.05$）；Pb-H处理组的株高及分枝数均显著高于Pb-B处理组（$P<0.05$）。说明膨润土和腐殖酸对生长80天的青蒿Pb污染修复效果较好。

表3.6 不同修复剂对播种80天后青蒿生长影响

编号	鲜重（g）	干重（g）	株高（cm）	根长（cm）	茎粗（mm）	分枝数
Pb	0.52 ± 0.090b	0.07 ± 0.012b	16.3 ± 1.120bc	2.22 ± 0.548b	0.045 ± 0.005b	10.0 ± 0.894c
Pb-C	0.55 ± 0.124b	0.06 ± 0.020b	15.7 ± 1.338c	2.39 ± 0.436b	0.045 ± 0.006b	10.1 ± 0.574c
Pb-B	0.79 ± 0.265a	0.10 ± 0.030a	16.9 ± 1.980b	2.63 ± 0.728a	0.053 ± 0.007ab	10.8 ± 0.683b
Pb-H	0.89 ± 0.143a	0.11 ± 0.041a	18.4 ± 2.042a	3.04 ± 0.620a	0.050 ± 0.006a	11.4 ± 0.793a

注：土壤中施加Pb浓度为500 $mg \cdot kg^{-1}$。Pb：不加修复剂的处理；Pb-C：施加粉煤灰；Pb-B：施加膨润土；Pb-H：施加腐殖酸。同一列中不同小写字母表示在 $P<0.05$ 水平上差异显著。

青蒿播种140天收获时，修复组外观性状显著优于对照组，表现为植株较高，但各处理组植株底部叶片均有发黄现象。表3.7显示：除分枝数外，Pb-C、Pb-B和Pb-H处理组的各项指标均高于Pb处理组，但仅Pb-C处理组干重显著高于对照组（$P<0.05$），3个修复组之间的各项指标无显著差异（$P>0.05$）。

表3.7　不同Pb修复剂处理下青蒿播种140天后生长情况及青蒿素含量

编号	鲜重（g）	干重（g）	株高（cm）	根长（cm）	茎粗（mm）	分枝数	青蒿素（%）
Pb	3.92 ± 1.251a	0.81 ± 0.185b	38.4 ± 4.287a	5.76 ± 0.631a	2.53 ± 0.325a	24.7 ± 0.704a	0.51 ± 0.025a
Pb-C	4.96 ± 1.691a	1.05 ± 0.330a	43.0 ± 6.465a	6.49 ± 0.947a	2.77 ± 0.660a	24.4 ± 1.084a	0.42 ± 0.005b
Pb-B	4.83 ± 1.660a	1.00 ± 0.471ab	44.3 ± 6.781a	5.92 ± 0.891a	2.70 ± 0.716a	24.1 ± 2.712ab	0.45 ± 0.046b
Pb-H	4.30 ± 0.701a	0.87 ± 0.223ab	40.2 ± 2.290a	5.85 ± 0.441a	2.57 ± 0.367a	22.8 ± 0.751b	0.50 ± 0.022a

注：同一列中不同小写字母表示在 $P<0.05$ 水平上差异显著。

2. 修复剂对Pb污染土壤中青蒿Pb含量的影响

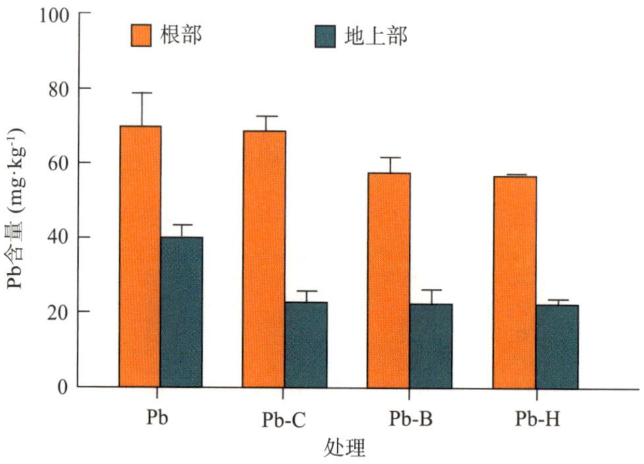

图3.21　不同修复剂处理青蒿中的Pb含量

与对照组相比，修复组青蒿体内Pb含量均有不同程度的降低（图3.21）。其中，Pb-B和Pb-H处理组的根部和地上部Pb含量均显著低于对照组（$P<0.05$），Pb-C处理组的地上部分Pb含量显著低于对照组（$P<0.05$）。表明膨润土和腐殖酸均能显著降低青蒿植株中的Pb含量。这可能是由于膨润土和腐殖酸有效地降低了Pb在土壤中的迁移性，进而降低了Pb向青蒿植株内的转移。

3. 修复剂对Pb污染土壤青蒿中青蒿素含量的影响

Pb处理组青蒿素含量显著高于Pb-C处理组和Pb-B处理组（$P<0.05$）；Pb-H处

理组含量显著高于Pb–C处理组和Pb–B处理组（$P<0.05$）（表3.7）。说明修复剂并不能促进青蒿体内青蒿素的积累，甚至会抑制青蒿素的积累。

（三）修复剂对Cd污染土壤中青蒿生长及青蒿素含量的影响

土壤处理方法同上。Cd修复：土壤中施加Cd浓度为1.5 mg · kg^{-1}，施加粉煤灰、膨润土和腐殖酸的处理分别记为Cd–C、Cd–B及Cd–H，以不加修复剂的处理为对照，记为Cd。

1. 修复剂对Cd污染土壤中青蒿生长的影响

青蒿播种后的45天，修复组外观较对照组长势好，表现为植株较高，分枝数较多，且叶片颜色正常，而对照组植株较矮，且叶片颜色明显发黄。青蒿播种80天后，修复组和对照组外观长势均较好，无显著差异。另外，虽然对照组青蒿叶片颜色已恢复正常，但修复组叶片颜色深绿。表3.8表明：Cd–B处理组各项指标均高于Cd处理组，其中鲜重、干重、根长、茎粗及分枝数差异均达到显著水平（$P<0.05$）；Cd–H处理组的鲜重及分枝数均显著高于Cd处理组（$P<0.05$）；Cd–C处理组的各项指标虽然都高于Cd组，但均无显著差异（$P>0.05$）。

表3.8　不同修复剂处理对播种80天后青蒿生长发育影响

编号	鲜重（g）	干重（g）	株高（cm）	根长（cm）	茎粗（mm）	分枝数
Cd	0.69 ± 0.136b	0.08 ± 0.021b	18.5 ± 2.021a	2.64 ± 0.760b	0.044 ± 0.005a	10.4 ± 0.619a
Cd–C	0.76 ± 0.140ab	0.08 ± 0.017b	18.9 ± 1.501a	3.18 ± 0.736b	0.046 ± 0.003ab	10.8 ± 0.577ab
Cd–B	0.84 ± 0.172a	0.11 ± 0.033a	18.8 ± 2.072a	3.32 ± 0.680a	0.050 ± 0.006b	10.9 ± 0.680b
Cd–H	0.81 ± 0.136a	0.08 ± 0.018b	17.6 ± 1.075b	2.59 ± 0.382b	0.051 ± 0.007ab	11.1 ± 0.669b

注：土壤中施加Cd浓度为1.5 mg · kg^{-1}。Cd：不加修复剂的处理；Cd–C：施加粉煤灰；Cd–B：施加膨润土；Cd–H：施加腐殖酸。同一列不同小写字母表示在$P<0.05$水平上差异显著。

播种140天收获时，修复组与对照组外观无显著差异，但Cd –C处理组植株已出现花蕾，对照组和Cd–B及Cd–H处理组植株均未现花蕾。表3.9表明：3个修复组的各项指标均高于Cd处理组；其中Cd–H处理组的鲜重、株高及分枝数显著高于对照组（$P<0.05$）；Cd–B处理组的株高、分枝数显著高于Cd处理组（$P<0.05$）；Cd–C处理组的根长、分枝数显著高于Cd处理组（$P<0.05$）；Cd–H处理组的鲜重、株高及分枝数显著高于Cd处理组（$P<0.05$）。

表3.9　不同修复剂对播种140天后青蒿生长及青蒿素含量的影响

编号	鲜重（g）	干重（g）	株高（cm）	根长（cm）	茎粗（mm）	分枝数	青蒿素含量（%）
Cd	1.71 ± 0.318b	0.52 ± 0.155a	28.8 ± 2.607c	4.92 ± 0.404b	2.03 ± 0.149a	18.8 ± 1.125b	0.56 ± 0.018a
Cd–C	2.06 ± 0.742ab	0.54 ± 0.116a	30.8 ± 4.235ac	5.36 ± 0.509a	2.05 ± 0.310a	21.6 ± 0.756a	0.58 ± 0.050a
Cd–B	2.15 ± 0.624ab	0.55 ± 0.129a	33.6 ± 3.846a	5.20 ± 0.340ab	2.19 ± 0.182a	22.1 ± 0.917a	0.42 ± 0.015b
Cd–H	2.96 ± 1.036a	0.74 ± 0.332a	35.0 ± 4.185ab	5.19 ± 0.436ab	2.34 ± 0.5547a	21.8 ± 1.215a	0.48 ± 0.010c

注：Cd：不加修复剂的处理；Cd–C：施加粉煤灰；Cd–B：施加膨润土；Cd–H：施加腐殖酸。同一列不同小写字母表示在 $P < 0.05$ 水平上差异显著。

2. 修复剂对Cd污染土壤中青蒿不同部位Cd含量的影响

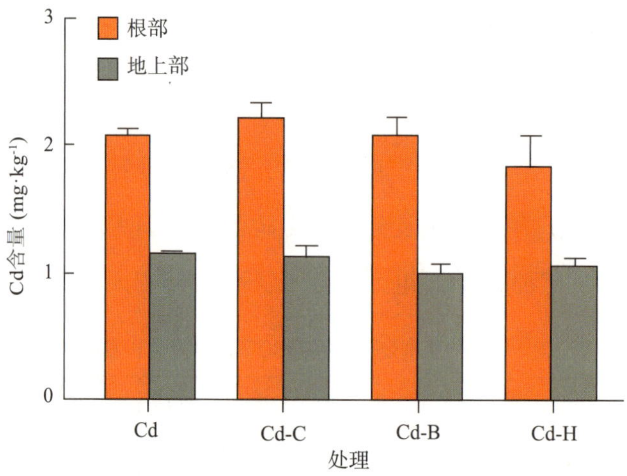

图3.22　不同修复剂对青蒿中Cd含量影响

（Cd：不加修复剂的处理；Cd–C：施加粉煤灰；Cd–B：施加膨润土；Cd–H：施加腐殖酸）

3个修复组青蒿根部和地上部的Cd含量和对照组相比无显著差异（图3.22），除Cd–B处理组地上部Cd含量显著低于对照组外（$P < 0.05$），其他各组均无显著差异（$P > 0.05$），Cd–C处理组根部Cd含量甚至高于对照组。说明3种修复剂均不能明显降低青蒿体内的Cd含量。

3. 修复剂对Cd污染土壤青蒿中青蒿素含量的影响

Cd–C处理组青蒿素含量显著高于Cd–B和Cd–H处理组中含量（$P < 0.05$），但和Cd处理组相比无显著差异（$P > 0.05$）；Cd处理组含量显著高于Cd–B和Cd–H处理组中含量（$P < 0.05$）（表3.9）。说明3种修复剂均不能显著提高青蒿素的含量，膨润土和腐殖酸甚至抑制了青蒿素的合成与累积。

（四）修复剂对复合污染土壤中青蒿生长及青蒿素含量的影响

土壤处理方法同上。复合污染修复：同一处理土壤中同时施加Cu、Pb、Cd，浓度依次为300 mg · kg^{-1}、500 mg · kg^{-1}、1.5 mg · kg^{-1}，施加粉煤灰、膨润土和腐殖酸的处理分别记为C-C、C-B及C-H，以不加修复剂的处理为对照，记为Cu-Pb-Cd每个处理设置4个重复。

1. 修复剂对复合污染土壤中青蒿生长的影响

青蒿播种45天后，Cu-Pb-Cd处理组长势较差，叶片轻微发黄；C-C和C-H组长势稍好，叶片颜色基本正常；C-B组和Cu-Pb-Cd组无显著差异。

播种80天后，从外观看来，与Cu-Pb-Cd组相比，C-C组及C-H组，长势稍好，植株较高，而C-B组长势较差。但各组青蒿叶片已经恢复正常。表3.10数据结果表明：C-C组的全部指标均高于Cu-Pb-Cd组，其中干重、根长及分枝数差异性显著（$P<0.05$）；C-H组的鲜重、干重、根长、茎粗及分枝数均显著高于Cu-Pb-Cd组（$P<0.05$）；C-B组的全部指标均低于CK组，其中鲜重、株高、根长及分枝数差异性显著（$P<0.05$）；C-B组的全部指标均显著低于C-H组和C-C组（$P<0.05$）。结果表明，粉煤灰和腐殖酸均促进了青蒿的生长。

表3.10　不同修复剂对复合污染土壤中青蒿播种80天生长的影响

编号	鲜重（g）	干重（g）	株高（cm）	根长（cm）	茎粗（mm）	分枝数
Cu-Pb-Cd	0.20 ± 0.053b	0.02 ± 0.007b	10.9 ± 0.639a	1.33 ± 0.208b	0.027 ± 0.005bc	7.9 ± 0.929b
C-C	0.29 ± 0.123ab	0.03 ± 0.017a	11.2 ± 1.912a	2.06 ± 0.736a	0.029 ± 0.007b	8.8 ± 0.750a
C-B	0.10 ± 0.056c	0.02 ± 0.008b	6.74 ± 1.373b	0.99 ± 0.250c	0.023 ± 0.004c	7.0 ± 1.477b
C-H	0.33 ± 0.139a	0.03 ± 0.011a	12.3 ± 2.383a	2.03 ± 0.631a	0.036 ± 0.007a	9.3 ± 0.651a

注：同一处理土壤中同时施加Cu、Pb、Cd，浓度依次为300 mg · kg^{-1}、500 mg · kg^{-1}和1.5 mg · kg^{-1}。Cu-Pb-Cd：不加修复剂的处理；C-C：施加粉煤灰；C-B：施加膨润土；C-H：施加腐殖酸。同一列不同小写字母表示在$P<0.05$水平上差异显著。

播种140天收获时，对照组和处理组长势均较好，叶片颜色深绿，茎粗壮，但植株均不高。与对照组相比，C-C处理组和C-H处理组植株稍高。表3.11表明：C-C处理组的鲜重、干重、根长、茎粗及分枝数均显著高于Cu-Pb-Cd处理组（$P<0.05$）；C-H处理组的全部指标均高于Cu-Pb-Cd处理组，仅根长有显著差异（$P<0.05$）；C-B处理组的株高显著低于Cu-Pb-Cd处理组（$P<0.05$），其他指标稍高于

对照组，但均无显著差异（$P>0.05$）。说明粉煤灰和腐殖酸显著促进了青蒿的生长。

表3.11　不同修复剂对复合污染土壤青蒿播种140天后生长及青蒿素含量的影响

编号	鲜重（g）	干重（g）	株高（cm）	根长（cm）	茎粗（mm）	分枝数	青蒿素（%）
Cu-Pb-Cd	3.61 ± 0.68b	0.74 ± 0.134b	33.7 ± 2.450a	4.46 ± 0.271c	2.14 ± 0.469b	20.1 ± 1.141b	0.24 ± 0.027b
C-C	6.81 ± 1.87a	1.25 ± 0.394a	35.3 ± 3.842a	5.93 ± 0.911a	2.93 ± 0.550a	21.9 ± 1.692a	0.36 ± 0.042a
C-B	4.17 ± 0.79b	0.75 ± 0.158b	28.3 ± 2.834b	5.08 ± 1.18abc	2.49 ± 0.843ab	20.1 ± 1.072b	0.26 ± 0.036b
C-H	4.67 ± 1.22b	0.91 ± 0.352ab	35.0 ± 3.266a	4.93 ± 0.136b	2.34 ± 0.280b	20.9 ± 0.793b	0.29 ± 0.049a

注：Cu-Pb-Cd：不加修复剂的处理；C-C：施加粉煤灰；C-B：施加膨润土；C-H：施加腐殖酸。同一列不同小写字母表示在$P<0.05$水平上差异显著。

2. 修复剂对复合污染土壤中青蒿重金属含量的影响

修复组青蒿中Cu、Pb、Cd含量与对照组相比有所降低，其中C-H处理组青蒿根部和地上部的Cu、Pb、Cd含量均显著低于Cu-Pb-Cd处理组（$P<0.05$）；C-B处理组青蒿根部的Cu、Pb、Cd含量显著低于Cu-Pb-Cd处理组（$P<0.05$），而地上部的Pb、Cd含量显著高于对照组（$P<0.05$）；C-C处理组青蒿根部Pb、Cd含量显著低于Cu-Pb-Cd处理组（$P<0.05$），而地上部Pb、Cd含量显著高于Cu-Pb-Cd处理组（$P<0.05$），根部的Cu含量则显著高于Cu-Pb-Cd处理组（$P<0.05$）（图3.23）。结果表明，腐殖酸降低了土壤中Cu、Pb、Cd向青蒿中的转移能力，膨润土主要减轻了Cu、Pb、Cd对青蒿根部的危害，粉煤灰则降低青蒿根部的Pb、Cd含量，但使根部的Cu和地上部的Pb、Cd含量升高。

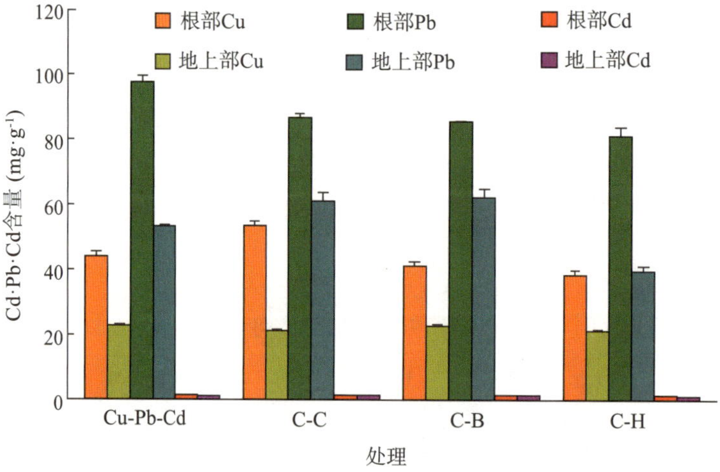

图3.23　不同修复剂对青蒿中Cu、Pb、Cd含量的影响

（Cu-Pb-Cd：不加修复剂的处理；C-C：施加粉煤灰；C-B：施加膨润土；C-H：施加腐殖酸）

3. 修复剂对复合污染土壤青蒿中青蒿素含量的影响

C-C处理组中青蒿素含量显著高于Cu-Pb-Cd和C-B处理组（$P<0.05$），而与C-H处理组无显著差异（$P>0.05$）；C-B处理组和C-H处理组中含量与Cu-Pb-Cd处理组无显著差异（$P>0.05$）。结果表明，粉煤灰显著地提高了青蒿素的含量（表3.11）。

综合看来，粉煤灰能够较为有效地缓解土壤中Cu、Pb、Cd单一及复合污染对青蒿生长的抑制作用及危害，从而较为明显地促进青蒿生长，提高其生物量。然而，粉煤灰仅较为明显地提高了复合污染土壤中青蒿素的含量，对Cu、Pb、Cd单一污染土壤中青蒿素含量的影响并不显著，膨润土和腐殖酸也没有明显促进污染土壤中青蒿素的积累和合成。

三、基于产地加工的中药材重金属阻断

恰当的产地加工方式不仅能够使农产品满足深加工的要求，同时能够降低重金属、农药残留和病原菌的含量。如Liu等通过固定床交换柱动态吸附去除人参乙醇提取物中的Pb离子。赵春杰等研究了利用超临界CO_2萃取技术净化黄芪中重金属。他们发现在最佳萃取条件下，重金属净化率达到了85%以上。张彤等探讨了壳聚糖絮凝澄清剂在精制中药水提取液时对Pb的影响，结果表明相对于水醇法对Pb有一定的去除作用。Liu等试验表明，二氧化氯是一种安全有效的去除果蔬中农药的方法。同时，脉冲光处理技术可以有效降低苹果汁中的菌落数，并保障产品质量。因此，在中药材生产加工的阶段进行一定的技术研究，减少或改进带入重金属污染的工序，增加净化重金属污染的工序，就能有效减少中药材受到的重金属污染程度。

药材中重金属除被植物吸收的部分外，根茎类植物表皮黏结的土壤中所含有的重金属亦为中药材重金属的主要来源，而且是某些药物的主要重金属来源。因而，清除根茎类药材根表泥土是最有效的清除重金属的方式。但是，当前药材产地加工中的清洗环节仍存在不清洗或清洗不当的问题。如少数三七商品流通领域从业者为了增加药材重量而有意省略清洗过程，天麻在清洗过程中为了保存外皮完整，清洗不到位，也造成了部分土壤的残留。因而，应在产地加工环节大力推行科学清洗，

以杜绝该环节的重金属污染。本节以三七为典型代表，阐明产地加工在中药材重金属阻断中的重要作用。

（一）以重金属清除率为衡量标准的三七药材清洗技术

三七的产地加工是将新鲜的根制成干燥农产品或饮片，从而直接使用或用于制药工业。三七只有经产地加工后才能被直接或间接使用。通常，采后的三七要先剪掉筋条和剪口（主根与地上部之间的部分），然后将三个部位（剪口、主根和筋条）分别晒干或烘干。干燥后的三七最后用添加剂（虫蜡和医用滑石粉）打磨抛光，同时达到去除表面泥土的目的。但该方法不能彻底清除三七根部的土壤，增加了重金属污染风险。而使用的添加剂也增加了化学污染的风险。为了开发有效的重金属去除技术，笔者团队首次探索降低三七重金属含量的最佳清洗方法，从而确保三七产品的重金属质量安全。该结果有助于保障三七药材重金属含量符合相关标准要求，从而扩大三七的国内外市场，并为相关中药材基于产地加工的重金属阻断提供参考。

1. 不同清洁方式对三七剪口重金属含量及清除率的影响

与CK相比，T1～T4处理使三七剪口表面更加洁净；在四种处理方式中，T1和T2的外观相似，均比T3和T4处理更干净；而T3处理剪口表面残留泥土较T4处理更少（图3.24）。

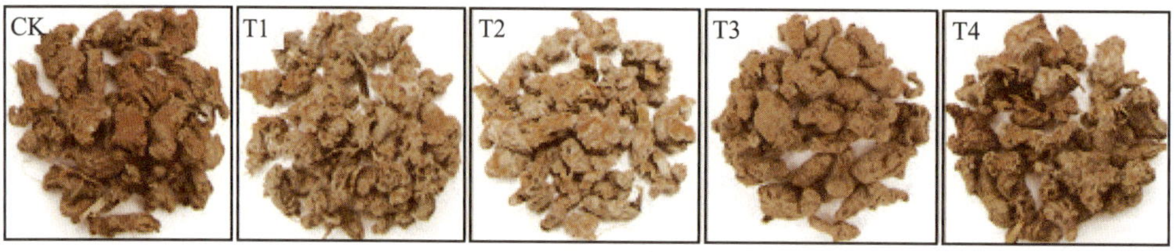

图3.24　三七剪口经不同处理后的外观特征

（CK：未经任何处理的三七剪口；T1：三七剪口用10℃自来水冲洗10 min；T2：三七剪口用50℃自来水冲洗10 min；T3：三七剪口在晒干后在20 L大桶中搅拌抛光；T4：三七剪口晒干后用10℃自来水清洗10 min）

表3.12表明，三七剪口Cu、Pb、Cd、As和Hg含量均与外观洁净程度一致，T1～T4处理剪口Cu、Pb、Cd、As和Hg含量分别为7.2～11.7 $mg \cdot kg^{-1}$、1～1.7 $mg \cdot kg^{-1}$、0.4～0.5 $mg \cdot kg^{-1}$、1.2～2.3 $mg \cdot kg^{-1}$和0.009～0.018 $mg \cdot kg^{-1}$；其中Cu、Pb和

Hg含量均显著低于WM/T2—2004规定的限值，仍有部分样品Cd和Hg含量超过规定的限值。

表3.12　不同清洁方式对三七剪口重金属含量和清除率的影响（$mg \cdot kg^{-1}$，%）

元素	处理	第一批		第二批		第三批		平均	
		含量	清除率	含量	清除率	含量	清除率	含量	清除率
Cu	CK	13.1 ± 1.02	—	14.81 ± 1.27	—	12.56 ± 1.34	—	13.49 ± 1.17	—
	T1	8.05 ± 0.73	38.55	8.73 ± 0.45	41.05	10.72 ± 0.72	14.65	9.17 ± 1.39	31.42
	T2	6.77 ± 0.42	48.32	7.71 ± 0.31	47.94	7.11 ± 0.58	43.39	7.20 ± 0.48	46.55
	T3	12.08 ± 1.02	7.79	10.86 ± 0.88	26.67	10.26 ± 0.65	18.31	10.07 ± 0.91	25.22
	T4	11.11 ± 0.89	15.19	12.71 ± 1.11	14.18	11.23 ± 1.35	10.59	11.68 ± 0.89	13.32
Pb	CK	3.40 ± 0.21	—	2.51 ± 0.16	—	2.88 ± 0.20	—	2.93 ± 0.45	—
	T1	1.21 ± 0.05	64.41	1.09 ± 0.07	56.57	1.17 ± 0.10	59.38	1.16 ± 0.06	60.12
	T2	1.01 ± 0.07	70.29	0.88 ± 0.06	64.94	1.02 ± 0.05	64.58	0.97 ± 0.08	66.61
	T3	1.75 ± 0.15	48.53	1.56 ± 0.10	37.85	1.65 ± 0.12	42.71	1.65 ± 0.10	43.03
	T4	2.15 ± 0.13	36.76	1.40 ± 0.11	44.22	1.59 ± 0.14	44.79	1.71 ± 0.39	41.93
Cd	CK	0.38 ± 0.02	—	0.98 ± 0.03	—	0.34 ± 0.01	—	0.57 ± 0.36	—
	T1	0.35 ± 0.02	7.89	0.77 ± 0.03	21.43	0.26 ± 0.02	23.53	0.46 ± 0.27	17.62
	T2	0.34 ± 0.01	10.53	0.68 ± 0.04	30.61	0.24 ± 0.00	29.41	0.42 ± 0.23	23.52
	T3	0.32 ± 0.01	15.79	0.80 ± 0.03	18.37	0.35 ± 0.01	−2.94	0.49 ± 0.27	10.41
	T4	0.36 ± 0.02	5.26	0.88 ± 0.04	10.20	0.32 ± 0.03	5.88	0.52 ± 0.31	7.12
As	CK	4.50 ± 0.29	—	3.82 ± 0.17	—	4.24 ± 0.34	—	4.19 ± 0.34	—
	T1	2.89 ± 0.18	35.78	0.53 ± 0.03	86.13	1.59 ± 0.11	62.50	1.67 ± 1.18	61.47
	T2	2.18 ± 0.13	51.56	0.72 ± 0.04	81.15	0.81 ± 0.05	80.90	1.24 ± 0.82	71.20
	T3	2.56 ± 0.12	43.11	1.24 ± 0.08	67.54	2.72 ± 0.13	35.85	2.17 ± 0.81	48.83
	T4	2.76 ± 0.15	38.67	1.19 ± 0.07	68.85	2.98 ± 0.16	29.72	2.31 ± 0.98	45.74
Hg	CK	0.038 ± 0.00	—	0.024 ± 0.00	—	0.034 ± 0.002	—	0.032 ± 0.007	—
	T1	0.015 ± 0.00	60.53	0.006 ± 0.00	62.50	0.008 ± 0.002	76.47	0.011 ± 0.004	63.50
	T2	0.015 ± 0.00	60.53	0.009 ± 0.00	75.00	0.006 ± 0.000	82.35	0.009 ± 0.005	72.63
	T3	0.014 ± 0.00	63.16	0.012 ± 0.00	50.00	0.013 ± 0.000	61.76	0.013 ± 0.001	58.31
	T4	0.018 ± 0.00	52.63	0.010 ± 0.00	25.00	0.018 ± 0.000	47.06	0.018 ± 0.000	41.56

注：CK：未经任何处理的三七主根；T1：三七主根用10℃自来水冲洗10 min；T2：三七主根用50℃自来水冲洗10 min；T3：三七主根晒干后在20 L大桶中搅拌抛光；T4：三七主根晒干后用10℃自来水清洗10 min。

与CK相比，T1～T4处理均降低了三七剪口重金属含量，对Cu、Pb、Cd、As和Hg清除率分别为13.3%～46.5%、41.9%～66.6%、7.1%～23.5%、45.7%～71.2%和41.6%～72.6%。各处理对三七剪口重金属清除幅度表现为T2＞T1＞T3＞T4，而T3和T4处理对三七剪口同种重金属的清除效率也显著低于T1和T2。此外，虽然经不同处理可以显著降低三七剪口Cd和As含量，但仍不能使其满足WM/T2—2004的要求，经CK和T1～T4处理的三七剪口Cd含量分别超过限值的88.9%、53.3%、40%、63.3%和73.3%；经CK、T3、T4处理的三七剪口As含量分别超过限值的109.3%、8.7%和15.5%。三七剪口Cu、Pb和Hg含量经清洗后能够符合WM/T2—2004的要求，由此说明三七采收后趁鲜清洗可显著降低三七剪口重金属含量。

2. 不同清洁方式对三七主根重金属含量及清除率的影响

三七主根经不同处理后的清洁程度表现为T2＞T1＞T3＞T4＞CK（图3.25），其Cu、Pb、Cd、As和Hg含量则与其清洁程度相反（表3.13），分别为7～9 $mg \cdot kg^{-1}$、0.9～1.1 $mg \cdot kg^{-1}$、0.3～0.4 $mg \cdot kg^{-1}$、0.7～1.1 $mg \cdot kg^{-1}$和0.004～0.008 $mg \cdot kg^{-1}$，除Cd外其余四种重金属含量均低于WM/T2—2004限值；各处理对三七主根重金属的清除率分别为16.9%～33.8%、28.6%～44.2%、8.6%～25.5%、34.8%～57.6%和43.8%～71.6%，平均清除效率表现为T2＞T1＞T3＞T4。

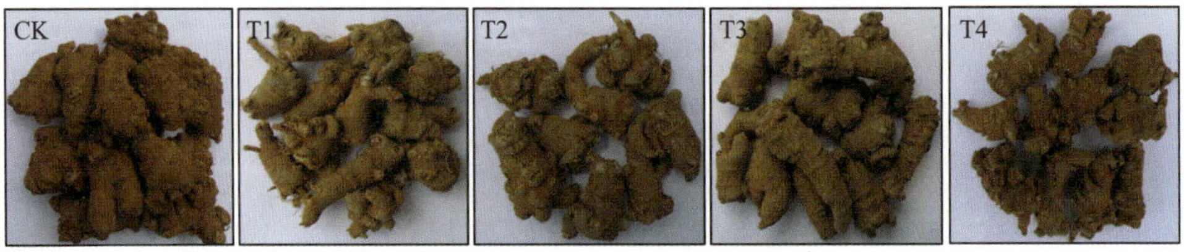

图3.25　三七主根经不同处理后的外观特征

（CK：未经任何处理的三七主根；T1：三七主根用10℃自来水冲洗10 min；T2：三七主根用50℃自来水冲洗10 min；T3：三七主根晒干后在20 L大桶中搅拌抛光；T4：三七主根晒干后用10℃自来水清洗10 min）

三七主根经CK和T1～T4处理后，其平均Cd含量仍显著高于标准限值，分别超过限值的43.3%、16.7%、11.1%、27.8%和34.4%；主要是由于第二批次的三七主根平均Cd含量为0.72 $mg \cdot kg^{-1}$，严重超过标准限值，而第一批和第三批三七主根平均Cd含量分别为0.25 $mg \cdot kg^{-1}$和0.17 $mg \cdot kg^{-1}$，均低于标准限值，所以导致三七主根Cd含量平均值高于标准限值。上述结果说明，三七采收后趁鲜清洗可显著降低其主根Cu、Pb、As和Hg含量，使其符合标准要求。

表3.13　不同清洁方式对三七主根重金属含量和清除率的影响（mg · kg^{-1}，%）

元素	处理	第一批		第二批		第三批		平均	
		含量	清除率	含量	清除率	含量	清除率	含量	清除率
Cu	CK	8.82 ± 0.34	—	16.13 ± 1.31	—	8.97 ± 0.66	—	11.31 ± 4.18	—
	T1	7.14 ± 0.33	38.55	9.33 ± 0.62	41.05	7.16 ± 0.41	14.65	7.88 ± 1.26	27.13
	T2	7.08 ± 0.63	48.32	7.57 ± 0.57	47.94	6.40 ± 0.41	43.39	7.02 ± 0.59	33.82
	T3	7.33 ± 0.37	30.69	10.63 ± 0.99	26.67	8.55 ± 0.94	18.31	8.84 ± 1.67	18.56
	T4	7.66 ± 0.44	15.19	10.64 ± 0.65	14.18	8.65 ± 0.78	10.59	8.98 ± 1.52	16.92
Pb	CK	2.18 ± 0.12	—	1.58 ± 0.11	—	1.27 ± 0.13	—	1.68 ± 0.46	—
	T1	1.19 ± 0.05	64.41	0.97 ± 0.09	56.57	0.88 ± 0.09	59.38	1.01 ± 0.16	38.24
	T2	1.14 ± 0.10	70.29	0.86 ± 0.04	64.94	0.77 ± 0.03	64.58	0.92 ± 0.19	44.22
	T3	1.23 ± 0.15	48.53	1.09 ± 0.11	37.85	0.96 ± 0.06	42.71	1.09 ± 0.14	33.00
	T4	1.29 ± 0.11	36.76	1.03 ± 0.08	44.22	1.14 ± 0.06	44.79	1.15 ± 0.13	28.62
Cd	CK	0.31 ± 0.01	—	0.79 ± 0.02	—	0.19 ± 0.00	—	0.43 ± 0.32	—
	T1	0.23 ± 0.01	7.89	0.65 ± 0.02	21.43	0.17 ± 0.01	23.53	0.35 ± 0.26	18.02
	T2	0.23 ± 0.03	10.53	0.64 ± 0.05	30.61	0.13 ± 0.03	29.41	0.33 ± 0.27	25.46
	T3	0.22 ± 0.01	15.79	0.76 ± 0.03	18.37	0.17 ± 0.01	-2.94	0.38 ± 0.33	14.45
	T4	0.25 ± 0.01	5.26	0.78 ± 0.05	10.20	0.18 ± 0.01	5.88	0.40 ± 0.33	8.63
As	CK	1.63 ± 0.12	—	1.35 ± 0.09	—	1.79 ± 0.13	—	1.59 ± 0.22	—
	T1	1.04 ± 0.00	35.78	0.56 ± 0.01	86.13	0.99 ± 0.01	62.50	0.86 ± 0.26	46.47
	T2	0.98 ± 0.13	51.56	0.24 ± 0.00	81.15	0.88 ± 0.12	80.90	0.70 ± 0.40	57.65
	T3	1.30 ± 0.11	43.11	0.51 ± 0.01	67.54	1.24 ± 0.13	35.85	1.02 ± 0.44	37.73
	T4	1.30 ± 0.09	38.67	0.56 ± 0.00	68.85	1.33 ± 0.12	29.72	1.06 ± 0.44	34.82
Hg	CK	0.014 ± 0.001	—	0.014 ± 0.002	—	0.017 ± 0.001	—	0.015 ± 0.002	—
	T1	0.005 ± 0.000	60.53	0.005 ± 0.000	62.50	0.006 ± 0.001	76.47	0.005 ± 0.001	64.43
	T2	0.003 ± 0.001	60.53	0.004 ± 0.001	75.00	0.006 ± 0.001	82.35	0.004 ± 0.002	71.57
	T3	0.006 ± 0.000	63.16	0.007 ± 0.000	50.00	0.006 ± 0.002	61.76	0.006 ± 0.001	57.28
	T4	0.008 ± 0.000	52.63	0.009 ± 0.002	25.00	0.008 ± 0.000	47.06	0.008 ± 0.001	43.84

注：CK：未经任何处理的三七主根；T1：三七主根用10℃自来水冲洗10 min；T2：三七主根用50℃自来水冲洗10 min；T3：三七主根晒干后在20 L大桶中搅拌抛光；T4：三七主根晒干后用10℃自来水清洗10 min。

3. 不同清洁方式对三七筋条重金属含量及清除率的影响

三七筋条经不同清洁方式处理后的洁净程度表现为T2＞T1＞CK（图3.26），三七筋条经不同清洁方式处理后，其Cu、Pb、Cd、As和Hg含量分别为9.55～31.65 mg · kg^{-1}、2.27～6.68 mg · kg^{-1}、0.56～0.61 mg · kg^{-1}、1.83～9.64 mg · kg^{-1}和0.017～0.040 mg · kg^{-1}；未经清洗的三七筋条Cu、Pb、Cd和As含量均高于标准限值，T1和T2处理则对其有较高的清除率，分别为65.2%和69.5%、62.3%和65.4%、4.3%和7.6%、79.2%和80.9%，然而其Cd含量仍超过标准限值，分别超过限值93.3%和86.7%。上述结果说明，三七采挖后趁鲜清洗可以显著降低其筋条Cu、Pb、As和Hg含量，使其达到标准要求，但不能使Cd达到标准要求，而不同清洗方式对三七筋条重金属的清除效果相似。

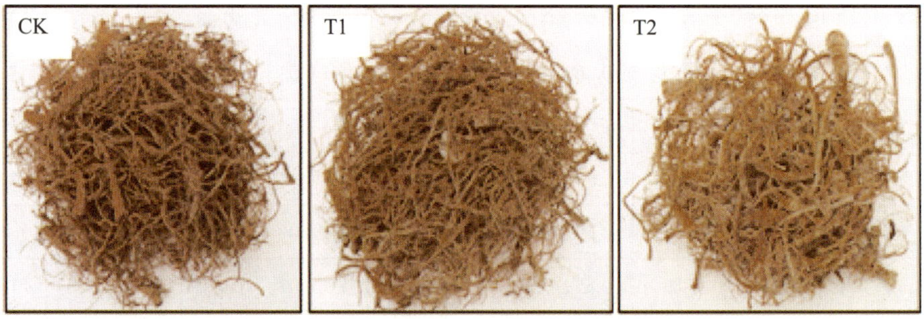

图3.26　不同处理后三七筋条的外观特征

（CK：未经任何处理的三七筋条；T1：三七筋条用10℃自来水冲洗10 min；
T2：三七筋条用50℃自来水冲洗10 min）

表3.14　不同清洁方式对三七筋条重金属含量和清除率的影响（mg · kg^{-1}，%）

元素	处理	第一批		第二批		第三批		平均	
		含量	清除率	含量	清除率	含量	清除率	含量	清除率
Cu	CK	34.20 ± 1.65	—	34.74 ± 2.3	—	26.01 ± 1.98	—	31.65 ± 4.89	—
	T1	13.07 ± 0.98	61.78	10.06 ± 1.2	71.04	9.64 ± 0.55	62.94	10.92 ± 1.38	65.25
	T2	11.39 ± 0.99	66.70	8.64 ± 0.83	75.13	8.63 ± 0.79	66.82	9.55 ± 1.98	69.55
Pb	CK	7.88 ± 0.53	—	5.32 ± 0.37	—	6.83 ± 0.42	—	6.68 ± 1.29	—
	T1	3.12 ± 0.28	60.41	2.19 ± 0.17	58.83	2.20 ± 0.13	67.79	2.50 ± 0.56	62.34
	T2	2.55 ± 0.18	67.64	2.15 ± 0.13	59.59	2.16 ± 0.12	69.11	2.27 ± 0.21	65.44
Cd	CK	0.55 ± 0.01	—	0.66 ± 0.02	—	0.62 ± 0.01	—	0.61 ± 0.06	—
	T1	0.54 ± 0.02	1.82	0.65 ± 0.03	1.52	0.56 ± 0.03	9.68	0.58 ± 0.06	4.34
	T2	0.53 ± 0.03	3.64	0.64 ± 0.04	3.03	0.52 ± 0.06	16.13	0.56 ± 0.09	7.60

续表

元素	处理	第一批		第二批		第三批		平均	
		含量	清除率	含量	清除率	含量	清除率	含量	清除率
As	CK	9.50 ± 1.12	—	8.76 ± 0.65	—	10.66 ± 0.83	—	9.64 ± 0.96	—
	T1	3.23 ± 0.28	66.00	1.18 ± 0.09	86.53	1.59 ± 0.11	85.08	2.00 ± 1.08	79.20
	T2	2.90 ± 0.13	69.47	1.14 ± 0.09	86.99	1.45 ± 0.12	86.40	1.83 ± 0.94	80.95
Hg	CK	0.031 ± 0.001	—	0.04 ± 0.0	—	0.05 ± 0.003	—	0.040 ± 0.010	—
	T1	0.019 ± 0.001	38.71	0.026 ± 0.0	35.00	0.016 ± 0.002	68.000	0.020 ± 0.003	47.24
	T2	0.017 ± 0.002	45.16	0.021 ± 0.0	47.50	0.014 ± 0.001	72.000	0.017 ± 0.007	54.89

注：CK：未经任何处理的三七主根；T1：三七主根用 10℃自来水冲洗 10 min；T2：三七主根用 50℃自来水冲洗 10 min。

清洗是去除植物内部或外部重金属的有效方法之一。有研究表明，超临界二氧化碳萃取可以清除中药地黄中的重金属；壳聚糖可去除中药水煎剂中的重金属；剥皮可降低甜瓜中的农药残留；通过用洗涤剂清洗的方式可除去人参中的农药残留物。崔秀明团队首次尝试通过清洗处理降低三七根中重金属含量。

不同的清洁方式导致重金属含量的显著差异，根部重金属含量下降范围为7.1%～80.9%，说明清洗处理对去除重金属效果显著。但不同重金属的去除效率存在较大差异，如Hg的清除率为41.6%～72.6%，As清除率为34.8%～80.9%，Pb清除率为28.6%～66.6%，Cu清除率为13.3%～69.5%，Cd清除率为7.1%～25.5%。崔秀明团队的处理方法主要是清除三七根表土壤。因此，根表面吸附态的大部分重金属都会被去除，但对吸收态重金属的清除效果较差。这意味着重金属的清除效率会随吸附态重金属含量的增加而增加，各吸附态重金属在总重金属（吸收和吸附态之和）中的比例依次为Hg＞As＞Pb＞Cu＞Cd。三七对这五种重金属的吸收能力与上述相反。清洁处理主要是从根部将土壤清理干净，因此不同处理对清除效率具有显著影响。T1和T2的总清除率均高于T3和T4。说明直接水洗的去除效果优于其他处理。这可能是由于泥土在根表面干结后比新鲜土壤对根具有更高的黏附力。在T1和T2之间，50 ℃自来水洗涤（T2）的去除效率高于10 ℃自来水洗涤（T1）。这主要是由于土壤重金属溶出量随温度的升高而增加。因此，50 ℃自来水洗涤的去除效率高于10 ℃自来水。在T3和T4之间，抛光（T3）可以比清洗（T4）更好地去除三七根表土壤。这是由于打磨抛光操作没有时间限制，可以一直操作直到三七表面清洁。而水洗必须在10 min内完成，超过预定时间会造成三七皂苷在水中的大量溶出。因此，干燥后三七的清洗效果不好。可见，50 ℃自来水清洗是去除鲜三七根表面重金属的最佳方法，抛光则是清除干三七重金属的最佳方法。

我们还发现Hg和Cd的清除率处于两个极端。Hg具有最高的清除率，而Cd则是最低的。这可能是由于Hg和Cd的吸附和吸收特性所致。如上所述，在五种重金属中，吸附态Hg与总Hg的比值最高。土壤Hg含量比对照高25～80倍，表明三七根吸收的Hg较少。通过该清洁方法去除了大部分吸附态的Hg，相对较低的Hg吸收能力导致了较高的清除率。然而，Cd的情况却大不相同。据报道，三七是Cd累积植物。从上述数据可知，三七根对Cd的生物富集系数为3.85～5.38。因此，三七根中的Cd主要是吸收而不是吸附态。处理（T1～T4）仅能去除吸附态，导致Cd的清除效率相对较低。

许多国家对中药材中重金属的含量有严格的要求，以确保消费者的健康安全。三七多为直接或间接服用，因此重金属含量必须满足国内和国际标准的要求。上述结果表明，除CK的筋条外（表3.14），所有样品的Cu和Pb含量均显著低于WM/T2—2004限值；所有样品的Hg含量均在安全范围内。在T3和T4处理下，仅剪口中的As含量不能满足标准（表3.12）。综上所述，三七的Cu、Pb、As和Hg含量在适宜的产地加工条件下是安全的。

我们认为，传统（T3）和新的加工方式（T1、T2和T4）都能不同程度地降低三七根中重金属的含量。四种处理的去清除效率为T2＞T1＞T3＞T4。Cu、Pb、As和Hg含量在T1和T2处理下均能达到安全限值，上述方法均不能使Cd含量完全满足WM/T2—2004标准之要求。综上所述，三七应趁鲜清洗，可显著降低重金属含量。降低三七根对Cd的吸收能力是今后保障三七药材安全性的重要研究方向。

（二）以灰分清除率及皂苷损失率为标准的三七清洗技术

中药材中灰分主要来源于原药材及表面附着的非挥发性无机盐和杂质。在无外源污染物的情况下，一种药材的总灰分通常在一个确定的区间范围内，其含量的异常变化能够在一定程度上反应药材非挥发性掺假物的混入程度。如果药材中总灰分含量超过限定标准，说明其中一定混有外来污染物。因此，药材中总灰分的限量要求对保障药材质量具有重要意义。历版《中国药典》均将中药材中总灰分含量作为衡量药材质量的重要指标。2015版《中国药典》对360种中药材的总灰分含量进行了限定，占中药材总量的58.25%。

三七采挖后经科学处理以减少人体对重金属的最终摄入量，对维护药材质量安全及保障消费者的身体健康具有重要意义。清洗是最有效的清除药材中杂质的方式。为了减少三七重金属超标事件的发生，在有关部门加大监管力度的同时，中药材加工企业和生产者也需掌握科学的清洗方法，以有效去除三七中重金属和保障三七药材质量。但清洗对于去除三七中杂质却存在一定问题。这是由于三七中主要药效成分皂苷具有较好的水溶性，如何在有效清除三七表面杂质的同时又能减少皂苷损失是我们所关心的问题。但当前关于三七清洗过程的皂苷损失研究尚属空白。另外，笔者团队在以重金属清除率为衡量标准的三七药材清洗技术研究中发现，直接测量重金属含量带来了较大的生产成本和质量控制难度。既然三七中重金属主要来源于根表土壤，如果用灰分含量控制重金属含量应该是较为便捷的方式。

因此，通过研究不同清洗水温和清洗时间条件下三七皂苷损失量和灰分残留量，以期为三七产地加工中的清洗操作提供技术参数，达到在皂苷损失最低的情况尽可能降低三七中重金属含量。

1.不同清洗方式对三七剪口皂苷损失及灰分清除率的影响

同打磨处理（图3.27a）相比，鲜三七和干三七（除20 ℃清洗10 min）经清洗处理（图3.28）后剪口皂苷含量均降低（表3.15）。20 ℃处理下，鲜三七剪口皂苷损失率为0.06%～12.73%，干三七皂苷损失率为-0.72%～13.27%；50 ℃处理下，鲜三七皂苷损失率为6.43%～18.14%，干三七皂苷损失率为15.50%～25.77%。相同清洗时间下，剪口皂苷损失率随清洗用水温度的升高而升高。鲜三七分别清洗10 min，30 min和60 min后，50 ℃处理下三七皂苷损失率比20 ℃处理下分别高6.37%，10.97%和5.41%；干三七清洗10 min，30 min和60 min后，50 ℃处理下三七皂苷损失率比20 ℃处理下分别高16.27%，17.54%和12.50%。可见，三七剪口皂苷损失率随清洗时间的延长和水温的升高而上升；相同清洗条件下，鲜三七皂苷损失率低于干三七，即延长清洗时间升高水温造成了剪口皂苷的损失。

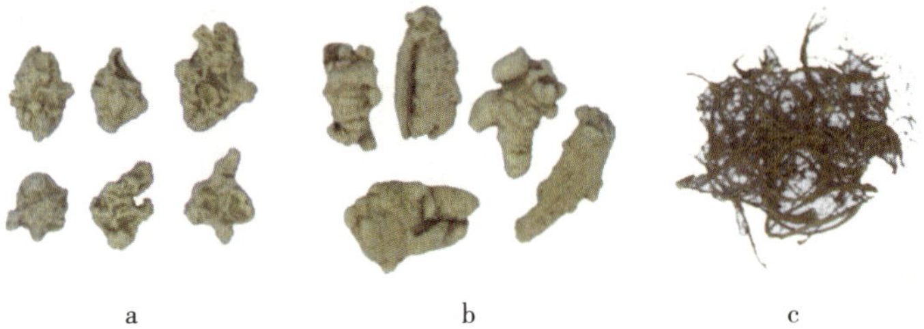

图3.27　干三七打磨处理
（a，剪口；b，主根；c，筋条）

鲜三七和干三七经清洗处理后，剪口总灰分含量均显著降低，打磨和鲜三七直接清洗的总灰分含量均符合药典要求，干三七经20 ℃水清洗60 min或经50 ℃水清洗30 min以上总灰分含量符合药典要求（表3.15）。与打磨处理相比，20 ℃处理下，鲜三七剪口总灰分清除率为5.55%～12.85%，干三七总灰分清除率为-27.56%～3.99%；50 ℃处理下，鲜三七灰分清除率为2.06%～16.21%，干三七灰分清除率为-20.45%～8.841%。可见，三七剪口总灰分清除率随清洗时间的延长和水温的升高而上升；相同清洗条件下，鲜三七总灰分清除率高于干三七。

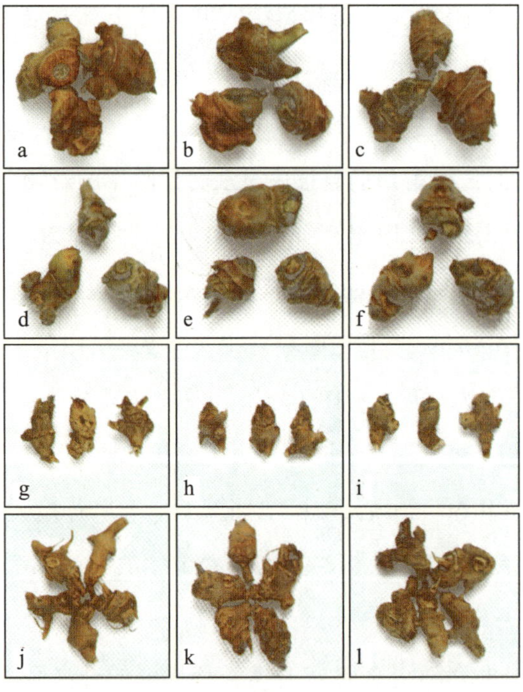

图3.28　不同清洗方式下剪口外观特征
（a，b和c为鲜三七剪口在20 ℃水温下分别清洗10 min、20 min和60 min；c，d和e为鲜三七剪口在50 ℃水温下分别清洗10 min、20 min和60 min；g，h和i为干三七剪口在20 ℃水温下分别清洗10 min、20 min和60 min；j，k和l为干三七剪口在50 ℃水温下分别清洗10 min、20 min和60 min）

表3.15　不同清洗方式对三七剪口皂苷和灰分含量的影响（%，n=5）

样品	水温（℃）	清洗时间（min）	皂苷含量							总灰分	清除率
			R1	Rg_1	Re	Rb_1	Rd	总计	损失率		
打磨	—	—	1.61 ± 0.21	6.65 ± 0.78	1.62 ± 0.15	5.08 ± 0.46	1.69 ± 0.28	16.65 ± 2.38	—	5.77 ± 0.67	—
鲜三七	20	10	1.63 ± 0.13	6.45 ± 0.54	1.53 ± 0.12	5.38 ± 0.35	1.65 ± 0.19	16.64 ± 2.89	0.06 ± 0.00	5.45 ± 0.54	5.55 ± 0.73
		30	1.52 ± 0.11	6.15 ± 0.61	1.52 ± 0.17	5.32 ± 0.78	1.54 ± 0.23	16.05 ± 3.23	3.60 ± 0.29	5.27 ± 0.49	8.67 ± 1.25
		60	1.48 ± 0.09	5.40 ± 0.23	1.34 ± 0.09	4.95 ± 0.39	1.36 ± 0.17	14.53 ± 2.16	12.73 ± 1.89	5.03 ± 0.67	12.82 ± 2.44
	50	10	1.17 ± 0.08	6.41 ± 0.44	1.42 ± 0.16	5.03 ± 0.61	1.55 ± 0.16	15.58 ± 1.96	6.43 ± 1.28	5.62 ± 0.68	2.60 ± 0.37
		30	1.82 ± 0.22	5.86 ± 0.61	1.28 ± 0.19	4.23 ± 0.48	1.23 ± 0.09	14.42 ± 2.22	13.39 ± 1.52	5.20 ± 0.44	9.88 ± 1.26
		60	1.42 ± 0.09	5.52 ± 0.43	1.11 ± 0.16	4.42 ± 0.56	1.16 ± 0.15	13.63 ± 2.15	18.14 ± 1.45	4.84 ± 0.52	16.12 ± 3.21
干三七	20	10	1.78 ± 0.23	6.78 ± 0.59	1.51 ± 0.08	5.04 ± 0.43	1.66 ± 0.24	16.77 ± 2.69	−0.72 ± 0.18	7.36 ± 1.03	−27.56 ± 4.18
		30	2.44 ± 0.19	6.13 ± 0.47	1.23 ± 0.07	4.88 ± 0.37	1.2 ± 60.18	15.94 ± 2.17	4.26 ± 0.65	6.81 ± 0.88	−18.02 ± 2.26
		60	1.89 ± 0.15	5.82 ± 0.41	1.12 ± 0.15	4.59 ± 0.62	1.02 ± 0.07	14.44 ± 2.07	13.27 ± 189	5.54 ± 0.74	3.99 ± 0.52
	50	10	1.61 ± 0.11	5.63 ± 0.65	1.35 ± 0.18	4.24 ± 0.59	1.24 ± 0.15	14.07 ± 1.08	15.50 ± 1.26	6.95 ± 0.91	−20.45 ± 4.97
		30	1.59 ± 0.13	5.31 ± 0.48	0.98 ± 0.05	3.95 ± 0.28	1.19 ± 0.08	13.02 ± 1.29	21.80 ± 3.97	5.70 ± 0.68	1.21 ± 0.26
		60	1.47 ± 0.10	5.03 ± 0.59	0.87 ± 0.14	3.88 ± 0.53	1.11 ± 0.16	12.36 ± 1.89	25.77 ± 4.65	5.26 ± 0.65	8.84 ± 2.11

注：鲜三七剪口和干三七剪口分别在 20 ℃和 50 ℃水温下清洗 10 min、30 min 和 60 min。

2. 不同清洗方式对三七主根皂苷损失及灰分清除率的影响

同打磨处理（图3.27b）相比，鲜三七（除20 ℃清洗10 min）和干三七主根经清洗后（图3.29）皂苷含量均降低（表3.16）。在20 ℃处理下，鲜三七皂苷损失率为–1.27%～14.00%，干三七皂苷损失率为3.73%～23.73%；50 ℃处理下，鲜三七皂苷损失率为13.18%～25.73%，干三七皂苷损失率为11.73%～32.73%。相同清洗时间下，皂苷损失率随清洗温度的升高而升高。鲜三七主根分别清洗10 min，30 min和60 min后，50 ℃处理下三七皂苷损失率比20 ℃处理下分别高14.45%，16.55%和11.73%；干三七清洗10 min、30 min和60 min后，50 ℃处理下三七皂苷损失率比20 ℃处理下分别高8.00%、13.09%和9.00%。可见，三七主根皂苷损失率随清洗时间的延长和水温的升高而上升；相同清洗条件下，鲜三七皂苷损失率低于干三七。即延长清洗时间、升高水温可造成主根皂苷的损失。

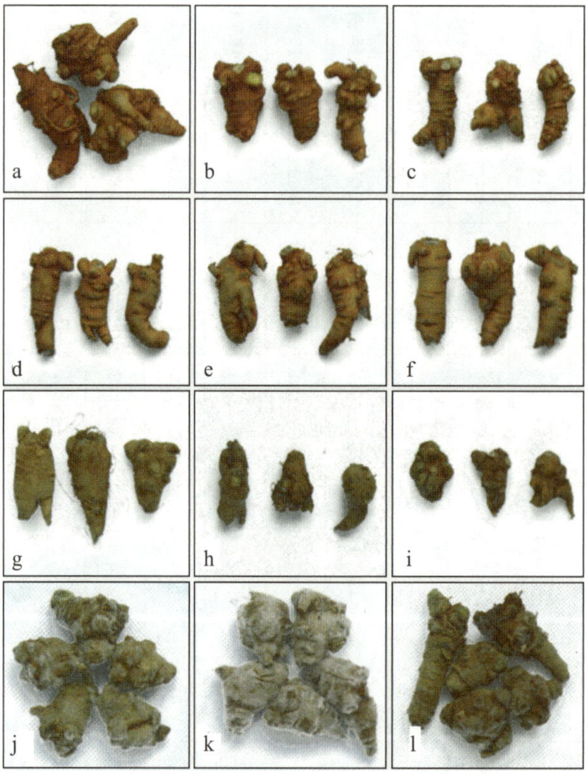

图3.29 不同清洗方式下主根外观特征

（a，b和c为鲜三七主根在20 ℃水温下分别清洗10 min、20 min和60 min；c，d和e为鲜三七主根在50 ℃水温下分别清洗10 min、20 min和60 min；g，h和i为干三七主根在20 ℃水温下分别清洗10 min、20 min和60 min；j，k和l为干三七主根在50 ℃水温下分别清洗10 min、20 min和60 min）

表3.16 不同清洗方式对三七主根皂苷和灰分含量的影响（%，n=5）

样品	水温（℃）	清洗时间（min）	皂苷含量							总灰分	清除率
			R1	Rg_1	Re	Rb_1	Rd	总计	损失率		
打磨	—	—	0.86 ± 0.12	4.69 ± 0.26	0.48 ± 0.05	3.88 ± 0.04	1.09 ± 0.09	11.00 ± 1.34	—	2.56 ± 0.37	—
鲜三七	20	10	0.92 ± 0.15	4.68 ± 0.39	0.59 ± 0.06	3.83 ± 0.04	1.12 ± 0.12	11.14 ± 1.22	−1.27 ± 0.09	2.42 ± 0.22	5.47 ± 0.48
		30	0.85 ± 0.09	4.63 ± 0.58	0.47 ± 0.05	3.68 ± 0.02	1.03 ± 0.08	10.66 ± 1.31	3.09 ± 0.39	2.35 ± 0.19	8.20 ± 0.97
		60	0.81 ± 0.06	4.17 ± 0.62	0.39 ± 0.02	3.25 ± 0.03	0.84 ± 0.07	9.46 ± 1.10	14.00 ± 1.21	2.31 ± 0.28	9.77 ± 1.25
	50	10	0.91 ± 0.13	3.80 ± 0.44	0.43 ± 0.05	3.45 ± 0.03	0.96 ± 0.07	9.55 ± 1.21	13.18 ± 1.42	2.80 ± 0.38	−9.37 ± 1.34
		30	0.79 ± 0.09	3.71 ± 0.37	0.31 ± 0.02	3.25 ± 0.02	0.78 ± 0.09	8.84 ± 0.67	19.64 ± 2.34	2.26 ± 0.15	11.72 ± 1.87
		60	0.85 ± 0.11	3.54 ± 0.42	0.25 ± 0.03	2.72 ± 0.03	0.81 ± 0.09	8.17 ± 0.73	25.73 ± 2.01	2.29 ± 0.30	10.55 ± 0.98
干三七	20	10	0.93 ± 0.15	4.74 ± 0.51	0.48 ± 0.06	3.61 ± 0.04	0.83 ± 0.05	10.59 ± 1.32	3.73 ± 3.51	3.49 ± 0.52	−36.33 ± 4.26
		30	0.86 ± 0.14	4.46 ± 0.48	0.37 ± 0.02	3.52 ± 0.03	0.71 ± 0.06	9.92 ± 0.75	9.82 ± 1.31	3.21 ± 0.48	−25.39 ± 3.34
		60	0.79 ± 0.16	4.21 ± 0.47	0.28 ± 0.01	2.47 ± 0.03	0.64 ± 0.07	8.39 ± 0.69	23.73 ± 3.08	3.02 ± 0.27	−17.97 ± 2.10
	50	10	0.89 ± 0.12	3.79 ± 0.42	0.50 ± 0.06	3.65 ± 0.04	0.88 ± 0.07	9.71 ± 1.11	11.73 ± 1.64	3.11 ± 0.25	−21.48 ± 1.78
		30	0.77 ± 0.09	3.38 ± 0.35	0.38 ± 0.04	3.19 ± 0.03	0.65 ± 0.05	8.37 ± 0.92	23.91 ± 3.33	2.95 ± 0.36	−15.23 ± 1.32
		60	0.64 ± 0.07	3.01 ± 0.28	0.27 ± 0.01	2.93 ± 0.02	0.55 ± 0.05	7.40 ± 0.65	32.73 ± 4.25	3.02 ± 0.24	−17.97 ± 2.13

注：鲜三七主根和干三七主根分别在 20 ℃和 50 ℃水温下清洗 10 min、30 min 和 60 min。

鲜三七和干三七经清洗处理后，主根总灰分含量均显著降低，打磨、鲜三七或干三七直接清洗后总灰分含量均符合药典要求。与打磨处理相比，20 ℃处理下，鲜三七剪口总灰分清除率为5.47%～9.77%，干三七总灰分清除率为-17.97%～-36.33%；50 ℃处理下，鲜三七灰分清除率为-9.37%～10.55%，干三七灰分清除率为-15.23%～-21.48%，上述结果说明，清洗对降低干三七灰分含量效果低于打磨。可见，三七主根总灰分清除率随清洗时间的延长和水温的升高而上升；相同清洗条件下，鲜三七总灰分清除率高于干三七，即延长清洗时间、升高水温可降低主根灰分含量。

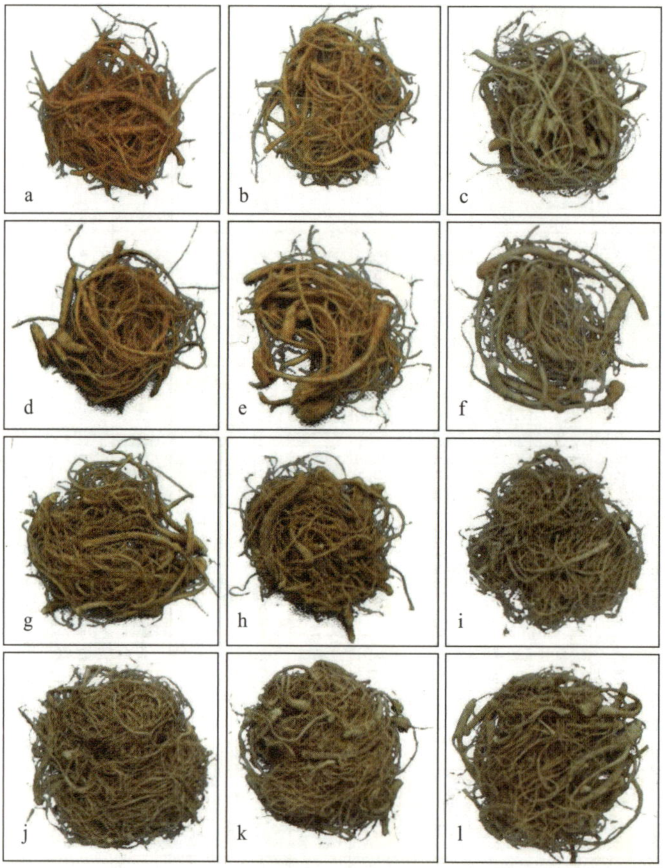

图3.30 不同清洗方式下三七筋条的外观特征

（a，b和c为鲜三七筋条在20 ℃水温下分别清洗10 min、20 min和60 min；c，d和e为鲜三七筋条在50 ℃水温下分别清洗10 min、20 min和60 min；g，h和i为干三七筋条在20 ℃水温下分别清洗10 min、20 min和60 min；j，k和l为干三七筋条在50 ℃水温下分别清洗10 min、20 min和60 min）

表 3.17　不同清洗方式对三七筋条皂苷和灰分含量的影响（%，$n=5$）

样品	水温（℃）	清洗时间（min）	皂苷含量（%）							总灰分	清除率
			R_1	Rg_1	Re	Rb_1	Rd	总计	损失率		
鲜三七	20	10	0.82 ± 0.07	3.17 ± 0.45	0.83 ± 0.06	2.34 ± 0.45	0.88 ± 0.16	8.04 ± 1.39	–	6.62 ± 1.21	–
		30	0.77 ± 0.04	3.12 ± 0.38	0.81 ± 0.12	2.2 ± 0.39	0.78 ± 0.13	7.68 ± 1.35	4.48 ± 0.67	5.84 ± 1.01	11.78 ± 2.13
		60	0.63 ± 0.08	2.56 ± 0.33	0.71 ± 0.09	1.81 ± 0.31	0.54 ± 0.08	6.25 ± 1.06	22.26 ± 3.45	5.19 ± 0.98	21.60 ± 3.58
	50	10	0.83 ± 0.06	2.42 ± 0.39	0.85 ± 0.09	2.00 ± 0.42	1.08 ± 0.20	7.18 ± 1.13	–	6.59 ± 1.13	–
		30	0.74 ± 0.08	2.03 ± 0.29	0.71 ± 0.08	1.81 ± 0.36	0.72 ± 0.09	6.01 ± 0.09	16.30 ± 2.32	5.70 ± 0.88	13.51 ± 3.47
		60	0.65 ± 0.04	1.88 ± 0.31	0.53 ± 0.09	1.23 ± 0.34	0.54 ± 0.09	4.83 ± 0.67	32.73 ± 5.67	4.59 ± 0.82	30.35 ± 4.19
干三七	20	10	0.79 ± 0.09	3.28 ± 0.30	0.78 ± 0.13	1.71 ± 0.33	0.62 ± 0.08	7.18 ± 1.16	–	6.80 ± 1.03	–
		30	0.74 ± 0.10	3.37 ± 0.42	0.67 ± 0.09	1.22 ± 0.28	0.57 ± 0.07	6.57 ± 0.97	8.50 ± 1.49	6.34 ± 1.12	6.76 ± 1.15
		60	0.66 ± 0.05	2.96 ± 0.35	0.60 ± 0.04	0.86 ± 0.11	0.43 ± 0.06	5.51 ± 0.91	23.26 ± 3.78	5.55 ± 0.69	18.38 ± 3.06
	50	10	0.80 ± 0.06	2.82 ± 0.33	0.73 ± 0.06	1.70 ± 0.29	0.62 ± 0.07	6.67 ± 0.83	–	6.75 ± 1.17	–
		30	0.68 ± 0.09	2.46 ± 0.36	0.58 ± 0.07	1.30 ± 0.19	0.56 ± 0.06	5.58 ± 0.45	16.34 ± 2.97	6.19 ± 0.89	8.30 ± 1.23
		60	0.53 ± 0.08	1.93 ± 0.25	0.43 ± 0.07	0.76 ± 0.06	0.39 ± 0.05	4.04 ± 0.61	39.43 ± 5.62	5.24 ± 0.74	22.37 ± 4.31

注：鲜三七筋条和干三七筋条分别在 20 ℃和 50 ℃水温下清洗 10 min、30 min 和 60 min。

3. 不同清洗方式对三七筋条皂苷损失及灰分清除率的影响

三七筋条柔弱不适合打磨，传统三七生产中，将其用常温下的水清洗后晒干（图3.27c）。对剪口和主根的研究结果，将20 ℃或50 ℃水清洗三七10 min分别作为对照，比较研究不同水温和不同清洗时间下鲜三七和干三七筋条皂苷和灰分含量（表3.17）。鲜三七经20 ℃水温清洗30 min或60 min后皂苷损失率分别为4.48%和22.26%，干三七皂苷损失率分别为8.50%和23.26%；50 ℃处理30 min和60 min后，鲜三七皂苷损失率分别为16.30%和32.73%，干三七皂苷损失率分别为16.34%和39.43%。相同清洗时间下，筋条皂苷损失率随清洗温度的升高而升高。鲜三七分别清洗30 min和60 min，50 ℃处理下三七皂苷损失率比20 ℃处理下分别高11.82%和10.47%；干三七清洗30 min和60 min，50 ℃处理下三七皂苷损失率比20 ℃处理下分别高8.84%和16.17%。可见，三七筋条皂苷损失率随清洗时间的延长和水温的升高而上升；相同清洗条件下，鲜三七皂苷损失率低于干三七。即延长清洗时间升高水温可降低灰分含量但也造成了筋条皂苷的损失。

同20 ℃水温清洗10 min处理相比，鲜三七和干三七筋条清洗30 min和60 min后灰分清除率为6.67%～21.60%；同50 ℃水温清洗10 min处理相比，鲜三七和干三七筋条清洗30 min和60 min后灰分清除率为8.30%～30.35%。三七筋条灰分清除率表现为随清洗时间的延长和水温的升高而增加；相同清洗条件下，鲜三七筋条灰分清除率显著高于干三七。

4. 不同清洗方式下三七皂苷与灰分的多元线性回归分析

双因素方差分析表明，清洗时间和温度与各部位皂苷和灰分含量呈负相关关系，并且两个自变量因子之间具有显著交互作用（表3.18）。除鲜三七和干三七主根灰分与清洗时间和温度不成多元线性关系外（R^2分别为0.470和0.725，P分别为0.386和0.144，均大于0.05），其余组清洗后的灰分和皂苷含量与清洗时间和温度成显著多元线性关系。从预测值中可见，除主根外，清洗后剪口和筋条总灰分的最大值和最小值均为干三七＞鲜三七；除剪口外，清洗后主根和筋条总皂苷的最大值和最小值均为鲜三七＞干三七。可见，新鲜三七清洗后再干燥有利于降低灰分含量并减少总皂苷的损失，清洗条件以20 ℃水温清洗10 min为宜。

表3.18　不同清洗方式下三七皂苷与灰分的多元线性回归分析

部位	三七	指标	多元线性拟合	预测值				R^2	P
				最小值	最大值	平均值	SD		
剪口	鲜三七	总皂苷	A=9.587–0.044X–0.042Y	14.898	18.293	16.665	1.181	0.975	0.004
		总灰分	B=5.665–0.001X–0.012Y	4.904	5.526	5.235	0.267	0.903	0.030
	干三七	总皂苷	A=18.763–0.086X–0.040Y	12.082	16.651	14.433	1.670	0.985	0.002
		总灰分	B=8.123–0.020X–0.035Y	5.048	7.377	6.270	0.845	0.934	0.017
主根	鲜三七	总皂苷	A=12.486–0.052X–0.031Y	8.036	11.135	9.637	1.101	0.988	0.001
		总灰分	B=2.491–0.003X–0.006Y	2.207	2.583	2.405	0.138	0.470	0.386
	干三七	总皂苷	A=11.888–0.038X–0.045Y	7.298	10.679	9.063	1.187	0.980	0.003
		总灰分	B=3.559–0.007X–0.005Y	2.885	3.364	3.133	1.167	0.725	0.144
筋条	鲜三七	总皂苷	A=9.587–0.044X–0.042Y	4.898	8.293	6.665	1.181	0.975	0.004
		总灰分	B=7.185–0.009X–0.034Y	4.723	6.674	5.755	0.776	0.961	0.008
	干三七	总皂苷	A=8.514–0.033X–0.043Y	4.283	7.424	5.925	1.110	0.964	0.007
		总灰分	B=7.178–0.000X–0.028Y	5.470	6.892	6.228	0.639	0.902	0.031

注：X：温度；Y：时间；A：总皂苷；B：总灰分。

三七传统干燥方式为将新鲜采挖的三七在晒场上摊开、修剪（将剪口、主根和筋条分开）直至干燥，或将修剪后的剪口和主根在烤房中干燥。对于干燥后的三七，通常采用打磨的方式去除表面附着的泥土。因而，三七产地加工中鲜见清洗操作环节，仅少数饮片厂可见。如前所述，研究发现，三七根表浮土是药材中重金属主要来源，故通过清洗的方式去除根表浮土是有效控制重金属含量的方法。但仅曾宪彩等比较过流水与浸泡清洗对三七剪口重金属清除和皂苷损失的影响。因此，三七清洗过程操作仍缺乏科学数据支撑。

通过对水温和清洗时间进行考察发现，三七剪口、主根和毛根均表现为皂苷损失率和总灰分清除率随清洗时间的延长和水温的升高而上升；相同清洗条件下，鲜三七皂苷损失率低于干三七，总灰分清除率则高于干三七。即对三七根的三个部位而言，延长清洗时间和升高水温可降低灰分含量但也造成了皂苷的损失。皂苷的损失可能主要归因于三七皂苷具有较好的水溶性，如相同提取时间下人参药材中Rg和Re的总量在温度从10 ℃提高到25 ℃后，提取率可提高5～10倍。许晨阳等研究认为，土壤团粒结构稳定性可随温度的升高而降低，故温水清洗可能造成土壤团粒结构的相对不稳定，而造成崩解，从而增加灰分的清除率。因而，在保障三七药材灰分含量符合药典规定条件下应尽量降低清洗用水温度和清洗时间，以减少皂苷损失。

从上述研究可见，鲜三七皂苷损失显著低于干三七。这是由于鲜三七比干三七具有好的细胞质膜完整性，因而在清洗过程中皂苷类物质跨膜溶出相对较少，而干三七则因为细胞质膜在干燥中完整性受到了破坏，故清洗过程的复水造成了皂苷的大量溶出。另外，干三七的灰分清除率显著低于鲜三七，这是由于三七在干燥过程中失水使其表面形成褶皱，未经清洗的泥土被裹挟在褶皱中而难以清除。不仅如此，三七根表泥土黏性较大，干燥后对三七的黏附力增强，因而更加难以清除。

第四章
基于《中国药典》标准的中药材重金属安全评估

一、现行中药材重金属安全评估标准

随着国际社会对中药认识的深入，中药材的国际需求正在逐年增长，我国生药、中成药制剂的出口量也随之逐年增加。与此同时，国际上对中草药的重金属安全问题也十分关注，包括美国、韩国、日本、德国等在内的多个国家和地区均制订了有关中草药的重金属限量标准（表4.1）。2015版《中国药典》中对黄芪、海藻、丹参等在内的11种植物药，牡蛎、阿胶、蜂胶等在内的10种动物药和滑石粉、冰片等在内的6种矿物药设定了重金属限量值（表4.2）。由表4.1可知，各国设定的中草药重金属限量值存在差异，对设定的重金属种类也略有差异，大多数标准中均未对Cu进行限量设定，只有极少数国家及地区同时给出了5种重金属的限量值。《中国药典》中设定的植物类药材重金属限量值除昆布、海藻和西瓜霜外，其余药材标准与《药用植物及制剂进出口绿色行业标准》设定值相同（表4.2）。而动物类药材中水蛭相对于其他药材重金属限量有差异，地龙、龟甲胶、鹿角胶只对重金属总量有限量要求，其余重金属各项未做规定；蜂胶则对Pb的限量进行了规定。矿物药则均只对重金属总量进行了限制，未在重金属各分项下做具体限量要求。

表4.1　各国家/地区中草药重金属限量标准（$mg \cdot kg^{-1}$）

国家/地区	适用范围	Cu	Pb	As	Cd	Hg
世界卫生组织	草药	—	10	—	0.3	—

续表

国家 / 地区	适用范围	Cu	Pb	As	Cd	Hg
欧盟	草药	—	5	—	1	—
中国绿色行业标准	草药	20	5	2	0.3	0.2
澳大利亚	草药	—	5	—	1	
中国香港	中草药	—	5	2	1	0.2
中国澳门	生药及中草药外用制剂	150	20	5	—	0.5
意大利	生药	—	5	3	0.2	0.3
新加坡	中草药	—	5	3	0.2	0.3
德国	草药	—	5	—	0.2	0.1
印度	草药		10	3	0.3	1
日本	生药	—	10	5（As_2O_3）	—	—
马来西亚	传统药物制剂	10	10	5	0.3	0.5
韩国	生药	—	20	5	—	—
泰国	草药	—	10	4	0.3	—
中国台湾	中草药	—	5	3	1	0.2
英国	草药	—	5	5	1	0.1
美国	草药	—	5	2	0.5	1

注：表中 2015 版《中国药典》重金属限量值只针对部分植物药。

表4.2　2015版《中国药典》各药材/饮片重金属限量（$mg \cdot kg^{-1}$）

分类	编号	药材 / 饮片名称	重金属总量	Cu	Pb	As	Cd	Hg
植物药	1	山楂	—	20	5	2	0.3	0.2
	2	甘草	—	20	5	2	0.3	0.2
	3	白芍	—	20	5	2	0.3	0.2
	4	西洋参	—	20	5	2	0.3	0.2
	5	金银花	—	20	5	2	0.3	0.2
	6	枸杞子	—	20	5	2	0.3	0.2
	7	丹参	—	20	5	2	0.3	0.2
	8	黄芪	—	20	5	2	0.3	0.2
	9	海藻	—	20	5	—	4	0.1
	10	昆布	—	20	5	—	4	0.1
	11	西瓜霜	10	—	—	—	—	—

续表

分类	编号	药材 / 饮片名称	重金属总量	Cu	Pb	As	Cd	Hg
动物药	1	牡蛎	—	20	5	2	0.3	0.2
	2	阿胶	—	20	5	2	0.3	0.2
	3	珍珠	—	20	5	2	0.3	0.2
	4	地龙	30	—	—	—	—	—
	5	蛤壳	—	20	5	2	0.3	0.2
	6	水蛭	—	—	10	5	1	1
	7	海螵蛸	—	20	5	10	5	0.2
	8	龟甲胶	30	—	—	—	—	—
	9	蜂胶	—	—	8	—	—	—
	10	鹿角胶	30	—	—	—	—	—
矿物药	1	滑石粉	40	—	—	—	—	—
	2	冰片（合成龙脑）	5	—	—	—	—	—
	3	芒硝	10	—	—	—	—	—
	4	石膏、煅石膏	10	—	—	—	—	—
	5	白矾	20	—	—	—	—	—
	6	玄明粉	20	—	—	—	—	—

二、中药材重金属安全评估

伴随着全球经济的迅猛发展，大量重金属通过各种途径进入到环境中，造成了土壤、水体、空气等环境的污染，进而也造成当下中药材重金属的安全问题。对此，2015版《中国药典》规定，中药材中重金属限量：Pb ≤ 5.0 $mg \cdot kg^{-1}$，Cd ≤ 0.3 $mg \cdot kg^{-1}$，Hg ≤ 0.2 $mg \cdot kg^{-1}$，As ≤ 2.0 $mg \cdot kg^{-1}$，Cu ≤ 20.0 $mg \cdot kg^{-1}$。这与《药用植物及制剂进出口绿色行业标准》所规定的重金属限量标准（WM/T2—2004）相一致。本书分别以“中药材”“重金属”和“微量元素”等为关键词或者题名，在中国知网等各大文献数据库中对2000～2016年已发表的有关中药材重金属文献进行检索，共收集了364篇文献，在整理不同产地、不同药材共3026项的基础上，以2015版《中国药典》为依据，对我国中药材中重金属Cu、Pb、As、Cd、Hg等5项重金属的污染情况进行了分析，在现行标准下相对全面地评价了我国中药材重金属安全现状。

（一）中药材中5种重金属的安全现状

对文献中记录的中药材中的Cu、Pb、As、Hg、Cd 5种重金属的含量数据进行统计分析，得到5种重金属的总体超标率（表4.3）。

表4.3 中药材中5种重金属的总体超标结果

重金属	药材数	样本数	$X \pm S$（$mg \cdot kg^{-1}$）	最大值（$mg \cdot kg^{-1}$）	最小值（$mg \cdot kg^{-1}$）	中位数（$mg \cdot kg^{-1}$）	超标率（%）
Cu	351	1832	17.63 ± 63.72	784.5	—	7.87	11.08
Pb	328	2228	3.94 ± 52.55	2222	—	0.93	10.86
As	315	1961	1.23 ± 5.28	82.55	—	0.26	7.75
Hg	275	1700	0.19 ± 1.17	26.90	—	0.03	8.12
Cd	330	2061	0.33 ± 0.95	23.35	—	0.10	22.13

注：“—”表示低于方法检测限。

含Cu类药材351种共计1832个样本，结果显示，Cu的平均含量为17.63 $mg \cdot kg^{-1}$，超标率为11.08%。总体而言，涉及Cu超标的药材种类较多，其中Cu超标较为严重的药材有金银花、白芷、女贞子和黄连，这4种药材均存在多批次Cu超标的情况。

含Pb类药材328种共计2228个样本，Pb的平均含量为3.94 $mg \cdot kg^{-1}$，超标率为10.86%。其中Pb含量最高的为未知产地的藿香（2222.00 $mg \cdot kg^{-1}$），其次为未知产地的地黄（1050.00 $mg \cdot kg^{-1}$）、山东平邑产的金银花（215.50 $mg \cdot kg^{-1}$）以及山东费县的金银花（135.80 $mg \cdot kg^{-1}$）。其余药材中Pb的含量均在100 $mg \cdot kg^{-1}$以下。金银花在此项统计中超标情况较为突出，在Pb超标排名前20的药材中，金银花占了10项，涉及的产地有山东、安徽、河南等地。此外，涉及Pb超标的药材还有龙骨、黄连、白芷、连翘、山药等40余种。多批产自贵州的白及与天麻中Pb的含量低于检出限；其次，多批产自四川的羌活中有痕量Pb检出。

含As类药材315种共计1961个样本，As的平均含量为1.23 $mg \cdot kg^{-1}$，超标率为7.75%。其中含量最高的为3批未知产地的海藻，其As含量在81.34～82.55 $mg \cdot kg^{-1}$；其次为9批分别来自山东、安徽和河南的金银花（30.80～73.35 $mg \cdot kg^{-1}$），吉林抚松的北细辛（33.82 $mg \cdot kg^{-1}$），湖北神农架的华细辛（28.91 $mg \cdot kg^{-1}$）以及四川巫溪的北细辛（26.39 $mg \cdot kg^{-1}$）。此外，涉及As超标的药材还有白芷、党参、地黄等。As含量最低的为未知产地的白芍和人参各一批，As含量均为0.001 $mg \cdot kg^{-1}$。

含Hg类药材275种共计1700个样本，Hg的平均含量为0.19 $mg \cdot kg^{-1}$，超标率为8.12%。其中Hg含量最高的为未知产地的枇杷叶（26.90 $mg \cdot kg^{-1}$），其次为福建福州产的五味子（23.80 $mg \cdot kg^{-1}$），甘肃灵台的龙骨（17.90 $mg \cdot kg^{-1}$）以及未知产地的蝉蜕（14.80 $mg \cdot kg^{-1}$）。其余药材中Hg的含量均小于10.00 $mg \cdot kg^{-1}$。此外涉及Hg超标的药材还有黄芪、红花、金银花等。多批产自四川的川明参、贵州的白及中未有Hg被检出。

含Cd类药材330种共计2061个样本，Cd的平均含量为0.33 $mg \cdot kg^{-1}$，超标率为22.13%。其中含量最高的是四川产的白芷（23.35 $mg \cdot kg^{-1}$），其次为河南产的金银花（18.40 $mg \cdot kg^{-1}$）以及广西产的桂枝（11.10 $mg \cdot kg^{-1}$），其余药材中Cd含量小于10 $mg \cdot kg^{-1}$。此外，涉及Cd超标的还有白花蛇舌草、白芷、白及、莪术等药材。多批产自四川的白及和贵州的天麻中Cd的含量低于检出限。

（二）中药材不同药用部位中5种重金属的安全现状

中药材根据药用部位的不同可分为根及根茎类、花类、叶类、全草类等10大类。研究表明，重金属在植物体不同部位的分布情况不同。如孙连喜等在对黄连植株中重金属Cd进行研究时发现，在黄连须根中Cd含量最高，叶中次之，根茎中最小。本书将中药材按不同药用部位进行分类，统计重金属超标率，以了解在现行《中国药典》标准下中药材不同药用部位重金属的安全现状（表4.4）。

在现行药典标准下，Cu超标率最高的一类是动物药，超标率为18.75%。其次是果实及种子类、花类以及全草类药材，超标率分别为15.18%、14.39%和12.92%。此外，根茎类药材的超标率为10.26%，而其余各类药材的超标率在10%以下，且藻、菌、地衣类药材不存在Cu超标现象。Pb超标率最高的依次为动物类、茎木类、全草类、皮类和花类药材，其超标率分别为44.44%、41.03%、21.26%、15.70%和14.58%；其余各类药材Pb的超标率小于10%，其中藻类、菌类、地衣类药材不存在Pb超标现象。As超标率最高的依次为动物类、藻类、菌类、地衣类以及花类、全草类和叶类，其超标率分别为39.29%、22.73%、14.71、10.91%和10.71%，其余类别药材As的超标率均低于10%，其中皮类药材As的超标率为1.83%。涉及Cd超标的药材部位较多，其中以茎木类药材超标率最高，为52.63%；其次为动物类，为44.0%；全草类为37.76%；花类和叶类分别为31.85%和30.56%；果实和种子类超标率最低，为5.14%。Hg超标率最高为动物药，其次为花类、茎木类和叶类，其超标率分别为44.0%、20.41%、11.76%和10.53%；果实及种子类Hg的超标率最低，仅为4.81%。

赵连华等在对中药材不同入药部位重金属的污染情况进行总结分析后发现，Pb的污染水平：全草类>叶类>花类>地上部位>皮类>茎木类>根及根茎类>果实类>种子类；Cd的污染水平：地上部位>全草类>茎木类>根及根茎类>花类>皮类>叶类>果实类>种子类；Hg的污染水平：叶类>全草类>根及根茎类>花类>皮类>地上部位>茎木类>果实类>种子类；As的污染水平：种子类>根及根茎类>叶类>花类>全草类>果实>地上部位>茎木类、皮类；Cu的污染水平：皮类>全草类>地上部位>根及根茎类>叶类>花类>果实类>种子、茎木类。总体来看，全草类、地上部及叶类中药材中重金属含量普遍较高，可能与全草类药材较其他药材更多时间暴露于空气中易于被污染有关。花类、果实类、种子类中药材中重金属的综合污染水平较低，这可能与其生长周期短，重金属在其体内富集时间较短有关。根及根茎类中药材中重金属污染水平处于中间位置，其污染原因可能是中药材生长土壤或灌溉用水受重金属污染，根及根茎类药材通过根系从土壤中吸收重金属而导致其重金属量超标。中药材的不同入药部位重金属污染情况不一，这除了其与外界环境中重金属接触时间长短有关外，还与不同部位对重金属的吸收富集能力不同有着密切关系。因此，可根据中药材不同入药部位中重金属吸收富集规律采取相应的防治措施，从而保障中药材质量安全。

贵州省茎叶类、块根类和全草类药材中Pb均有未检出者，Pb的平均含量以树皮类为最高，全草类为最低，Pb含量顺序：树皮类>茎叶类>块根类>花果类>全草类。各类药材中Cu均有检出，Cu的平均含量以茎叶类为最高，树皮类为最低，Cu平均含量顺序：茎叶类>花果类>全草类>块根类>树皮类。在各类药材中，树皮类药材Cd有未检出者，Cd的平均含量以茎叶类为最高，花果类为最低，Cd平均含量顺序：茎叶类>块根类>全草类>树皮类>花果类。各类药材中As均有检出，As的平均含量以花果类为最高，树皮类为最低，As平均含量顺序：花果类>块根类>茎叶类>全草类>树皮类。在各类药材中，花果类、块根类药材重金属Hg均有未

表4.4 不同药用部位中药重金属污染情况

中药材分类	Cu			Pb			As			Cd			Hg		
	样本数	$X \pm S$（$mg \cdot kg^{-1}$）	超标率 %	样本数	$X \pm S$（$mg \cdot kg^{-1}$）	超标率 %	样本数	$X \pm S$（$mg \cdot kg^{-1}$）	超标率 %	样本数	$X \pm S$（$mg \cdot kg^{-1}$）	超标率 %	样本数	$X \pm S$（$mg \cdot kg^{-1}$）	超标率 %
根及根茎类	1004	15.34 ± 49.37	10.26	1245	2.58 ± 29.86	7.47	1032	0.89 ± 2.59	8.82	1168	0.31 ± 0.92	22.35	988	0.11 ± 0.43	6.48
花类	132	60.88 ± 172.51	14.39	144	7.92 ± 25.85	14.58	102	4.45 ± 13.15	14.71	135	0.68 ± 1.87	31.85	98	0.45 ± 1.18	20.41
叶类	35	11.63 ± 16.45	8.57	40	3.80 ± 3.50	30	28	1.10 ± 1.43	10.71	36	0.29 ± 0.34	30.56	19	1.68 ± 6.17	10.53
全草类	209	10.85 ± 11.65	12.92	207	13.66 ± 154.26	21.26	165	1.95 ± 5.26	10.91	196	0.44 ± 0.67	37.76	134	0.17 ± 0.60	9.70
果实及种子类	257	16.22 ± 53.03	15.18	364	1.38 ± 2.64	4.95	284	0.43 ± 1.72	2.11	331	0.09 ± 0.13	5.14	270	0.19 ± 1.53	4.81
动物类	32	14.39 ± 14.32	18.75	36	10.04 ± 15.53	44.44	28	2.08 ± 2.48	39.29	25	1.19 ± 1.52	44	25	1.82 ± 4.49	44
茎木类	32	13.39 ± 24.71	6.25	39	6.02 ± 7.95	41.03	39	0.80 ± 1.81	2.56	38	1.15 ± 2.18	52.63	34	0.31 ± 1.14	11.76
藻类、菌类、地衣类	24	7.33 ± 4.85	0	21	1.18 ± 1.15	0	22	11.77 ± 28.48	22.73	26	0.31 ± 0.44	29.63	26	0.06 ± 0.10	7.69
皮类	92	6.73 ± 10.61	1.09	121	2.48 ± 3.00	15.70	109	0.36 ± 0.53	1.83	93	0.16 ± 0.19	11.83	101	0.07 ± 0.10	8.91

注：树脂类中药及其他加工类中药因样本数未足 10 未做统计。

检出者，Hg的平均含量以茎叶类为最高，花果类为最低，Hg平均含量的大小顺序：茎叶类>全草类>树皮类>块根类>花果类（表4.5）。

表4.5 贵州省11个中药材GAP基地中药材中重金属的含量（$mg \cdot kg^{-1}$）（秦樊鑫等，2007）

药材种类	样品数/个	项目	Pb	Cu	Cd	Hg	As
茎叶类	25	含量范围	未检出～2.68	8.2～47.3	0.12～2.93	0.017～0.111	0.002～0.423
		平均值	1.46	24.5	1.11	0.046	0.204
		标准偏差	6.63	9.1	0.79	0.029	0.113
花果类	5	含量范围	0.45～0.81	18.9～34.2	0.09～0.23	未检出～0.010	0.143～1.630
		平均值	0.60	23.4	0.15	0.006	1.130
		标准偏差	0.17	6.3	0.06	0.005	0.591
块根类	80	含量范围	未检出～5.11	3.8～37.7	0.02～1.67	未检出～0.118	0.004～2.340
		平均值	0.97	16.9	0.43	0.021	0.506
		标准偏差	0.82	7.0	0.37	0.024	0.620
树皮类	24	含量范围	0.23～9.51	1.7～23.3	未检出～0.80	0.008～0.071	0.001～0.307
		平均值	2.61	11.9	0.18	0.027	0.114
		标准偏差	2.77	6.5	0.23	0.015	0.098
全草类	21	含量范围	未检出～0.52	11.3～37.5	0.25～0.59	0.009～0.121	0.016～0.629
		平均值	0.20	18.3	0.35	0.036	0.147
		标准偏差	0.16	7.3	0.08	0.030	0.144

重庆不同药用植物对重金属元素在各器官的分配也表现出较大的差异（表4.6）。Cu在主根和须根中含量较高，在叶中含量较低；Pb在主根中含量较高，在种子中含量最低；Cd在主根、茎和叶中含量较高；Hg、As含量在各部位间差异不显著。

表4.6 重庆中药材不同部位的重金属含量（$mg \cdot kg^{-1}$）（彭锐等，2017）

药用部位	Cu	Pb	Cd	Hg	As
主根	12.132±6.513	0.535±0.872	0.330±0.354	0.045±0.056	0.309±0.320
茎	11.699±7.927	0.269±0.265	0.337±0.359	0.068±0.141	0.330±0.248
叶	8.234±6.908	0.449±0.359	0.320±0.324	0.061±0.078	0.343±0.346
花或果	10.789±5.153	0.285±0.272	0.239±0.293	0.041±0.052	0.310±0.329
须根	13.255±6.509	0.238±0.247	0.298±0.211	0.059±0.062	0.367±0.311
种子	11.259±4.109	0.123±0.097	0.290±0.115	0.054±0.067	0.343±0.321

由表4.7可以看出，中药材对Cu的吸收能力表现为车前草叶>车前草根>黄栀子叶>车前草茎>黄栀子果实>黄栀子枝>枳壳叶>枳壳果实>枳壳枝。说明与车前子叶相比，其根和茎对土壤中的Cu吸收能力较差；黄栀子与枳壳均表现为叶>果实>枝，说明黄栀子和枳壳的枝系对土壤中的Cu吸收能力较弱。中药材对Zn的吸收能力则表现为车前草叶>车前草茎>车前草根>枳壳叶>枳壳枝>黄栀子叶>黄栀子枝>黄栀子果实>枳壳果实，车前草根、茎对Zn的吸收能力均比叶的吸收能力弱。黄栀子与枳壳中的As均主要分布于果实中，以叶中富集量最低；而车前草则以叶中分布最多，根中最少。车前草叶对Pb的吸收能力较强；黄栀子根对Pb的吸收能力较弱；枳壳果实对Pb的吸收能力较强。

表4.7　江西省特色中药材各器官对土壤重金属的平均富集系数（陈瑶，2008）

药材名	器官	Cu	Zn	As	Pb
黄栀子	枝	0.219	0.078	0.033	0.049
	叶	0.281	0.081	0.022	0.056
	果实	0.245	0.057	0.040	0.062
枳壳	枝	0.081	0.152	0.043	0.057
	叶	0.155	0.174	0.033	0.051
	果实	0.093	0.057	0.052	0.074
车前草	根	0.488	0.188	0.036	0.069
	茎	0.253	0.218	0.024	0.063
	叶	0.746	0.277	0.044	0.077

（三）常用中药材中重金属安全现状

以2015版《中国药典》标准为依据，分析了58种中药材重金属的安全现状，具体情况如表4.8。在药典标准下58种中药中Cu、Pb、As、Cd、Hg的平均超标率分别为12.05%、9.78%、7.86%、20.35%和9.89%。其中，白芷、党参、地黄、金银花、桔梗、菊花、龙胆和三七存在5种重金属同时超标的情况；人参、龙骨、黄连、黑骨藤、莪术和杜仲存在着4种重金属同时超标的情况；冬虫夏草、川芎、广藿香、何首乌、黄柏、山药、石斛和天麻存在3种重金属同时超标的情况，各类药材重金属超标种类存在差异，超标情况较为严重的药材需引起重视。

表4.8　58种中药重金属污染情况

药材名称	Cu			Pb			As			Cd			Hg		
	样本数	$X \pm S$（mg·kg^{-1}）	超标率%	样本数	$X \pm S$（mg·kg^{-1}）	超标率%	样本数	$X \pm S$（mg·kg^{-1}）	超标率%	样本数	$X \pm S$（mg·kg^{-1}）	超标率%	样本数	$X \pm S$（mg·kg^{-1}）	超标率%
巴戟天	8	15.70 ± 17.71	25	7	6.35 ± 1.77	71.43	12	0.72 ± 0.72	0	8	0.13 ± 0.11	12.50	5	0.14 ± 0.26	20
白花蛇舌草	7	9.54 ± 3.86	0	12	4.87 ± 2.52	58.33	11	1.41 ± 0.63	18.18	14	1.31 ± 1.17	71.43	11	0.05 ± 0.04	0
冬虫夏草	49	14.28 ± 3.54	8.16	49	2.99 ± 2.63	20.41	60	5.96 ± 2.37	96.67	49	0.08 ± 0.06	0	26	0.004 ± 0.003	0
白及	51	3.60 ± 2.45	0	51	0.12 ± 0.38	0	21	0.20 ± 0.35	4.76	51	0.17 ± 0.77	9.80	51	0.05 ± 0.11	3.92
白芍	16	6.15 ± 2.51	0	19	0.82 ± 1.09	0	14	0.31 ± 0.46	0	19	0.14 ± 0.14	15.79	14	0.15 ± 0.47	7.14
白术	10	10.63 ± 3.35	0	9	0.91 ± 0.64	0	10	0.61 ± 0.55	0	10	0.33 ± 0.19	50	7	0.02 ± 0.02	0
白芷	33	140.23 ± 219.81	33.33	28	7.21 ± 9.20	32.14	22	3.32 ± 6.18	27.27	27	2.04 ± 4.70	33.33	24	0.35 ± 0.58	33.33
百合	—	—	—	13	0.84 ± 0.55	0	10	0.34 ± 0.26	0	13	0.36 ± 0.33	38.46	11	0.04 ± 0.03	0
半夏	12	5.83 ± 2.69	0	13	0.69 ± 0.35	0	14	0.14 ± 0.12	0	13	0.19 ± 0.11	23.08	11	0.06 ± 0.04	0
苍术	8	8.09 ± 2.21	0	12	1.35 ± 1.12	0	10	0.25 ± 0.29	0	6	0.20 ± 0.16	16.67	8	0.06 ± 0.05	0
柴胡	19	10.84 ± 8.29	5.26	19	2.28 ± 1.09	0	19	0.72 ± 0.56	0	20	0.13 ± 0.13	10	17	0.07 ± 0.04	0
川明参	33	2.30 ± 0.89	0	33	0.02 ± 0.06	0	33	0.00 ± 0.00	0	33	0.05 ± 0.05	0	33	0.01 ± 0.03	0
川芎	31	10.17 ± 5.82	6.45	29	1.48 ± 0.76	0	23	0.25 ± 0.16	0	27	0.54 ± 0.49	59.26	22	0.09 ± 0.17	13.64
穿心莲	15	4.16 ± 2.80	0	16	1.74 ± 1.70	12.5	12	0.45 ± 0.39	0	16	0.33 ± 0.22	50	7	0.25 ± 0.16	71.43
大黄	25	11.5 ± 9.23	4	14	1.24 ± 1.46	0	13	0.35 ± 0.38	0	15	0.20 ± 0.21	26.67	10	0.06 ± 0.08	10
丹参	57	12.86 ± 6.88	3.51	49	1.15 ± 1.54	2.04	32	0.39 ± 0.24	0	49	0.13 ± 0.22	10.20	29	0.06 ± 0.08	3.45
当归	35	9.30 ± 5.70	2.86	26	1.03 ± 2.16	7.69	24	0.41 ± 0.34	0	27	0.10 ± 0.22	7.41	22	0.03 ± 0.05	4.55

续表

药材名称	Cu			Pb			As			Cd			Hg		
	样本数	$X \pm S$ (mg·kg^{-1})	超标率 %	样本数	$X \pm S$ (mg·kg^{-1})	超标率 %	样本数	$X \pm S$ (mg·kg^{-1})	超标率 %	样本数	$X \pm S$ (mg·kg^{-1})	超标率 %	样本数	$X \pm S$ (mg·kg^{-1})	超标率 %
党参	16	37.17 ± 58.34	25	34	1.08 ± 1.31	5.88	33	1.60 ± 1.37	48.48	35	0.24 ± 0.28	22.86	35	0.13 ± 0.18	8.57
地黄	17	21.47 ± 68.87	5.88	25	43.50 ± 209.69	4	26	0.67 ± 1.22	11.54	26	0.16 ± 0.16	23.08	24	0.31 ± 0.32	45.83
滇龙胆	8	10.02 ± 2.03	0	18	1.76 ± 0.72	0	–	–	–	18	0.18 ± 0.14	16.67	–	–	–
杜仲	3	10.25 ± 5.39	0	26	2.82 ± 4.36	11.54	22	0.55 ± 0.93	9.09	5	0.27 ± 0.18	4	20	0.12 ± 0.16	30
莪术	15	16.85 ± 19.99	20	16	2.70 ± 2.60	6.25	13	3.62 ± 8.85	15.38	13	2.06 ± 1.51	84.62	13	0.01 ± 0.03	0
甘草	15	10.16 ± 6.51	6.67	27	0.48 ± 0.94	0	14	0.23 ± 0.26	0	26	0.11 ± 0.28	7.69	20	0.05 ± 0.04	0
葛根	10	11.95 ± 8.96	10	5	1.31 ± 1.05	0	5	0.54 ± 0.42	0	6	0.23 ± 0.27	16.67	6	0.02 ± 0.03	0
枸杞子	12	9.36 ± 6.61	8.33	22	0.74 ± 0.99	0	21	0.13 ± 0.15	0	22	0.10 ± 0.27	4.55	20	0.02 ± 0.04	0
广藿香	20	15.75 ± 10.63	25	20	3.35 ± 2.02	20	15	0.68 ± 0.54	0	15	0.19 ± 0.09	6.67	9	0.07 ± 0.06	0
何首乌	10	8.97 ± 8.05	10	6	4.04 ± 4.88	33.33	8	0.37 ± 0.37	0	6	0.12 ± 0.21	16.67	4	0.02 ± 0.00	0
黑骨藤	14	17.77 ± 29.77	7.14	14	7.92 ± 9.66	42.86	14	0.59 ± 0.17	0	14	0.81 ± 0.56	71.43	14	0.16 ± 0.20	7.14
黄柏	6	3.53 ± 2.15	0	17	2.18 ± 2.96	11.76	15	0.28 ± 0.12	0	10	0.20 ± 0.40	20	14	0.05 ± 0.09	7.14
黄连	33	21.90 ± 13.21	57.58	51	3.03 ± 6.59	17.65	39	0.42 ± 0.42	0	58	0.34 ± 0.50	24.14	31	0.11 ± 0.14	16.13
黄芪	25	6.56 ± 4.14	0	59	1.50 ± 1.69	5.08	52	0.27 ± 0.46	1.92	59	0.06 ± 0.05	0	51	0.15 ± 0.67	1.96
黄芩	9	5.27 ± 4.26	0	6	1.26 ± 1.20	0	12	3.66 ± 3.95	50	7	0.13 ± 0.16	28.57	3	0.06 ± 0.04	0
蒺藜	—	–	–	10	0.55 ± 0.45	0	10	0.26 ± 0.26	0	10	0.10 ± 0.09	10	10	0.01 ± 0.01	0
金银花	46	150.43 ± 271.44	23.91	51	18.68 ± 41.26	23.53	28	16.52 ± 23.0	42.86	46	1.49 ± 2.98	50	22	1.09 ± 1.79	50

续表

药材名称	Cu			Pb			As			Cd			Hg		
	样本数	$X \pm S$ ($mg \cdot kg^{-1}$)	超标率 %	样本数	$X \pm S$ ($mg \cdot kg^{-1}$)	超标率 %	样本数	$X \pm S$ ($mg \cdot kg^{-1}$)	超标率 %	样本数	$X \pm S$ ($mg \cdot kg^{-1}$)	超标率 %	样本数	$X \pm S$ ($mg \cdot kg^{-1}$)	超标率 %
桔梗	20	14.67 ± 10.61	25	32	2.38 ± 2.77	9.38	30	0.67 ± 0.76	3.33	32	0.59 ± 0.65	50	30	0.13 ± 0.22	6.67
菊花	27	12.08 ± 6.20	11.11	29	2.60 ± 2.42	13.79	25	0.91 ± 0.82	12	29	0.29 ± 0.21	27.59	24	0.13 ± 0.25	16.67
连翘	24	8.41 ± 2.15	0	58	2.49 ± 3.94	12.07	58	0.30 ± 0.20	0	34	0.12 ± 0.09	8.82	32	0.02 ± 0.02	0
两头尖	—	–	–	10	0.48 ± 0.31	0	10	0.39 ± 0.54	0	10	0.10 ± 0.06	0	10	0.02 ± 0.01	0
灵芝	6	10.46 ± 3.44	0	7	0.56 ± 0.36	0	7	0.30 ± 0.18	0	11	0.15 ± 0.15	18.18	10	0.06 ± 0.08	10
龙胆	1	3.41 ± 0.00	100	9	3.20 ± 4.77	11.11	10	2.77 ± .12	70	9	0.34 ± 0.18	77.78	8	0.13 ± 0.06	12.5
龙骨	11	16.41 ± 12.34	27.27	11	25.22 ± 20.39	100	1	4.09 ± 0.00	100	2	0.11 ± 0.13	0	10	2.95 ± 5.38	90
麦冬	14	5.14 ± 2.19	0	25	0.36 ± 0.44	0	20	0.18 ± 0.13	0	17	0.21 ± 0.15	17.65	19	0.03 ± 0.05	0
玫瑰花	32	9.41 ± 2.97	0	33	0.67 ± 0.73	0	23	0.46 ± 0.54	0	32	0.07 ± 0.11	6.25	32	0.06 ± 0.06	3.13
牡丹皮	20	4.17 ± 1.27	0	24	0.76 ± 0.78	0	19	0.57 ± 0.26	0	22	0.14 ± 0.12	9.09	17	0.06 ± 0.11	5.88
女贞子	6	163.55 ± 302.70	100	12	1.51 ± 0.68	0	10	0.30 ± 0.16	0	10	0.07 ± 0.05	0	10	0.02 ± 0.01	0
平贝母	11	3.83 ± 1.41	0	20	0.49 ± 0.56	0	10	0.99 ± 0.40	0	20	0.04 ± 0.10	5	19	0.03 ± 0.02	0
羌活	17	30.12 ± 16.32	82.35	19	0.27 ± 0.67	0	14	1.09 ± 1.19	21.43	20	0.12 ± 0.09	0	19	0.004 ± 0.008	0
秦艽	11	12.32 ± 1.31	0	10	0.43 ± 0.56	0	10	0.36 ± 0.28	0	11	0.15 ± 0.24	9.09	11	0.09 ± 0.08	18.18
人参	13	13.78 ± 7.94	23.08	24	1.43 ± 2.37	8.33	22	0.22 ± 0.26	0	15	0.21 ± 0.24	26.67	23	0.03 ± 0.06	4.35
肉豆蔻	12	12.98 ± 2.72	8.33	14	0.44 ± 0.47	0	14	0.05 ± 0.03	0	14	0.05 ± 0.04	0	12	0.15 ± 0.11	33.33
三七	24	8.18 ± 5.51	4.17	75	2.81 ± 1.67	5.33	75	1.02 ± 0.70	9.33	24	0.24 ± 0.09	12.5	73	0.04 ± 0.04	1.37

续表

药材名称	Cu			Pb			As			Cd			Hg		
	样本数	$X \pm S$（mg · kg^{-1}）	超标率 %	样本数	$X \pm S$（mg · kg^{-1}）	超标率 %	样本数	$X \pm S$（mg · kg^{-1}）	超标率 %	样本数	$X \pm S$（mg · kg^{-1}）	超标率 %	样本数	$X \pm S$（mg · kg^{-1}）	超标率 %
山药	17	41.06 ± 81.15	29.41	18	3.60 ± 7.84	11.11	5	0.26 ± 0.49	0	13	0.13 ± 0.27	7.69	8	0.02 ± 0.04	0
山茱萸	38	3.90 ± 2.91	0	32	0.83 ± 0.54	0	19	0.06 ± 0.08	0	32	0.05 ± 0.11	3.13	30	0.01 ± 0.01	0
石斛	38	4.15 ± 2.59	0	39	2.16 ± 3.69	10.26	28	0.21 ± 0.22	0	38	0.21 ± 0.20	18.42	38	0.01 ± 0.02	7.89
天麻	42	3.39 ± 2.71	0	46	0.47 ± 1.02	2.17	40	0.19 ± 0.21	0	41	0.07 ± 0.10	4.88	44	0.03 ± 0.05	2.27
五味子	5	9.13 ± 1.51	0	50	0.55 ± 0.50	0	3	0.40 ± 0.28	0	50	0.40 ± 0.04	0	47	0.69 ± 3.47	6.38
西洋参	44	6.61 ± 2.14	0	44	0.51 ± 0.31	0	43	0.32 ± 0.47	2.33	45	0.06 ± 0.05	0	31	0.03 ± 0.02	0
郁金	12	3.62 ± 4.10		13	1.55 ± 1.77	7.69	12	0.18 ± 0.19	0	12	0.30 ± 0.48	25	9	0.03 ± 0.07	11.11
平均值	–	–	12.05	–	–	9.78	–	–	7.86	–	–	20.53	–	–	9.89

注：本表只包含重金属 5 项中任意一项样本数达到 10 的药材，其余药材未做统计。

表4.9　栽培和野生中药材重金属污染情况

产地	Cu			Pb			As			Cd			Hg		
	样本数	$X \pm S$（mg · kg^{-1}）	超标率 %	样本数	$X \pm S$（mg · kg^{-1}）	超标率 %	样本数	$X \pm S$（mg · kg^{-1}）	超标率 %	样本数	$X \pm S$（mg · kg^{-1}）	超标率 %	样本数	$X \pm S$（mg · kg^{-1}）	超标率 %
栽培	154	20.74 ± 43.07	21.4	217	3.23 ± 5.23	7.37	160	1.83 ± 4.89	11.3	114	0.51 ± 1.30	31.6	162	0.07 ± 0.09	7.4
野生	60	20.31 ± 16.58	33.3	48	1.35 ± 2.36	4.17	34	4.30 ± 7.60	26.5	42	0.19 ± 0.23	4.76	36	0.06 ± 0.04	0

（四）栽培和野生中药材重金属安全现状

笔者研究团队前期在177篇文献数据的基础上，将野生中药材和栽培中药材分别进行重金属的安全统计（表4.9）。结果显示：Cu、Pb、Cd、Hg 4种重金属均是栽培中药材中的含量高于野生中药材，但未达到显著水平（$P > 0.05$），其中Cu和Pb的含量在栽培药材中明显高于野生药材，当$P < 0.1$时，差异显著；Cd、Hg 2种元素的含量在野生药材与栽培药材之间无显著差异。As的含量则是野生药材高于栽培药材（$P < 0.05$）。

据翁焕新等人报道，中国表层土壤中As含量的分布呈现出从西南到东北逐渐由高到低的变化趋势，高海拔地区土壤As含量高于低海拔地区，地形较高的土壤As含量高于地形较低的土壤。在搜集到的As含量数据中，野生药材多分布在甘肃、四川等西部地区，栽培药材多分布在吉林、辽宁等东北地区，数据分析显示野生药材中As含量高于栽培药材可能与样品采集地点有关。土壤中Cu和Pb的污染多是由于农药、化肥的大量使用或者工业污染引起的，这些污染区多处在人口较多的生活区或工业区，故显示出栽培药材中Cu、Pb的含量高于野生药材。

（五）中药材重金属复合污染现状

在关注药材中单一重金属元素是否超标的同时，笔者研究团队以2015版《中国药典》标准为依据，对单样本同一批次药材中2种或多种重金属元素超标现象也进行了分析（表4.10）。结果显示，单样本同一批次药材中2种元素同时超标的药材较多。如在Cu含量超标的169份样本中，Cd同时超标的有31份，涉及的药材有黄连、桔梗、细辛、西番莲、泽泻、柴胡、丹参、红花、龙胆草等；Pb同时超标的有24份，如四川峨眉、洪雅、大邑的黄连，海南万宁和东方的广藿香，陕西府谷、内蒙古赤峰和甘肃灵台的龙骨等；As超标的有8份，分别为德格县龚垭乡和甘孜县茶扎乡的羌活，德格县龚垭和互助县加定镇的宽叶羌活，吉林抚松和柳河的北细辛，山东的太子参和甘肃的小茴香；Hg超标的有6份，分别为四川峨眉、洪雅、大邑的黄连，陕西府谷、内蒙古赤峰和甘肃灵台的龙骨。Pb、Cd同时超标的有50项，涉及药材为细辛、黄芪、温郁金、魔芋及草乌等。As、Cd同时超标的有33项，涉及药材有细辛、龙胆、党参、鹅不食草、虎杖、小茴香等。Pb、As同时超标的有16项，涉及药材为细辛、龙胆和金毛狗脊等。Pb、Hg同时超标的有16项，涉及黄连、金毛狗脊和龙骨3种药材。Hg、Cd同时超标的有7项，涉及药材有黄连、桔梗、当归和生附子。Hg、As同时超标的有4项，分别为黑龙江富裕的龙胆，云南省景洪县、广西壮族自治区龙胜县和福建省武夷山的金毛狗脊。

单样本同一批次药材中3种重金属同时超标的现象也普遍存在。其中比较严重的是Cu、Pb、Cd同时超标，共计13项，涉及药材有黄连、桔梗、山药及西番莲。其次Pb、As、Cd同时超标的共计有12项，涉及药材有细辛、龙胆及龟甲。此外，Cu、Pb、Hg同时超标的有6项，分别为四川峨眉、洪雅、大邑的黄连，陕西府谷、内蒙古赤峰和甘肃灵台的龙骨。Cu、As、Cd同时超标的有4项，分别是互助县加定镇的宽叶羌活、吉林抚松和柳河的北细辛及甘肃的小茴香。Pb、Cd、Hg和Cu、Cd、Hg均同时超标的有3项，且涉及药材相同，均为四川峨眉、洪雅、大邑（地上部分及根部）的黄连。Pb、Hg、As同时超标的有3项，分别是云南省景洪县、广西壮族自治区龙胜县和福建省武夷山的金毛狗脊。Cu、Pb、As同时超标的有2项，分别是吉林抚松和柳河的北细辛。

4种重金属同时超标的单样本药材也存在。峨眉、洪雅、大邑的黄连根及地上部分中Cu、Pb、Hg、Cd同时超标。吉林抚松和辽河的北细辛中Cu、Pb、As、Cd同时超标。所分析单样本同一批次药材中不存在5种重金属同时超标的现象。

表4.10　中药材重金属复合污染情况

2种重金属	样本数	超标率（%）	3种重金属	样本数	超标率（%）	4种重金属	样本数	超标率（%）
Cu Pb	307	7.8	Cu Pb As	163	1.2	Cu Pb Hg Cd	125	2.5
Cu Cd	345	9.0	Pb As Cd	431	2.8	Cu Pb As Cd	163	1.2
Cu Hg	247	2.8	Cu Pb Hg	140	0.05	Cu Pb As Hg	106	0
Cu As	272	2.9	Pb Cd Hg	365	1.1	Cu As Cd Hg	199	0
Pb Cd	575	8.7	Cu As Cd	244	1.6	Pb As Cd Hg	317	0
Pb Hg	452	3.5	Cu Cd Hg	231	1.7	—	—	—
Pb As	583	2.7	Pb As Hg	399	0.8	—	—	—
Hg Cd	471	1.5	Cu Pb Cd	227	5.3	—	—	—
Hg As	516	0.8	Cu As Hg	212	0	—	—	—

续表

2种重金属	样本数	超标率（%）	3种重金属	样本数	超标率（%）	4种重金属	样本数	超标率（%）
As Cd	543	6.1	As Cd Hg	423	0	—	—	—
平均值	—	4.6	—	—	1.5	—	—	0.7

（六）不同产地中药材重金属安全现状

1. 中国各产地中药材重金属总体安全现状

中药材的生产具有很强的地域性，特定的生态环境是生产优质中药材的条件之一。不同产区药材重金属含量及超标率不同，除与药材自身特性有关外，还可能与各个产区的环境因子有关。因此，在选择基地时应尊重中药材产区形成的历史，积极面对可能存在的道地产区重金属元素超标问题，并了解中药材对重金属的富集特征，从根源上控制药材中重金属含量。

笔者研究员团队此前在收集177篇文献的基础上，以省（或直辖市）为单位统计不同产地中药材重金属污染情况，共涉及31个省、直辖市或自治区（表4.11）。虽然以省为单位分析各省药材重金属污染情况比较粗略，且每个单位涉及的药材数及样本数大小不一，测定结果并不能作为评价某省药材质量优劣的依据，但可以作为对各省药材重金属污染情况的一个初步分析。各省区重金属污染情况的评价及具体原因还有待于进一步分析。

2014年，赵连华等对全国中药材重金属总体的污染水平，包括不同产地、不同类别中药材中重金属污染的具体情况等进行了系统的总结与分析，共统计了全国30个省、自治区、直辖市中药材中5种重金属的污染情况（表4.12）。以《药用植物及制剂进出口绿色行业标准》的规定为依据，统计我国中药材中重金属污染情况，得出Pb、Cd、Hg、As、Cu的超标率分别为9.66%、26.35%、13.0%、9.32%、16.09%。所统计的中药材产地中，黑龙江和海南两地的药材中没有发现超标的重金属，这可能因为两地检测重金属的样本数量有限，并不能以此判断这2个产地中药材不存在重金属污染，具体污染情况还需要进一步研究验证。其余产地的药材都存在重金属超标的情况。贵州、四川、山东3个产地存在5种重金属超标现象。4种重金属超标的有安徽、广东、重庆等产地，其中Pb、Cd、Hg、Cu超标的药材产地有安徽、江苏、广西、陕西、吉林；Pb、Cd、As、Cu超标的产地有云南、广东、重庆。3种重

表4.11 不同产地中药材重金属总体污染情况统计

产地	Cu			Pb			As			Cd			Hg		
	样本数	$X \pm S$ ($mg \cdot kg^{-1}$)	超标率 %	样本数	$X \pm S$ ($mg \cdot kg^{-1}$)	超标率 %	样本数	$X \pm S$ ($mg \cdot kg^{-1}$)	超标率 %	样本数	$X \pm S$ ($mg \cdot kg^{-1}$)	超标率 %	样本数	$X \pm S$ ($mg \cdot kg^{-1}$)	超标率 %
安徽	11	32.65 ± 85.17	18.2	20	2.06 ± 1.77	10	21	0.48 ± 0.60	0	20	0.16 ± 0.14	10	20	0.06 ± 0.05	0
北京	5	10.80 ± 3.35	0	8	1.10 ± 1.20	0	7	0.36 ± 0.22	0	3	0.10 ± 0.09	0	3	0.07 ± 0.09	0
重庆	0	—	—	1	0.16 ± 0.00	0	2	0.15 ± 0.15	0	0	—	—	2	0.01 ± 0.01	0
福建	9	13.20 ± 4.15	0	5	2.13 ± 3.84	20	5	4.84 ± 10.60	20	4	0.27 ± 0.23	25	5	0.81 ± 0.78	20
甘肃	49	12.40 ± 10.31	10.2	31	3.32 ± 7.01	9.7	34	1.59 ± 2.71	20.6	34	0.15 ± 0.15	11.8	32	0.06 ± 3.15	3.1
广东	43	19.71 ± 27.53	18.6	35	3.30 ± 2.95	34.3	39	1.43 ± 4.28	10.3	28	0.22 ± 0.35	10.7	10	0.02 ± 0.03	0
广西	21	14.89 ± 16.63	19	19	3.22 ± 3.46	26.3	22	1.68 ± 4.94	9.1	17	0.72 ± 0.94	47.1	20	0.26 ± 0.72	10
贵州	4	19.45 ± 20.27	25	37	1.59 ± 1.91	5.4	38	0.57 ± 0.95	7.9	4	0.56 ± 0.42	75	41	0.08 ± 0.13	17.1
海南	13	14.54 ± 13.62	30.8	11	2.39 ± 2.44	18.2	13	0.33 ± 0.24	0	13	0.09 ± 0.09	0	15	0.03 ± 0.03	0
河北	32	13.51 ± 7.68	15.6	17	3.20 ± 4.86	11.8	13	0.39 ± 0.99	7.7	17	0.13 ± 0.11	11.8	18	0.08 ± 0.12	16.7
河南	52	14.06 ± 7.71	13.5	31	2.37 ± 2.82	9.7	31	0.44 ± 0.91	6.5	30	0.64 ± 0.67	63.3	38	0.12 ± 0.13	15.8
黑龙江	7	12.05 ± 7.45	14.3	18	1.72 ± 2.88	5.6	16	2.92 ± 6.23	25	16	0.15 ± 0.22	18.8	14	0.06 ± 0.06	7.1
湖北	59	18.50 ± 42.23	16.9	22	3.25 ± 2.98	27.3	52	0.97 ± 3.99	6.1	55	0.48 ± 0.84	29.1	49	0.08 ± 0.19	6.1
湖南	8	41.06 ± 62.95	37.5	7	8.92 ± 18.59	28.6	6	0.18 ± 0.12	0	9	2.20 ± 3.39	55.6	6	0.04 ± 0.06	0
吉林	38	14.01 ± 14.04	21.1	46	1.53 ± 3.12	8.7	38	2.81 ± 6.98	18.4	46	0.19 ± 0.28	21.7	40	0.04 ± 0.05	0
江苏	69	42.63 ± 56.00	72.5	51	4.06 ± 7.61	11.8	17	0.64 ± 1.36	5.9	22	0.23 ± 0.28	22.7	16	0.03 ± 0.05	0

续表

产地	Cu			Pb			As			Cd			Hg		
	样本数	$X \pm S$（mg · kg^{-1}）	超标率 %	样本数	$X \pm S$（mg · kg^{-1}）	超标率 %	样本数	$X \pm S$（mg · kg^{-1}）	超标率 %	样本数	$X \pm S$（mg · kg^{-1}）	超标率 %	样本数	$X \pm S$（mg · kg^{-1}）	超标率 %
江西	30	10.39 ± 5.87	3.3	14	1.76 ± 1.94	7.1	13	0.66 ± 1.19	7.7	13	0.70 ± 0.99	53.8	14	0.05 ± 0.07	7.1
辽宁	9	10.87 ± 6.25	0	12	2.84 ± 2.98	33.3	13	6.85 ± 7.90	46.2	13	0.34 ± 0.38	38.5	8	0.03 ± 0.02	0
内蒙古	13	13.81 ± 7.77	23.1	17	3.81 ± 6.54	17.6	15	1.46 ± 2.57	20	20	0.65 ± 0.06	0	15	0.33 ± 0.75	13.3
宁夏	5	8.37 ± 0.74	0	6	0.98 ± 1.21	0	6	0.07 ± 0.04	0	6	0.04 ± 0.02	0	6	0.01 ± 0.02	0
青海	7	26.08 ± 22.01	42.9	4	0.82 ± 1.17	0	4	2.26 ± 2.43	25	4	0.18 ± 0.13	25	1	0.03 ± 0.00	0
山东	28	12.14 ± 10.25	11.1	26	0.82 ± 0.66	0	12	0.70 ± 1.12	8.3	25	0.11 ± 0.06	4	9	0.04 ± 0.03	0
山西	17	12.66 ± 5.07	5.9	19	2.82 ± 6.09	10.5	13	0.45 ± 0.65	0	13	0.06 ± 0.13	0	10	0.61 ± 1.21	30
陕西	20	14.08 ± 9.79	15	20	7.74 ± 18.31	20	19	2.66 ± 4.31	36.8	21	0.22 ± 0.24	19	19	0.14 ± 0.21	10.5
上海	2	12.60 ± 4.64	0	1	1.54 ± 0.00	0	0	—	—	0	—	—	0	—	—
四川	80	18.60 ± 13.81	37.5	56	1.79 ± 3.06	12.5	46	1.88 ± 4.47	19.6	56	0.32 ± 0.45	21.4	40	0.09 ± 0.10	10
天津	1	9.00 ± 0.00	0	2	0.60 ± 0.09	0	2	1.04 ± 1.25	0	2	0.19 ± 0.16	50	2	0.07 ± 0.08	0
西藏	2	11.17 ± 2.78	0	1	3.60 ± 0.00	0	1	1.90 ± 0.00	0	1	0.08 ± 0.00	0	1	0.00 ± 0.00	0
新疆	33	8.36 ± 9.01	12.1	4	0.45 ± 0.64	0	2	0.26 ± 0.35	0	5	0.08 ± 0.14	20	2	0.01 ± 0.01	0
云南	23	8.20 ± 5.07	4.3	59	3.86 ± 2.60	11.9	61	1.87 ± 3.35	2.1	13	0.35 ± 0.38	46.2	48	0.12 ± 0.53	2.1
浙江	25	11.87 ± 7.90	8	17	2.71 ± 2.43	23.5	19	0.70 ± 0.59	5.3	21	0.56 ± 0.64	52.4	19	0.06 ± 0.05	0
平均值	—	—	15.9	—	—	11.7	—	—	10	—	—	25.3	—	—	5.63

金属超标的产地有内蒙古、青海、宁夏、河南、江西。2种重金属超标的产地有浙江、河北、新疆、湖南。而甘肃、湖北、天津、北京、西藏、辽宁这几个产地均仅有1种重金属超标。

根据30个不同产地中药材中重金属含量的统计结果可知，各种重金属的含量随着种植年份的延长和生物量的积累而增加。贵州、四川、安徽等20个产地的中药材中存在Pb超标现象，其他10个产地的中药材中Pb并未见超标，其中四川和山西所产中药材中Pb的超标率比较高，分别为27.73%和27.27%。22个地区所产中药材中存在Cd超标现象，超标率在0.32%～83.72%。其中所统计数据中Cd含量较高的是产自广西壮族自治区龙州县和金秀县的两面针，含量分别为14.69 $mg \cdot kg^{-1}$和5.39 $mg \cdot kg^{-1}$，是限量值的49倍和18倍，其原因可能是两面针生长环境受到重金属Cd的污染，也有可能是两面针自身对Cd有富集作用。中药材存在Hg超标的产地有18个，其中天津所产中药材中Hg的超标率最高为100%，其次是青海省为94.74%，但天津的中药材样本数只有1个，所以此数据并不能作为评价天津所有中药材质量优劣的依据，只能作为一个初步分析数据。青海、山东、广东、四川、贵州、云南、福建、甘肃、重庆9个产地的中药材中存在As污染的情况。其中青海省所产药材中As的超标率最高，统计的38个样本中36个超标。其余产地的As超标率均不超过10%。其中贵州黔南地区的蜈蚣草中As的含量最高为25.34 $mg \cdot kg^{-1}$，这是由于蜈蚣草对As具有较强的富集能力。30个产地中17个产地Cu超标，其他产地未见Cu超标现象，这可能与各地样本数量不一致有关。其中广东省茂名市的水茄根中含Cu量高达97.18 $mg \cdot kg^{-1}$。

表4.12 我国不同产地中药材中重金属超标率（赵连华等，2014）

产地	超标率（%）（样本数）				
	Pb	Cd	Hg	As	Cu
贵州	13.950（172）	51.100（182）	10.340（145）	5.230（153）	16.180（173）
安徽	8.333（60）	44.120（34）	10.000（20）	0（33）	14.290（35）
四川	27.730（119）	36.730（98）	8.000（75）	5.814（86）	24.560（114）
甘肃	0（57）	0（58）	0（56）	3.030（66）	0（33）
山东	5.714（35）	8.065（62）	13.330（15）	8.333（24）	4.225（71）
云南	5.085（59）	8.197（61）	0（33）	4.651（43）	6.667（15）

续表

产地	超标率（%）（样本数）				
	Pb	Cd	Hg	As	Cu
江苏	4.167（24）	4.167（24）	10.000（10）	0（22）	4.762（21）
浙江	5.556（36）	1.167（48）	0（31）	0（42）	0（34）
广西	2.564（78）	0.320（75）	3.448（58）	0（67）	1.370（73）
湖北	9.091（11）	0（12）	0（9）	0（12）	0（11）
陕西	16.950（59）	11.860（59）	25.000（8）	0（12）	27.270（11）
福建	15.380（26）	20.830（24）	7.692（13）	4.167（24）	4.348（23）
山西	27.270（11）	8.333（12）	28.570（7）	0（9）	11.110（9）
河北	9.091（11）	0（11）	16.670（6）	0（9）	0（10）
海南	0（5）	0（5）	0（4）	0（4）	0（5）
黑龙江	0（6）	0（6）	0（1）	0（1）	0（6）
内蒙古	0（14）	7.143（14）	12.500（8）	0（10）	8.333（12）
天津	0（1）	0（1）	100.000（1）	0（1）	0（0）
新疆	0（23）	0（20）	6.250（16）	0（23）	7.692（13）
青海	0（43）	83.720（43）	94.740（38）	94.740（38）	0（15）
湖南	8.333（12）	21.430（14）	0（9）	0（10）	0（8）
宁夏	6.667（15）	6.667（15）	0（9）	0（13）	6.667（15）
吉林	1.316（76）	3.947（76）	2.632（76）	0（76）	42.470（73）
北京	0（6）	16.670（6）	0（4）	0（5）	0（6）
西藏	0（2）	33.330（3）	0（2）	0（2）	0（2）
辽宁	0（3）	0（3）	33.330（3）	0（3）	0（2）
河南	5.714（35）	2.564（39）	28.570（28）	0（27）	0（24）
广东	23.080（13）	14.290（14）	0（12）	7.692（13）	21.430（14）
江西	0（15）	12.500（8）	14.290（7）	0（8）	60.000（10）
重庆	2.041（49）	4.081（49）	0（19）	2.041（49）	4.762（21）

2. 贵州省中药材重金属安全现状

贵州中药资源已超过4500种，其中道地、珍稀、特有药用植物超过200种，具有较高的药用价值和科研价值。道地药材的代表品种：天麻、石斛、杜仲、吴茱萸、半夏、南沙参、毛慈菇、白及、黄柏、天冬、何首乌、金银花、淫羊藿、五倍子、黔党参、桔梗、射干、艾纳香、金果榄、朱砂、雄黄等。秦樊鑫等对贵州省11个中药材GAP基地（雷山、施秉、惠水、余庆、荔波、湄潭、凤冈、罗甸、清镇、贵阳乌当等十个县）的26个品种，共计155批地道中药材样品的重金属含量进行了调查与评价。由表4.13可知，药材中Pb含量范围在未检出～9.51 mg · kg^{-1}之间，平均值为1.20 mg · kg^{-1}，标准差为1.44 mg · kg^{-1}。Pb含量最高的基地是7#，最低的基地是10#。Cu含量范围在1.7～47.3 mg · kg^{-1}之间，平均值为17.3 mg · kg^{-1}，标准差为7.9 mg · kg^{-1}。Cu含量最高的基地是9#，最低的基地是7#。Cd含量范围在未检出～2.93 mg · kg^{-1}，平均值为0.48 mg · kg^{-1}，标准差为0.51 mg · kg^{-1}。Cd含量最高的基地是9#，最低的基地是7#。As含量范围在0.001～2.340 mg · kg^{-1}，平均值为0.377 mg · kg^{-1}，标准差为0.520 mg · kg^{-1}。As含量最高的基地是6#，最低的基地是3#。Hg含量范围在未检出～0.121 mg · kg^{-1}，平均值为0.027 mg · kg^{-1}，标准差为0.026 mg · kg^{-1}。Hg含量最高的基地是1#，最低的基地是10#。

表4.13　贵州省11个中药材GAP基地药材中重金属含量（mg · kg^{-1}）（秦樊鑫等，2007）

基地编号	样品数/个	项目	Pb	Cu	Cd	Hg	As
1#	10	含量范围	未检出～0.90	8.2～27.0	0.12～1.68	0.030～0.111	0.074～0.684
		平均值	0.26	18.1	0.26	0.076	0.308
		标准偏差	0.25	6.6	0.25	0.029	0.196
2#	30	含量范围	未检出～1.41	11.3～29.6	0.07～0.59	0.003～0.121	0.001～0.629
		平均值	0.43	16.8	0.27	0.035	0.118
		标准偏差	0.39	4.6	0.12	0.025	0.124
3#	3	含量范围	0.08～0.84	24.4～31.0	0.12～0.78	0.026～0.078	0.004～0.140
		平均值	0.41	27.6	0.56	0.049	0.065
		标准偏差	0.39	3.3	0.38	0.026	0.069
4#	22	含量范围	0.19～1.82	3.8～30.2	0.04～1.21	0.001～0.118	0.002～1.780
		平均值	0.87	13.5	0.54	0.032	0.452
		标准偏差	0.50	7.1	0.34	0.031	0.611
5#	29	含量范围	0.16～2.61	13.1～37.7	0.03～0.56	未检出～0.076	0.005～1.880
		平均值	1.08	21.3	0.21	0.012	0.641
		标准偏差	0.60	6.2	0.12	0.019	0.684

续表

基地编号	样品数/个	项目	Pb	Cu	Cd	Hg	As
6#	6	含量范围	0.25 ~ 3.00	12.4 ~ 24.5	0.06 ~ 1.01	0.013 ~ 0.055	0.062 ~ 1.530
		平均值	1.84	19.6	0.47	0.028	0.756
		标准偏差	1.10	4.6	0.41	0.019	0.743
7#	19	含量范围	0.20 ~ 9.51	1.7 ~ 21.1	未检出~ 0.80	0.008 ~ 0.031	0.008 ~ 1.770
		平均值	3.31	8.5	0.19	0.017	0.357
		标准偏差	2.92	4.66	0.27	0.007	0.515
8#	11	含量范围	0.236 ~ 2.05	7.7 ~ 19.1	0.07 ~ 0.62	0.012 ~ 0.043	0.044 ~ 2.340
		平均值	1.23	12.5	0.35	0.018	0.600
		标准偏差	0.517	3.9	0.19	0.009	0.744
9#	14	含量范围	0.21 ~ 2.59	22.5 ~ 47.3	0.68 ~ 2.93	0.024 ~ 0.042	0.142 ~ 0.423
		平均值	1.76	29.3	1.54	0.030	0.261
		标准偏差	0.60	8.3	0.77	0.006	0.073
10#	8	含量范围	未检出~ 0.49	15.7 ~ 20.0	0.40 ~ 1.23	0.003 ~ 0.007	0.011 ~ 0.313
		平均值	0.15	18.1	0.90	0.005	0.156
		标准偏差	0.17	1.6	0.27	0.001	0.112
11#	3	含量范围	1.75 ~ 2.85	15.5 ~ 18.3	0.23 ~ 0.29	未检出~ 0.009	0.062 ~ 0.181
		平均值	2.18	16.9	0.26	0.005	0.114
		标准偏差	0.59	1.4	0.03	0.005	0.061

3. 重庆市中药材重金属安全现状

重庆市中药资源品种多，蕴藏量大。秦松云等的调查结果显示，重庆市拥有中药种质资源共计5832种，占全国药用动植物资源总种数的48%，在全国统一普查的363种重点品种中，重庆市分布有306种，占84%；地产道地药材35种，中药总蕴藏量达163万吨；在品种数量与资源蕴藏量上仅次于川广云贵，而位居各直辖市之首。然而，重庆是全国大中城市中矿产资源最丰富的地区之一。因此，重庆市中药材也必然面临重金属超标的风险。

彭锐等对重庆市中药材重金属富集特性进行了研究，采样区涵盖了渝东北生态涵养发展区、渝东南生态保护发展区的16个中药材主产区县，辖区面积达45287 km^2，共计52个采样点，38个中药材品种，622个样品。研究发现，多数采样点的重金属含量超过了当地的背景值，各采样点重金属含量变异程度大致呈现两个层次：Cu和Hg的变异系数达116.81%和126.09%；而Pb、Cd和As的变异系数介于55%～60%，含量分布相对较集中，离散性相对较小。中药材不同产地土壤重金属含量的差异及其变异程度可能与当地采取的农艺措施、施用农药化肥种类和数量的不同、土壤成土过程差异等有关。

不同的植物转移能力存在差异，天冬、牡丹皮、木香、川芎、白术、黄精、百合、前胡对Cu的转移能力较强，转移系数均大于1.2；白芷、瓜蒌、细辛、半夏对Cu的转移能力较弱，转移系数均小于0.3；百合、牛膝、黄柏、白芷、牡丹皮、黄连、黄精、虎杖对Pb的转移能力较强，转移系数均大于1.2；大黄、独活、平术、玉竹、天冬对Pb的转移能力较弱，转移系数均小于0.3；牡丹皮、杜仲对Cd的转移能力较强，转移系数均大于1.2；独活、大黄对Cd的转移能力较弱，转移系数均小于0.3；川芎、黄连、黄精、细辛对Hg的转移能力较强，转移系数均大于1.2；木香、川芎、藁本对As的转移能力较强，转移系数均大于1.2（表4.14）。

表4.14　重庆产中药材重金属转移系数统计表（彭锐等，2017）

药材	Cu	Pb	Cd	Hg	As
桔梗	0.733 ± 0.510	1.086 ± 0.720	0.914 ± 0.578	0.894 ± 0.836	1.115 ± 0.814
川党参	0.956 ± 0.417	0.52 ± 0.754	0.730 ± 0.737	0.547 ± 0.538	0.350 ± 0.453
川乌	0.955 ± 0.092	0.59 ± 0.699	0.631 ± 0.081	0.624 ± 0.212	0.738 ± 0.636
木香	1.361 ± 0.889	0.606 ± 0.567	0.804 ± 0.813	1.185 ± 0.552	1.578 ± 0.765
玄参	0.590 ± 0.348	0.514 ± 0.362	0.894 ± 0.397	1.178 ± 0.730	1.171 ± 0.733
细辛	0.229 ± 0.057	0.457 ± 0.644	0.865 ± 1.195	1.313 ± 1.421	0.861 ± 1.198
大黄	0.713 ± 0.282	0.291 ± 0.423	0.196 ± 0.303	0.839 ± 0.795	0.564 ± 0.786
杜仲	0.997 ± 0.307	0.851 ± 0.621	1.261 ± 0.622	0.660 ± 0.509	0.975 ± 0.678
厚朴	1.049 ± 0.309	1.019 ± 0.787	1.007 ± 0.491	1.098 ± 0.668	0.994 ± 0.796
黄柏	1.019 ± 0.379	1.377 ± 0.986	0.969 ± 0.443	0.980 ± 0.579	0.643 ± 0.415
黄连	0.814 ± 0.273	1.233 ± 1.009	0.592 ± 0.519	1.403 ± 0.847	0.852 ± 0.752
重楼	0.394 ± 0.459	0.904 ± 0.646	1.002 ± 1.360	0.528 ± 0.739	1.072 ± 0.603
独活	0.811 ± 0.516	0.275 ± 0.212	0.289 ± 0.125	1.142 ± 0.616	0.730 ± 0.486
藁本	0.482 ± 0.314	0.481 ± 0.634	0.353 ± 0.316	1.145 ± 0.791	1.242 ± 0.751
白术	1.293 ± 0.627	0.357 ± 0.367	0.512 ± 0.465	0.969 ± 0.458	1.083 ± 0.935

续表

药材	Cu	Pb	Cd	Hg	As
平术	0.439 ± 0.314	0.241 ± 0.077	0.562 ± 0.569	0.875 ± 0.649	0.781 ± 0.880
半夏	0.176 ± 0.069	0.596 ± 0.674	0.653 ± 0.682	0.461 ± 0.644	0.943 ± 0.548
牛膝	0.976 ± 0.153	1.382 ± 0.830	0.737 ± 0.241	0.659 ± 0.730	0.599 ± 0.678
续断	0.743 ± 0.321	0.708 ± 0.592	0.386 ± 0.185	0.990 ± 0.556	0.931 ± 0.625
川芎	1.315 ± 0.267	1.088 ± 0.745	0.748 ± 0.397	1.872 ± 0.760	1.417 ± 0.871
玉竹	0.854 ± 0.463	0.142 ± 0.031	0.315 ± 0.024	1.194 ± 0.034	1.127 ± 0.374
虎杖	0.614 ± 0.452	1.200 ± 0.188	1.050 ± 0.104	0.646 ± 0.076	1.042 ± 0.125
黄精	1.266 ± 1.053	1.203 ± 0.193	0.971 ± 0.045	1.368 ± 0.826	1.102 ± 0.056
百合	1.252 ± 0.437	2.571 ± 0.282	0.420 ± 0.022	0.979 ± 0.802	0.308 ± 0.022
白芷	0.272 ± 0.141	1.254 ± 1.075	0.594 ± 0.513	0.957 ± 1.119	0.981 ± 0.843
牡丹皮	1.362 ± 1.048	1.243 ± 0.474	1.492 ± 0.521	0.755 ± 0.707	0.815 ± 0.855
瓜蒌	0.262 ± 0.274	0.471 ± 0.362	0.997 ± 0.769	0.395 ± 0.332	1.079 ± 0.723
柴胡	0.911 ± 0.251	0.737 ± 0.202	0.762 ± 0.225	1.097 ± 0.686	0.807 ± 0.681
前胡	1.206 ± 0.356	0.384 ± 0.304	0.763 ± 0.145	0.931 ± 0.674	0.403 ± 0.473
天冬	1.567 ± 0.030	0.069 ± 0.062	0.935 ± 0.825	0.452 ± 0.603	0.548 ± 0.707

重庆产36种中药材中的多数品种对重金属的富集作用均表现为Cd＞Cu＞Hg＞As＞Pb，Cu的富集系数为0.190～1.033，富集系数最高的是黄精，最低的是平术，黄精是平术的5.4倍；Pb的富集系数为0.033～0.788，富集系数中最高的是川党参，其富集系数是富集系数最低的重楼的23.9倍；Cd的富集系数为0.035～5.374，富集系数中最高的是大黄，其富集系数是富集系数最低的百合的153.5倍；Hg的富集系数为0.046～2.371，富集系数中最高的是紫菀，其富集系数是富集系数最低的白芷的51.5倍；As的富集系数为0.009～1.052，富集系数中最高的是细辛，其富集系数是富集系数最低的苦参的116.9倍（表4.15）。

表4.15　重庆产中药材重金属富集系数统计（彭锐等，2017）

药材	Cu	Pb	Cd	Hg	As
桔梗	0.424 ± 0.373	0.044 ± 0.052	2.089 ± 1.084	0.452 ± 0.591	0.509 ± 0.857
川党参	0.248 ± 0.246	0.788 ± 1.264	3.883 ± 1.319	0.209 ± 0.303	0.260 ± 0.425
乌头	0.287 ± 0.043	0.105 ± 0.042	3.773 ± 1.175	1.087 ± 0.926	0.400 ± 0.455

续表

药材	Cu	Pb	Cd	Hg	As
木香	0.500 ± 0.499	0.130 ± 0.142	1.107 ± 1.338	0.555 ± 0.774	0.051 ± 0.043
玄参	0.479 ± 0.330	0.148 ± 0.191	1.436 ± 1.525	1.258 ± 0.772	0.457 ± 0.214
细辛	0.402 ± 0.323	0.643 ± 1.061	5.195 ± 1.097	0.178 ± 0.239	1.052 ± 1.131
大黄	0.342 ± 0.202	0.228 ± 0.197	5.374 ± 1.853	0.269 ± 0.428	0.160 ± 0.311
杜仲	0.601 ± 0.626	0.089 ± 0.157	1.215 ± 1.563	0.293 ± 0.414	0.355 ± 0.302
厚朴	0.726 ± 0.794	0.074 ± 0.094	1.434 ± 1.580	0.229 ± 0.323	0.288 ± 0.562
黄柏	0.493 ± 0.432	0.432 ± 0.110	1.278 ± 1.208	0.160 ± 0.157	0.238 ± 0.571
黄连	0.733 ± 0.458	0.078 ± 0.099	0.606 ± 0.518	0.254 ± 0.341	0.221 ± 0.732
重楼	0.517 ± 0.403	0.033 ± 0.036	1.563 ± 1.508	0.181 ± 0.122	0.281 ± 0.425
独活	0.335 ± 0.311	0.296 ± 0.298	2.289 ± 1.878	0.303 ± 0.396	0.184 ± 0.242
藁本	0.659 ± 0.943	0.379 ± 0.778	3.478 ± 1.487	0.170 ± 0.206	0.055 ± 0.102
白术	0.408 ± 0.218	0.318 ± 0.343	4.308 ± 5.741	0.613 ± 1.193	0.307 ± 0.468
平术	0.190 ± 0.228	0.083 ± 0.065	0.851 ± 1.796	0.134 ± 0.215	0.423 ± 0.907
金钱草	0.480 ± 0.484	0.048 ± 0.033	0.335 ± 0.595	1.231 ± 1.390	0.175 ± 0.353
木瓜	0.480 ± 0.532	0.073 ± 0.056	1.260 ± 1.006	0.228 ± 0.143	0.705 ± 1.156
半夏	0.615 ± 0.476	0.081 ± 0.118	2.550 ± 1.686	0.238 ± 0.169	0.303 ± 0.385
牛膝	0.251 ± 0.169	0.100 ± 0.148	2.476 ± 1.125	0.461 ± 0.447	0.555 ± 0.940
续断	0.283 ± 0.227	0.097 ± 0.119	1.592 ± 1.424	0.194 ± 0.275	0.101 ± 0.163
白及	0.292 ± 0.276	0.393 ± 0.673	1.432 ± 0.975	0.163 ± 0.204	0.145 ± 0.064
川芎	0.375 ± 0.245	0.251 ± 0.184	0.876 ± 1.292	0.788 ± 1.853	0.374 ± 0.739
天麻	0.274 ± 0.156	0.105 ± 0.072	1.280 ± 1.421	0.209 ± 0.170	0.124 ± 0.202
玉竹	0.306 ± 0.158	0.132 ± 0.041	2.712 ± 0.430	0.067 ± 0.047	0.020 ± 0.014
虎杖	0.539 ± 0.092	0.154 ± 0.129	0.164 ± 0.226	0.129 ± 0.159	0.015 ± 0.009
黄精	1.033 ± 1.152	0.086 ± 0.086	1.625 ± 1.896	0.217 ± 0.139	0.030 ± 0.024
湖北贝母	0.394 ± 0.214	0.113 ± 0.139	0.134 ± 0.173	0.185 ± 0.244	0.023 ± 0.012
百合	0.317 ± 0.198	0.064 ± 0.042	0.035 ± 0.014	0.144 ± 0.148	0.028 ± 0.016
白芷	0.335 ± 0.163	0.045 ± 0.034	1.379 ± 1.786	0.046 ± 0.028	0.075 ± 0.039
牡丹皮	0.501 ± 0.274	0.163 ± 0.167	0.465 ± 0.714	0.322 ± 0.350	0.190 ± 0.166
瓜蒌	0.416 ± 0.302	0.190 ± 0.195	0.138 ± 0.207	0.616 ± 0.820	0.016 ± 0.011
苦参	0.447 ± 0.261	0.072 ± 0.101	0.051 ± 0.008	0.246 ± 0.026	0.009 ± 0.002

续表

药材	Cu	Pb	Cd	Hg	As
柴胡	0.557 ± 0.259	0.207 ± 0.304	0.830 ± 0.564	0.238 ± 0.390	0.295 ± 0.474
紫菀	0.279 ± 0.165	0.666 ± 1.082	4.013 ± 1.989	2.371 ± 1.760	0.281 ± 0.395
栀子	0.447 ± 0.065	0.148 ± 0.227	1.258 ± 1.258	0.152 ± 0.161	0.114 ± 0.133

4. 四川省中药材重金属安全现状

四川拥有4500余种中药材，常用的中药材有400余种，且资源蕴藏量达100亿吨以上。四川历来有“中药之乡”“中药材之库”“无川不成方”的美誉。川贝母、川附子、川乌、川芎、川黄连、川牛膝、川黄柏、川丹参、川楝子、川楝皮、川椒、川厚朴等50多种优质道地药材更是在国内外享有盛誉。张卫佳等测定了川贝、川芎、甘草、续断、麦冬、半夏、白芷、黄柏、厚朴、姜黄等10种川产道地药材中Pb、Cu、Fe、Zn等重金属的含量（表4.16）。结果表明，川贝等10种川产道地药材中Cu元素含量较低，均低于10 $mg \cdot kg^{-1}$，而有9种药材的Pb含量超标，甚至麦冬等6种药材中Pb含量达到了20 $mg \cdot kg^{-1}$以上，远远超过了5.0 $mg \cdot kg^{-1}$的限量标准。仅川芎的相对合格，为4.60 $mg \cdot kg^{-1}$。

表4.16　10种川产道地药材供试品溶液中重金属含量测定结果（$mg \cdot kg^{-1}$）（张卫佳等，2010）

样品	Pb	Cu	Fe	Zn
川贝	16.01	4.56	42.98	9.40
川芎	4.60	9.50	165.09	48.00
甘草	24.27	7.39	254.93	52.35
续断	25.77	6.73	749.66	28.16
麦冬	27.28	5.67	73.74	33.36
黄柏	20.07	5.99	368.33	29.05
厚朴	15.26	6.51	112.78	24.74
白芷	10.01	8.37	242.84	27.94
半夏	22.77	6.13	125.74	18.09
姜黄	21.87	6.39	211.33	55.63

5. 广西壮族自治区中药材重金属安全现状

广西壮族自治区境内中草药品种达4623种（其中植物药4064种、动物药509种，矿物药50种），药材品种总数占全国的1/3。主要特产药材有罗汉果、八角茴香、肉桂、天花粉、巴戟天、郁金、莪术、水半夏、金银花、广豆根等200多种。属于广西特有的药用植物有金花茶、长茎金耳环、茎花来江藤、肥牛树、红药、药用唇柱苣苔和广西大青等112种。目前全国400多种常用中药原料中有70多种主产于广西，其中有十多个品种产量占全国总产量的50%～80%以上，罗汉果、鸡血藤、广豆根甚至高达90%以上。

王超英等对广西所产的八角茴香、肉桂、山银花等10种大宗药材中的Pb、Cd、As、Hg和Cu等重金属及有害元素进行测定分析（表4.17）。结果表明，上述10种药材20批样品中，19批样品Pb含量合格，为＜0.30～2.31 $mg \cdot kg^{-1}$，均＜5.0 $mg \cdot kg^{-1}$，1批样品超标，为5.37 $mg \cdot kg^{-1}$；15批样品Cd含量合格，为＜0.03～0.3 $mg \cdot kg^{-1}$，均≤0.3 $mg \cdot kg^{-1}$，5批样品超标，为0.38～1.62 $mg \cdot kg^{-1}$，均＞0.3 $mg \cdot kg^{-1}$；20批样品As、Hg、Cu含量均合格，分别为As＜0.004～0.110 $mg \cdot kg^{-1}$，Hg＜0.001～0.137 $mg \cdot kg^{-1}$，Cu 1.50～18.80 $mg \cdot kg^{-1}$。10种药材20批样品共有7种药材15批样品全部指标合格，合格率达到75%。有3种药材5批样品不合格，不合格率为25%，分别为产于龙州县的石斛（Pb和Cd含量均超标）、龙州县和桂平市的肉桂、南宁市的山银花、大新县的石斛（Cd含量超标）。说明检测的10种大宗药材中大部分药材和样品重金属含量在安全范围内，但仍有少部分药材和样品重金属含量超标（主要为Cd超标，个别为Pb超标）。

表4.17　广西产10种大宗药材重金属及有害元素含量（$mg \cdot kg^{-1}$）（王超英等）

编号	药材	Pb	Cd	As	Hg	Cu
1-1	八角茴香	0.33	＜0.03	＜0.004	0.002	7.45
1-2	八角茴香	0.44	0.04	＜0.004	0.137	11.35
2-1	肉桂	0.84	0.73*	＜0.004	0.002	8.10
2-2	肉桂	2.31	0.75*	＜0.004	0.004	4.60
3-1	山银花	0.54	0.03	＜0.004	0.015	18.80
3-2	山银花	0.87	1.62*	＜0.004	0.003	12.45
4-1	石斛	5.37*	1.06*	＜0.004	0.008	6.20
4-2	石斛	2.26	0.38*	0.055	0.004	3.80
5-1	茯苓	＜0.03	0.04	0.055	0.008	1.50
5-2	茯苓	＜0.03	0.04	＜0.004	0.002	2.40

续表

编号	药材	Pb	Cd	As	Hg	Cu
6–1	天冬	< 0.03	0.33	0.055	0.005	6.65
6–2	天冬	< 0.03	0.25	0.055	0.001	6.95
7–1	山豆根	0.43	0.05	0.110	< 0.001	9.40
7–2	山豆根	< 0.03	< 0.03	0.055	< 0.001	5.50
8–1	广山药	0.38	0.06	< 0.004	0.002	5.35
8–2	广山药	< 0.03	< 0.03	< 0.004	0.003	2.35
9–1	广山楂	< 0.03	< 0.03	< 0.004	0.002	4.95
9–2	广山楂	< 0.03	< 0.03	0.055	0.001	4.50
10–1	钩藤	0.86	0.11	< 0.004	0.002	17.80
10–2	钩藤	< 0.03	0.11	< 0.004	0.002	7.60

注：* 表示重金属元素含量超标。

6. 宁夏回族自治区中药材重金属安全现状

第3次全国中药资源普查数据显示，宁夏回族自治区共有中药材资源1104种，其中药用植物有917种，占全国重点普查品种的43.3%。其中重要的特色品种有枸杞子、甘草、麻黄、银柴胡、柴胡、锁阳、秦艽、党参、黄芪、大黄、赤芍药、白芍药、升麻、淫羊藿、杏仁、桃仁、地榆、白鲜皮、远志、酸枣仁、羌活、香加皮、茜草、南沙参、茵陈、款冬花、蒲黄、知母、百合、黄精、猪苓等。

王坤等用原子吸收法测定了宁夏回族自治区产金银花、柴胡、秦艽、黄芩、苦豆子五种中药材中Pb、Cd、Cu、As、Hg的含量。结果显示，中药材中重金属限度均符合《药用植物及制剂进出口绿色行业标准》的规定（表4.18），为该地区种植中药材的质量评价提供了科学依据。

表4.18　宁夏回族自治区产5种道地药材重金属含量（$mg \cdot kg^{-1}$）（王坤等）

样品名称	Pb	Cd	As	Hg	Cu
金银花	3.7 ± 0.16	0.32 ± 0.32	0.39 ± 0.10	0.030 ± 0.06	17.9 ± 1.0
柴胡	1.4 ± 0.21	0.10 ± 0.49	0.51 ± 0.28	0.008 ± 0.01	7.90 ± 0.9
秦艽	1.5 ± 0.17	0.09 ± 0.08	0.79 ± 0.32	0.006 ± 0.04	13.5 ± 0.5
黄芩	0.5 ± 0.19	0.01 ± 0.14	0.19 ± 0.22	\	7.60 ± 1.1
苦豆子	1.2 ± 0.45	0.03 ± 0.21	0.29 ± 0.40	0.012 ± 0.02	8.00 ± 2.0

7. 青海省中药材重金属安全现状

青藏高原特有的光照时间长、昼夜温差大等自然条件，使生长在该地区的药用植物有着特殊的药用功效。目前，青海省境内已经有198个品种被列为国家和青海省的重点保护品种。张弓等通过ICP-MS测定了青藏高原常用40种藏药中As、Ni、Sb、Bi、Hg、Cd、Se、Pb等8种重金属的含量，结果表明，青海地区常用40种藏药中符合《药用植物及制剂进出口绿色行业标准》及2010版《中国药典》重金属标准的占62.5%，符合东南亚国家进口中成药标准的占97.5%，符合法国进口中药饮片标准的占45%，符合美国FDA药品与功能性食品标准的占2.5%；其中Pb、As两种重金属含量偏高或处于临界值，是造成重金属超标的主要因素（表4.19）。

表4.19 青海省中药材中重金属含量（张弓等）

序号	名称	重金属（$\mu g \cdot g^{-1}$）							
		Ni60	Cu65	Zn66	As75	Cd114	Hg202	Pb208	Bi209
1	诃子	0.18	4.29	2.61	0.37	0.09	0.01	4.18	0.01
2	红花	0.38	2.76	3.05	0.28	0.08	0.06	3.81	0.01
3	檀香	0.21	10.82	6.01	3.15	0.25	0.08	11.2	0.12
4	川木香	0.37	1.01	5.31	0.25	0.28	0.07	4.16	0.01
5	白豆蔻	0.16	3.05	8.09	0.19	0.31	0.21	2.41	0.36
6	天竺黄	0.23	26.82	4.19	1.31	0.58	0.15	3.01	0.02
7	石榴	0.29	10.36	7.15	3.72	0.19	0.03	11.32	0.03
8	余甘子	0.58	7.63	6.27	1.89	0.05	0.12	2.98	0.02
9	丁香	0.85	8.09	6.32	0.25	0.07	0.25	3.81	0.02
10	肉豆蔻	2.03	2.08	5.23	0.18	0.08	0.09	4.21	0.05
11	獐芽菜	0.67	6.21	5.17	0.32	0.34	0.19	6.59	0.13
12	兔耳草	0.38	8.01	3.28	1.58	0.21	0.06	1.52	0.26
13	甘青乌头	0.25	8.11	4.15	0.89	0.32	0.02	3.79	0.03
14	塞北紫堇	0.29	2.03	6.13	2.56	0.04	0.05	4.98	0.02
15	藏木香	0.71	3.18	5.97	1.98	0.89	0.05	3.69	0.04
16	安息香	0.31	2.13	6.17	2.35	0.31	0.03	6.15	0.03
17	甘草	0.76	2.06	2.03	3.89	0.12	0.15	2.3	0.02
18	白檀香	0.28	6.03	6.02	1.17	0.13	0.11	4.75	0.15
19	藏檀香	0.39	9.05	15.06	1.99	0.21	0.26	5.27	0.03

续表

序号	名称	重金属（μg·g⁻¹）							
		Ni60	Cu65	Zn66	As75	Cd114	Hg202	Pb208	Bi209
20	沉香	0.57	1.27	4.85	1.56	0.18	0.08	3.02	0.01
21	干姜	0.26	3.29	3.89	2.31	0.07	0.16	2.89	0.02
22	红檀香	0.19	5.16	3.18	1.87	0.29	0.05	2.18	0.02
23	阿魏	28	4.06	6.13	1.05	0.18	0.06	3.26	0.06
24	波棱瓜籽	0.37	7.78	5.67	0.98	0.16	0.23	3.77	0.15
25	肉桂	0.51	6.21	5.62	1.14	0.17	0.07	4.18	0.08
26	乳香	0.39	5.62	5.63	1.36	0.21	0.16	1.09	0.02
27	沙棘果	0.17	7.28	2.36	3.15	0.26	0.05	2.07	0.03
28	木香	0.28	6.27	6.31	2.37	0.11	0.05	2.36	0.08
29	宽筋藤	0.35	7.17	7.02	1.25	0.22	0.09	1.02	0.06
30	肾瓣棘豆	0.29	7.86	5.62	0.69	0.28	0.02	4.57	0.02
31	茜草	0.51	6.79	4.98	2	0.13	0.08	4.6	0.01
32	紫草茸	0.29	6.27	3.69	1.56	0.23	0.69	0.59	0.08
33	红糖	0	8.98	0.12	0	0	0	0	0.02
34	甘青青兰	0.36	5.79	6.02	1.03	0.12	0.07	2.37	0.02
35	翼首草	0.14	7.05	2.96	0.69	0.17	0.12	0.69	0.03
36	毛诃子	0.28	9.21	3.06	1.77	0.25	0.03	4.89	0.02
37	高山辣根菜	0.41	6.03	6.03	1.01	0.05	0.19	4.02	0.02
38	细叶草乌	0.42	4.02	2.08	0.98	0.12	0.08	4.19	0.05
39	芫荽	0.37	6.37	0.36	1.06	0.18	0.18	1.31	0.03
40	酸藤	0.58	7.05	6.01	1.01	0.26	0.21	3.98	0.04

8. 新疆维吾尔自治区中药材重金属安全现状

新疆维吾尔自治区道地的大宗药材有甘草、贝母、红花、紫草、枸杞、肉苁蓉、牛蒡子、赤芍、柴胡、杏仁、桃仁、麻黄、锁阳、鹿茸等30多种。民族医专用药材有一枝蒿、巴旦杏、异叶青兰、雪莲花、鹰嘴豆、骆驼蓬、黑种草子、驱虫斑鸠菊、阿里红、阿月浑子、阿育魏实、索索葡萄、刺糖、欧绵马、洋茴香、胡杨泪、水莲花、海狸香等百余种。

常虹研究了新疆维吾尔自治区地产4种中药材红花、甘草、贝母、沙棘中As、Hg、Pb、Cd含量，以期为这4种中药材的质量控制和临床上的安全用药提供科学依据。结果表明，所测4种地产中药材中Hg、Pb、Cd均低于检出限，红花、甘草、沙棘不同程度检测到As，但低于2015版《中国药典》中对重金属限量指标As≤2.0 mg · kg^{-1}的规定（表4.20），说明这两种中药在其种植、加工和运输过程中不同程度地受到As的污染。分析其原因可能与中药生长的环境条件，如土壤、大气、水和农药使用有关。因此，在选择中药材规范化种植基地时，对种植基地的土壤环境、水质进行监测和分析，应选择空气清新、水质纯净、土壤未受污染、具有良好农业生态环境的地区，为提高中药（材）的质量、保证临床安全用药提供保障。

表4.20 新疆维吾尔自治区地产4种中药中重金属含量（mg · kg^{-1}或mg · L^{-1}）（常虹）

中药	As	Hg	Pb	Cd
红花	0.035	ND	ND	ND
甘草	0.026	ND	ND	ND
贝母	ND	ND	ND	ND
沙棘	0.045	ND	ND	ND

注：每个样品重复3次，ND为未检测到。

9. 甘肃省中药材重金属安全现状

甘肃省是全国药材主要产区之一，拥有中药材品种9500多种（包括野生），目前主要经营的有450余种。何晋武等调查结果显示，甘肃省传统大宗道地中药材有当归、党参、黄芪、甘草、大黄、丹参、赤芍药、升麻、柴胡、地骨皮、茵陈蒿等，其中当归、党参、板蓝根、大黄和甘草等地产品种产量占全国总产量的比例分别为95%、60%、50%、60%和25%以上，是甘肃省最具优势的中药材品种。

顾万红等采集白茯苓、天麻、丹参、葛根等20种地产药材，对其所含Pb、As、Cd、Cu 4种重金属含量进行测定（表4.21）。结果显示，与《药用植物及制剂进出口绿色行业标准》比较，除刺五加中Cd含量超标外，甘肃地产20种药材中4种重金属含量均低于限定值。但在20种药材中不同程度地检出重金属Pb、As、Cd、Cu元素，也说明部分药材在种植、加工和运输过程中受到不同程度的重金属污染，应进一步分析、查明原因，从而有效控制药材中重金属含量。

表4.21 甘肃省20种药材中重金属含量（$mg \cdot kg^{-1}$）（顾万红等）

	药材名称	Pb	As	Cd	Cu
1	白茯苓 a	2.671 84	1.590 47	0.036 85	0.064 00
2	天冬 a	0.575 12	0.459 39	0.054 18	0.046 77
3	丹参 a	2.037 20	0.814 57	0.110 41	0.094 46
4	葛根 a	2.525 35	0.559 26	0.087 28	0.019 71
5	重楼 b	1.816 95	0.695 26	0.054 17	0.021 38
6	白附子 b	0.283 12	0.325 09	0.038 77	0.032 23
7	五加皮 c	1.555 89	1.310 02	0.141 27	0.071 96
8	地骨皮 c	2.768 18	0.563 83	0.145 29	0.085 16
9	鹅肠草 d	0.634 79	0.477 18	0.087 54	0.077 98
10	龙葵 d	2.005 75	0.780 50	0.113 24	0.018 38
11	红梅梢 d	2.391 25	0.439 56	0.151 85	0.049 12
12	刺五加 e	2.932 91	0.428 12	0.368 55	0.072 34
13	小蓟 e	1.931 85	0.925 91	0.179 18	0.083 96
14	曼陀罗 f	1.567 72	0.495 20	0.176 24	0.013 24
15	辛夷 g	2.013 73	0.444 31	0.134 85	0.169 58
16	枸杞叶 h	2.813 34	0.759 87	0.161 48	0.005 65
17	茵陈蒿 i	1.481 97	0.708 99	0.149 97	0.067 42
18	飞蓬草 i	0.582 62	0.594 32	0.124 21	0.175 55
19	苦绞股蓝 i	1.344 78	0.859 97	0.265 28	0.066 63
20	甜绞股蓝 i	1.371 61	0.599 95	0.197 21	0.039 17

注：a. 根，b. 块茎，c. 皮，d. 茎，e. 茎皮，f. 茎花，g. 花，h. 叶，i. 全草。

10. 吉林省中药材重金属安全现状

吉林省有着丰富的中药材资源，尤其长白山素有“世界生物资源宝库”之称，是我国三大中药材基因库之一。由于该地区开发程度低，中药材的生长环境保持较好，吉林省仅长白山地区就有药用生物资源443科、2790种，以绿色、名贵而驰名中外。据预测，吉林省中药材每年开发潜力可达100多亿元。全国重点普查的363个药材品种中，吉林省就有137种，其中蕴藏量占全国总量50%以上的药材品种多达40余个。人参、鹿茸、林蛙油等药材质量优良，产量居全国之冠，并远销世界50余个国家和地区。

魏春雁等对吉林省不同产地（安图、汪清、抚松、靖宇及集安）的五味子、人参、西洋参、桔梗和龙胆草等5种药材及其种植土壤中As、Hg、Pb、Cd、Cr进行检测发现，靖宇县栽培龙胆草的土壤中As和Hg含量、栽培人参的土壤中Cd含量相对较高；集安县栽培西洋参的土壤中Pb含量、栽培桔梗的土壤中Cr含量相对较高。靖宇县龙胆草中As含量、桔梗中Cd含量、人参中Cr含量相对高；汪清县龙胆草中Hg含量相对较高；集安县西洋参中Pb含量相对较高。造成这种现象的原因可能与中药材对重金属的富集能力强弱有关。从魏春雁等的研究结果中可以看出，不同产地不同中药材对重金属富集能力存在差异，靖宇县西洋参中Hg，集安县人参中Cd，安图、汪清、抚松和集安县4个产地桔梗中Cd富集系数大于1，属于重金属高积累，但总体而言中药材对重金属富集较弱，绝大部分富集系数小于1（表4.22）。

表4.22 吉林省中药材重金属富集系数（魏春雁等）

药材	产地	As	Hg	Pb	Cd	Cr
五味子	安图	0.027	0.309	0.122	0.515	0.073
	汪清	0.093	0.517	0.058	0.507	0.087
	抚松	0.052	0.253	0.138	0.377	0.076
	靖宇	0.026	0.549	0.051	0.508	0.094
	集安	0.052	0.357	0.053	0.583	0.052
人参	安图	0.021	0.249	0.025	0.346	0.051
	汪清	0.045	0.419	0.026	0.402	0.104
	抚松	0.034	0.224	0.046	0.241	0.098
	靖宇	0.026	0.427	0.062	0.591	0.100
	集安	0.032	0.212	0.042	1.029	0.056
西洋参	安图	0.045	0.233	0.037	0.436	0.047
	汪清	0.022	0.615	0.040	0.265	0.046
	抚松	0.037	0.688	0.047	0.276	0.160
	靖宇	0.038	1.253	0.057	0.375	0.070
	集安	0.048	0.167	0.060	0.617	0.041

续表

药材	产地	As	Hg	Pb	Cd	Cr
桔梗	安图	0.026	0.165	0.056	1.112	0.096
	汪清	0.032	0.587	0.102	1.946	0.058
	抚松	0.064	0.661	0.083	1.089	0.067
	靖宇	0.069	0.683	0.123	0.915	0.067
	集安	0.093	0.169	0.028	1.259	0.042
龙胆草	安图	0.046	0.532	0.055	0.281	0.068
	汪清	0.074	0.599	0.027	0.736	0.139
	抚松	0.256	0.862	0.040	0.369	0.048
	靖宇	0.050	0.395	0.039	0.400	0.092
	集安	0.232	0.693	0.053	0.769	0.043

11. 江西省中药材重金属安全现状

据江西省历年统计的中药材资源情况显示，全省分布药用中药材资源达3000余种，其中野生植物药资源2840余种。中药材种植面积逾100万亩，其中道地药材、特色药材和珍稀中药材面积约70万亩，品种达70余种。黄栀子、枳壳、车前草均为江西的特色药材。

陈瑶等对江西省特色中药材中重金属的分布特点进行了研究。结果表明，中药材中Zn的含量最高，范围在4.02～40.98 $mg \cdot kg^{-1}$，平均含量为13.56 $mg \cdot kg^{-1}$，标准偏差为12.48；其次是Cu，平均含量为10.56 $mg \cdot kg^{-1}$，标准偏差为5.69；Pb、As的平均含量分别为1.83、0.82 $mg \cdot kg^{-1}$，标准偏差分别为0.85和0.27。在以上各重金属含量中，Zn的变异系数最大为0.95，说明其在各中药材中离散程度极大（表4.23）。

表4.23 江西省特色中药材中重金属含量状况统计（$mg \cdot kg^{-1}$）（陈瑶）

药材名	基地	Cu	Zn	As	Pb
黄栀子	1	11.85	4.18	0.71	1.9
	2	8.94	5.73	0.93	0.99
	3	9.81	5.07	0.76	0.81
枳壳	1	6.48	5.29	0.57	0.84
	2	3.68	4.02	0.69	2.57
	3	2.91	10.85	1.50	3.25

续表

药材名	基地	Cu	Zn	As	Pb
车前草	1	18.23	21.76	0.71	2.41
	2	15.87	24.12	0.68	1.57
	3	17.23	40.98	0.83	2.12
均值		10.56	13.56	0.82	1.83
标准偏差		5.69	12.84	0.27	0.85
变异系数		0.54	0.95	0.33	0.46

12. 湖南省中药材重金属安全现状

湖南省优越的地理、气候条件孕育了极其丰富的药用动植物资源，全省中药资源有2384种。在这些中药资源中，应用历史悠久、质量优良、在国内外享有一定声誉的道地药材有白术、玉竹、杜仲、吴茱英、百合、厚朴、栀子、枳壳、木瓜、玄参、鱼腥草、夏枯草、前胡、湘莲、牡丹皮、白扁豆、陈皮、青皮、薏苡仁、龟甲、鳖甲、蕲蛇、乌蛸蛇、金钱白花蛇、雄黄、朱砂等40余种。近几年来发展快、规模大、商品质量好、市场占有份额大、在全国具有较高声誉的有龙脑樟、金银花、茯苓、姜黄、天麻等中药材品种。

彭曦等用显色法和原子吸收法对采自不同药店的11种湘产大宗品种药材中的Pb、Cd、Cu的含有量进行了测定。结果表明，这些药材中重金属Cd超标的现象比较严重，176批药材中有24批Cd超标，其中独活、党参、天麻是Cd含量超标最严重的几种药材（表4.24）。

表4.24 湘产大宗药材中Pb、Cd、Cu含量（彭曦等）

药材	Pb		Cd		Cu	
	显色法	原子吸收	显色法	原子吸收	显色法	原子吸收
白芷 1	0～0.2	0.196	0～0.1	0. 126 *	1.0～2.0	1.167
白芷 2	1.0～2.0	0.241	0～0.1	0.066	1.0～2.0	1.979
白芷 3	1.0～2.0	0.134	0～0.1	0.049	1.0～2.0	1.559
白芷 4	0～0.2	0.120	0～0.1	0.048	1.0～2.0	1.243
白芷 5	1.0～2.0	0.208	0～0.1	0.119*	1.0～2.0	1.232
白芷 6	0～0.2	0.166	0～0.1	0.049	1.0～2.0	1.876

续表

药材	Pb		Cd		Cu	
	显色法	原子吸收	显色法	原子吸收	显色法	原子吸收
白芷 7	0.2 ～ 0.5	0.206	0 ～ 0.1	0.065	1.0 ～ 2.0	1.444
白芷 8	0 ～ 0.2	0.035	0 ～ 0.1	0.005	0.5 ～ 1.0	0.626
白芷 9	0.5 ～ 1.0	0.706	0 ～ 0.1	0.078	0.5 ～ 1.0	0.540
白芷 10	0 ～ 0.2	0.084	0 ～ 0.1	0.029	0.5 ～ 1.0	0.830
白芷 11	0 ～ 0.2	0.073	0 ～ 0.1	0.021	1.0 ～ 2.0	1.662
白芷 12	0 ～ 0.2	0.081	0 ～ 0.1	0.038	1.0 ～ 2.0	1.012
白芷 13	0.5 ～ 1.0	0.156	0 ～ 0.1	0.079	0 ～ 0.5	0.374
白芷 14	0 ～ 0.2	0.112	0 ～ 0.1	0.044	0.5 ～ 1.0	0.973
白芷 15	0.5 ～ 1.0	0.085	0 ～ 0.1	0.041	0.5 ～ 1.0	0.952
白芷 16	0 ～ 0.2	0.109	0 ～ 0.1	0.033	0.5 ～ 1.0	0.829
牡丹皮 1	0 ～ 0.2	0.155	0 ～ 0.1	0.080	0 ～ 0.5	0.467
牡丹皮 2	0.5 ～ 1.0	0.118	0 ～ 0.1	0.052	0 ～ 0.5	0.148
牡丹皮 3	0.2 ～ 0.5	0.156	0 ～ 0.1	0.101*	0 ～ 0.5	0.408
牡丹皮 4	0.5 ～ 1.0	0.478	0 ～ 0.1	0.108*	0 ～ 0.5	0.392
牡丹皮 5	0.2 ～ 0.5	0.229	0 ～ 0.1	0.068	0 ～ 0.5	0.280
牡丹皮 6	0.2 ～ 0.5	0.149	0 ～ 0.1	0.069	0 ～ 0.5	0.310
牡丹皮 7	0.5 ～ 1.0	0.167	0 ～ 0.1	0.063	0 ～ 0.5	0.342
牡丹皮 8	0 ～ 0.2	0.082	0 ～ 0.1	0.038	0 ～ 0.5	0.033
牡丹皮 9	0 ～ 0.2	0.084	0 ～ 0.1	0.032	0 ～ 0.5	0.049
牡丹皮 10	0 ～ 0.2	0.080	0 ～ 0.1	0.048	0 ～ 0.5	0.052
牡丹皮 11	0.2 ～ 0.5	0.311	0 ～ 0.1	0.091	0 ～ 0.5	0.391
牡丹皮 12	0.5 ～ 1.0	0.868	0 ～ 0.1	0.152*	0 ～ 0.5	0.401
牡丹皮 13	1.0 ～ 2.0	0.318	0 ～ 0.1	0.071	0 ～ 0.5	0.489
牡丹皮 14	0 ～ 0.2	0.074	0 ～ 0.1	0.044	0 ～ 0.5	0.040
牡丹皮 15	0.2 ～ 0.5	0.233	0 ～ 0.1	0.071	0 ～ 0.5	0.304
牡丹皮 16	0 ～ 0.2	0.115	0 ～ 0.1	0.079	0 ～ 0.5	0.059
茯苓 1	0.2 ～ 0.5	0.272	0 ～ 0.1	0.001	0.5 ～ 1.0	0.598
茯苓 2	0.2 ～ 0.5	0.269	0 ～ 0.1	0.028	0 ～ 0.5	0.398
茯苓 3	0.2 ～ 0.5	0.056	0 ～ 0.1	0.012	1.0 ～ 2.0	1.006

续表

药材	Pb		Cd		Cu	
	显色法	原子吸收	显色法	原子吸收	显色法	原子吸收
茯苓 4	0.2 ~ 0.5	0.301	0 ~ 0.1	0.032	0 ~ 0.5	0.528
茯苓 5	1.0 ~ 2.0	0.906	0 ~ 0.1	0.040	2.0 ~ 5.0	2.067*
茯苓 6	0.2 ~ 0.5	0.353	0 ~ 0.1	0.001	0 ~ 0.5	0.120
茯苓 7	0.5 ~ 1.0	0.868	0 ~ 0.1	0.053	0 ~ 0.5	0.410
茯苓 8	0.5 ~ 1.0	0.993	0 ~ 0.1	0.050	0 ~ 0.5	0.452
茯苓 9	0 ~ 0.2	0.130	0 ~ 0.1	0.005	0 ~ 0.5	0.407
茯苓 10	0.2 ~ 0.5	0.448	0 ~ 0.1	0.006	0 ~ 0.5	0.284
茯苓 11	0.2 ~ 0.5	0.235	0 ~ 0.1	0.003	0 ~ 0.5	0.271
茯苓 12	0.5 ~ 1.0	0.640	0 ~ 0.1	0.009	0 ~ 0.5	0.225
茯苓 13	0 ~ 0.2	0.097	0 ~ 0.1	0.005	0 ~ 0.5	0.253
茯苓 14	1.0 ~ 2.0	0.178	0 ~ 0.1	0.004	0 ~ 0.5	0.865
茯苓 15	0.2 ~ 0.5	0.288	0 ~ 0.1	0.010	0.5 ~ 1.0	0.178
茯苓 16	1.0 ~ 2.0	0.107	0 ~ 0.1	0.008	0 ~ 0.5	0.690
栀子 1	0.2 ~ 0.5	0.196	0 ~ 0.1	0.021	0.5 ~ 1.0	0.562
栀子 2	0 ~ 0.2	0.087	0 ~ 0.1	0.033	0 ~ 0.5	0.295
栀子 3	0 ~ 0.2	0.095	0.1 ~ 0.5	0.19*	0 ~ 0.5	0.094
栀子 4	0.2 ~ 0.5	0.194	0 ~ 0.1	0.060	0 ~ 0.5	0.476
栀子 5	0 ~ 0.2	0.092	0 ~ 0.1	0.032	0 ~ 0.5	0.260
栀子 6	0.2 ~ 0.5	0.129	0 ~ 0.1	0.009	0 ~ 0.5	0.232
栀子 7	0 ~ 0.2	0.033	0 ~ 0.1	0.023	0 ~ 0.5	0.407
栀子 8	0 ~ 0.2	0.009	0 ~ 0.1	0.004	0 ~ 0.5	0.059
栀子 9	0 ~ 0.2	0.017	0 ~ 0.1	0.017	0 ~ 0.5	0.258
栀子 10	0 ~ 0.2	0.037	0 ~ 0.1	0.009	0.5 ~ 1.0	0.924
栀子 11	0 ~ 0.2	0.108	0 ~ 0.1	0.038	5.0 ~ 10	1.289
栀子 12	0.2 ~ 0.5	0.126	0 ~ 0.1	0.001	0 ~ 0.5	0.341
栀子 13	0 ~ 0.2	0.095	0 ~ 0.1	0.027	0 ~ 0.5	0.144
栀子 14	0.2 ~ 0.5	0.314	0 ~ 0.1	0.047	0 ~ 0.5	0.322
栀子 15	0.5 ~ 1.0	0.593	0 ~ 0.1	0.097	0.5 ~ 1.0	0.057
栀子 16	0 ~ 0.2	0.027	0 ~ 0.1	0.012	0 ~ 0.5	0.357

续表

药材	Pb		Cd		Cu	
	显色法	原子吸收	显色法	原子吸收	显色法	原子吸收
石斛 1	0 ~ 0.2	0.204	0 ~ 0.1	0.109*	0 ~ 0.5	0.301
石斛 2	0 ~ 0.2	0.119	0 ~ 0.1	0.014	0 ~ 0.5	0.192
石斛 3	0 ~ 0.2	0.074	0 ~ 0.1	0.006	0 ~ 0.5	0.260
石斛 4	0 ~ 0.2	0.196	0 ~ 0.1	0.009	0 ~ 0.5	0.363
石斛 5	0 ~ 0.2	0.288	0 ~ 0.1	0.054	0 ~ 0.5	0.255
石斛 6	0 ~ 0.2	0.274	0 ~ 0.1	0.078	0 ~ 0.5	0.283
石斛 7	0 ~ 0.2	0.132	0 ~ 0.1	0.002	2.0 ~ 5.0	3.61*
石斛 8	0 ~ 0.2	0.098	0 ~ 0.1	0.023	0 ~ 0.5	0.235
石斛 9	0.5 ~ 1.0	0.710	0 ~ 0.1	0.066	0 ~ 0.5	0.494
石斛 10	0 ~ 0.2	0.037	0 ~ 0.1	0.007	0 ~ 0.5	0.129
石斛 11	0 ~ 0.2	0.136	0 ~ 0.1	0.010	0 ~ 0.5	0.056
石斛 12	0 ~ 0.2	0.103	0 ~ 0.1	0.003	0 ~ 0.5	0.176
石斛 13	0 ~ 0.2	0.068	0 ~ 0.1	0.001	0 ~ 0.5	0.018
石斛 14	0 ~ 0.2	0.454	0 ~ 0.1	0.078	0 ~ 0.5	0.270
石斛 15	0 ~ 0.2	0.308	0 ~ 0.1	0.054	0 ~ 0.5	0.350
石斛 16	0 ~ 0.2	0.022	0 ~ 0.1	0.005	0 ~ 0.5	0.166
天麻 1	0 ~ 0.2	0.010	0 ~ 0.1	0.016	0 ~ 0.5	0.152
天麻 2	2.0 ~ 5.0	0.359	0 ~ 0.1	0.067	0 ~ 0.5	0.252
天麻 3	0.2 ~ 0.5	0.245	0 ~ 0.1	0.073	0 ~ 0.5	0.301
天麻 4	0 ~ 0.2	0.107	0 ~ 0.1	0.060	0 ~ 0.5	0.355
天麻 5	0 ~ 0.2	0.042	0 ~ 0.1	0.090	0 ~ 0.5	0.328
天麻 6	0 ~ 0.2	0.141	0 ~ 0.1	0.067	0 ~ 0.5	0.092
天麻 7	0 ~ 0.2	0.055	0.1 ~ 0.5	0.067	0 ~ 0.5	0.123
天麻 8	0.2 ~ 0.5	0.030	0.1 ~ 0.5	0.113*	0 ~ 0.5	0.351
天麻 9	1.0 ~ 2.0	0.042	0.1 ~ 0.5	0.111*	0 ~ 0.5	0.337
天麻 10	1.0 ~ 2.0	0.018	0.1 ~ 0.5	0.104*	0 ~ 0.5	0.203
天麻 11	0 ~ 0.2	0.070	0 ~ 0.1	0.099	0 ~ 0.5	0.357
天麻 12	1.0 ~ 2.0	0.189	0 ~ 0.1	0.182*	0 ~ 0.5	0.337
天麻 13	0 ~ 0.2	0.100	0 ~ 0.1	0.142*	0 ~ 0.5	0.468

续表

药材	Pb		Cd		Cu	
	显色法	原子吸收	显色法	原子吸收	显色法	原子吸收
天麻 14	0.2 ～ 0.5	0.054	0.1 ～ 0.5	0.084	0 ～ 0.5	0.196
天麻 15	0 ～ 0.2	0.022	0.1 ～ 0.5	0.096	0 ～ 0.5	0.302
天麻 16	0 ～ 0.2	0.172	0.1 ～ 0.5	0.096	0 ～ 0.5	0.303
党参 1	0 ～ 0.2	0.137	0 ～ 0.1	0.070	0 ～ 0.5	0.521
党参 2	2.0 ～ 5.0	0.020	0 ～ 0.1	0.164*	0 ～ 0.5	0.533
党参 3	0.2 ～ 0.5	0.078	0 ～ 0.1	0.155*	0 ～ 0.5	0.830
党参 4	0 ～ 0.2	0.042	0.1 ～ 0.5	0.171*	0 ～ 0.5	0.081
党参 5	0 ～ 0.2	0.105	0.1 ～ 0.5	0.176*	0 ～ 0.5	0.029
党参 6	1.0 ～ 2.0	0.103	0 ～ 0.1	0.099	0 ～ 0.5	0.405
党参 7	0 ～ 0.2	0.058	0 ～ 0.1	0.125*	0.5 ～ 1.0	0.815
党参 8	0.2 ～ 0.5	0.024	0.1 ～ 0.5	0.145*	0 ～ 0.5	0.178
党参 9	0.2 ～ 0.5	0.107	0 ～ 0.1	0.055	0 ～ 0.5	0.087
党参 10	0 ～ 0.2	0.103	0 ～ 0.1	0.050	0 ～ 0.5	0.407
党参 11	0.2 ～ 0.5	0.117	0 ～ 0.1	0.058	0.5 ～ 1.0	0.667
党参 12	0 ～ 0.2	0.062	0 ～ 0.1	0.061	0 ～ 0.5	0.242
党参 13	0 ～ 0.2	0.035	0 ～ 0.1	0.056	0 ～ 0.5	0.425
党参 14	0 ～ 0.2	0.004	0 ～ 0.1	0.050	0 ～ 0.5	0.481
党参 15	0 ～ 0.2	0.053	0 ～ 0.1	0.048	0.5 ～ 1.0	0.543
党参 16	0 ～ 0.2	0.161	0 ～ 0.1	0.015	0 ～ 0.5	0.209
山银花 1	0 ～ 0.2	0.161	0 ～ 0.1	0.026	0 ～ 0.5	0.181
山银花 2	0 ～ 0.2	0.087	0 ～ 0.1	0.003	0 ～ 0.5	0.075
山银花 3	0 ～ 0.2	0.102	0 ～ 0.1	0.037	0 ～ 0.5	0.150
山银花 4	0 ～ 0.2	0.075	0 ～ 0.1	0.021	0 ～ 0.5	0.069
山银花 5	0.2 ～ 0.5	0.051	0 ～ 0.1	0.040	0 ～ 0.5	0.190
山银花 6	0 ～ 0.2	0.006	0 ～ 0.1	0.013	0 ～ 0.5	0.052
山银花 7	0.2 ～ 0.5	0.004	0 ～ 0.1	0.011	0 ～ 0.5	0.185
山银花 8	0 ～ 0.2	0.184	0 ～ 0.1	0.020	0 ～ 0.5	0.313
山银花 9	0.2 ～ 0.5	0.200	0 ～ 0.1	0.022	0 ～ 0.5	0.339
山银花 10	0 ～ 0.2	0.158	0 ～ 0.1	0.038	0 ～ 0.5	0.423

续表

药材	Pb		Cd		Cu	
	显色法	原子吸收	显色法	原子吸收	显色法	原子吸收
山银花 11	0 ~ 0.2	0.110	0.1 ~ 0.5	0.013	0 ~ 0.5	0.086
山银花 12	0 ~ 0.2	0.046	0 ~ 0.1	0.030	0 ~ 0.5	0.374
山银花 13	0 ~ 0.2	0.003	0 ~ 0.1	0.004	0 ~ 0.5	0.492
山银花 14	0 ~ 0.2	0.009	0 ~ 0.1	0.018	0 ~ 0.5	0.133
山银花 15	1.0 ~ 2.0	0.288	0.1 ~ 0.5	0.107*	0.5 ~ 1.0	0.790
山银花 16	0 ~ 0.2	0.090	0.1 ~ 0.5	0.018	0 ~ 0.5	0.062
当归 1	0 ~ 0.2	0.195	0 ~ 0.1	0.011	0 ~ 0.5	0.022
当归 2	0 ~ 0.2	0.081	0 ~ 0.1	0.007	0 ~ 0.5	0.389
当归 3	0 ~ 0.2	0.188	0 ~ 0.1	0.019	0 ~ 0.5	0.054
当归 4	0 ~ 0.2	0.182	0 ~ 0.1	0.007	0 ~ 0.5	0.082
当归 5	0 ~ 0.2	0.096	0.1 ~ 0.5	0.025	0 ~ 0.5	0.082
当归 6	0 ~ 0.2	0.076	0 ~ 0.1	0.024	0 ~ 0.5	0.608
当归 7	0 ~ 0.2	0.173	0.1 ~ 0.5	0.004	0 ~ 0.5	0.087
当归 8	1.0 ~ 2.0	0.353	0 ~ 0.1	0.023	0 ~ 0.5	0.448
当归 9	0 ~ 0.2	0.092	0 ~ 0.1	0.007	0 ~ 0.5	0.085
当归 10	0 ~ 0.2	0.087	0.1 ~ 0.5	0.015	0 ~ 0.5	0.103
当归 11	0 ~ 0.2	0.046	0.1 ~ 0.5	0.011	0 ~ 0.5	0.137
当归 12	0 ~ 0.2	0.020	0 ~ 0.1	0.002	0 ~ 0.5	0.050
当归 13	0 ~ 0.2	0.032	0 ~ 0.1	0.036	0 ~ 0.5	0.017
当归 14	0 ~ 0.2	0.135	0.1 ~ 0.5	0.102*	0 ~ 0.5	0.341
当归 15	1.0 ~ 2.0	0.092	0 ~ 0.1	0.026	0 ~ 0.5	0.255
当归 16	0 ~ 0.2	0.082	0 ~ 0.1	0.001	0 ~ 0.5	0.312
厚朴 1	0 ~ 0.2	0.258	0 ~ 0.1	0.018	0 ~ 0.5	0.059
厚朴 2	1.0 ~ 2.0	0.221	0 ~ 0.1	0.045	0 ~ 0.5	0.353
厚朴 3	0.2 ~ 0.5	0.234	0 ~ 0.1	0.047	0 ~ 0.5	0.367
厚朴 4	0 ~ 0.2	0.066	0 ~ 0.1	0.012	0 ~ 0.5	0.108
厚朴 5	0.2 ~ 0.5	0.069	0 ~ 0.1	0.029	0 ~ 0.5	0.275
厚朴 6	0.2 ~ 0.5	0.113	0 ~ 0.1	0.001	0 ~ 0.5	0.097
厚朴 7	0 ~ 0.2	0.042	0 ~ 0.1	0.020	0 ~ 0.5	0.379

续表

药材	Pb		Cd		Cu	
	显色法	原子吸收	显色法	原子吸收	显色法	原子吸收
厚朴 8	0 ~ 0.2	0.121	0 ~ 0.1	0.016	0 ~ 0.5	0.070
厚朴 9	0 ~ 0.2	0.098	0 ~ 0.1	0.014	0 ~ 0.5	0.083
厚朴 10	0 ~ 0.2	0.145	0 ~ 0.1	0.022	0 ~ 0.5	0.072
厚朴 11	0.2 ~ 0.5	0.267	0 ~ 0.1	0.041	0 ~ 0.5	0.190
厚朴 12	0 ~ 0.2	0.057	0 ~ 0.1	0.001	0 ~ 0.5	0.253
厚朴 13	0.5 ~ 1.0	0.602	0 ~ 0.1	0.035	0 ~ 0.5	0.354
厚朴 14	0 ~ 0.2	0.078	0 ~ 0.1	0.027	0 ~ 0.5	0.327
厚朴 15	0 ~ 0.2	0.270	0 ~ 0.1	0.007	0 ~ 0.5	0.108
厚朴 16	0 ~ 0.2	0.096	0 ~ 0.1	0.014	0 ~ 0.5	0.080
独活 1	0 ~ 0.2	0.114	0 ~ 0.1	0.023	0 ~ 0.5	0.045
独活 2	0 ~ 0.2	0.096	0 ~ 0.1	0.014	0 ~ 0.5	0.037
独活 3	0 ~ 0.2	0.215	0 ~ 0.1	0.014	0 ~ 0.5	0.031
独活 4	0 ~ 0.2	0.025	0 ~ 0.1	0.001	0 ~ 0.5	0.027
独活 5	0 ~ 0.2	0.139	0 ~ 0.1	0.061	0 ~ 0.5	0.510
独活 6	0 ~ 0.2	0.055	0 ~ 0.1	0.010	0 ~ 0.5	0.185
独活 7	0 ~ 0.2	0.126	0 ~ 0.1	0.017	0 ~ 0.5	0.051
独活 8	0 ~ 0.2	0.194	0 ~ 0.1	0.034	0 ~ 0.5	0.033
独活 9	0 ~ 0.2	0.125	0 ~ 0.1	0.016	0 ~ 0.5	0.334
独活 10	0 ~ 0.2	0.068	0 ~ 0.1	0.021	0 ~ 0.5	0.042
独活 11	0 ~ 0.2	0.112	0 ~ 0.1	0.031	0 ~ 0.5	0.035
独活 12	0 ~ 0.2	0.142	0 ~ 0.1	0.125*	0 ~ 0.5	0.109
独活 13	0 ~ 0.2	0.046	0.1 ~ 0.5	0.219*	0 ~ 0.5	0.018
独活 14	0.5 ~ 1.0	0.089	0.1 ~ 0.5	0.186*	0.5 ~ 1.0	0.759
独活 15	0.2 ~ 0.5	0.065	0.1 ~ 0.5	0.098	0 ~ 0.5	0.283
独活 16	0.2 ~ 0.5	0.139	0.1 ~ 0.5	0.133*	0 ~ 0.5	0.343

注：* 表示样品中重金属含有量超过国家标准限量。

13. 安徽省中药材重金属安全现状

安徽省地处华中地区，是我国中医药资源大省，全省中药材品种达3578种，居华东地区首位。安徽省由于地理位置和气候条件适宜，发展有很多设施条件完善的大型中药材种植基地，培育出了一些在其他地方难以培育出来的中药材品种，常用道地药材300余种。也因此拥有着全世界最大的中药材交易市场，被称为“药都”。形成了以亳州、阜阳为重点的皖北家种中药材生产区域；以安庆为重点的皖西大别山特色中药材生产区域；以黄山、宣城、池州、芜湖、铜陵等地为重点的皖南山区中药材生产区域。明确区内重金属的富集特征能够为安全规模化种植中药材提供必要的理论依据，同时能够尽量杜绝产区重金属超标问题的发生。

丁艳萍研究了安徽省七种常见中药材品种（防风、白芷、板蓝根、知母、佩兰、丹参、洋兰）的地上部与地下部重金属（Cd、Cu、Zn和Cr）分布情况（图4.1）。总体上Cd和Zn的分布是地上部大于地下部；而Cu的分布则相反，表现为地下部大于地上部；Cr在中药材体内的分布则没有表现出明显的特征规律。

不同中药材对同一种重金属元素的吸收能力不同。7种中药材中有6种中药材对Cu的吸收表现为地下部吸收量大于地上部，而板蓝根则表现为地上部含量（3.702 $mg \cdot kg^{-1}$）大于地下部含量（1.893 $mg \cdot kg^{-1}$）。中药材对Zn的吸收也表现出同样的特征，7种药材中防风和知母对Zn的吸收特点表现为地下部大于地上部；对Cd的吸收表现为地上部大于地下部；对Cr的吸收表现为有的中药材是地上部含量大于地下部，而有的则是地下部含量大于地上部。

同种中药材对不同重金属元素吸收特征也不尽相同。板蓝根对四种元素的吸收特征一致，均表现为地上部含量大于地下部，说明板蓝根对重金属的转移能力较强；而防风、知母对Cd的吸收分布特征表现为地上部含量大于地下部，其他几种元素均表现为地下部大于地上部；丹参对Cu的吸收分布也表现为地下部含量大于地上部，其他几种元素表现为地上部大于地下部。

7种中药材对重金属的平均转移系数最大的是Cd（3.16），其次是Cr（2.18）、Zn（1.28），最小的是Cu（0.92），表明中药材对各种重金属元素的转移能力不同（表4.25）。Cu的转移系数除板蓝根为1.96外，其他转移系数均小于1，说明Cu在其他6种中药材体内转移能力不强，这与大田作物重金属分布情况相似。而Cd由于本身特点，转移系数均大于1，丹参中转移系数甚至达到了8.61，这说明在上述7种中药材体内Cd极易被转运到地上部，对以地上部为主要药用部位的中药材造成污染。此外，同种中药材对不同重金属元素转移能力不同。如丹参的Cd和Cr的转移系数

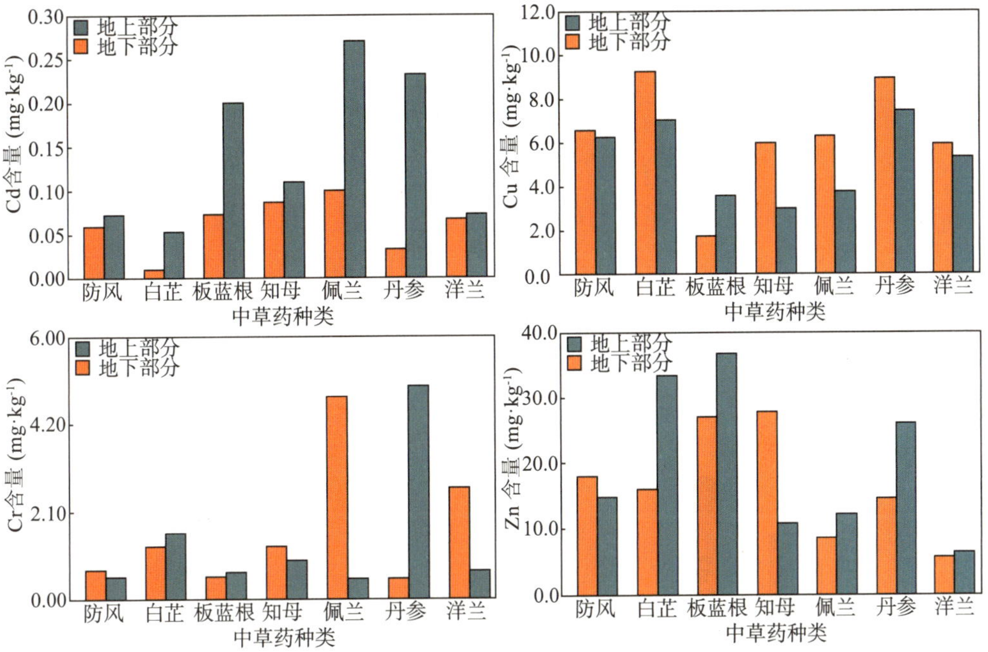

图4.1 安徽省七种常见中药材不同部位Cd、Cu、Zn和Cr含量分布情况（丁艳萍）

为8.61和10.91，而Cu和Zn的转移系数为0.83和1.75，说明丹参对Cd、Cr的转移能力较强，极易在地上部储存，而丹参药用部位为地下部，对这两种重金属元素累积能力不强，不易对丹参药用部位造成污染，而地下部分由于Cu和Zn的累积量较高，可能会产生污染。板蓝根对四种重金属元素的转移系数均大于1，说明进入板蓝根中的这四种元素均极易被转移到地上部并产生污染，而对根部污染能力相对较弱（表4.25）。

表4.25 安徽省七种常见中药材重金属转移系数（丁艳萍）

中药材种类	Cd	Cu	Zn	Cr
防风	1.27	0.92	0.84	0.77
白芷	4.41	0.75	2.13	1.22
板蓝根	2.82	1.96	1.35	1.22
知母	1.23	0.50	0.39	0.73
佩兰	2.65	0.61	1.35	0.11
丹参	8.61	0.83	1.75	10.91
洋兰	1.12	0.91	1.15	0.27
平均值	3.16	0.92	1.28	2.18

各种重金属元素在中药材中的富集特征明显不同，平均富集系数表现为Cd（1.122）＞Zn（0.352）＞Cu（0.262）＞Cr（0.020）。7种中药材从土壤中吸收富集Cd的能力较强，极易在地上部分产生累积，造成中药材地上部的Cd污染，如板蓝根、佩兰、丹参等。同种中药材对Cd、Cu、Zn、Cr的富集能力差异较大。如板蓝根对Cd、Zn的富集能力较强，对Cu、Cr的富集能力较弱，可能造成地上部Cd、Zn的污染，地下部Cu、Cr的污染；白芷的Zn富集系数较大，Cd的富集系数较小，可能造成白芷地下部对Cd的大量累积（图4.2）。

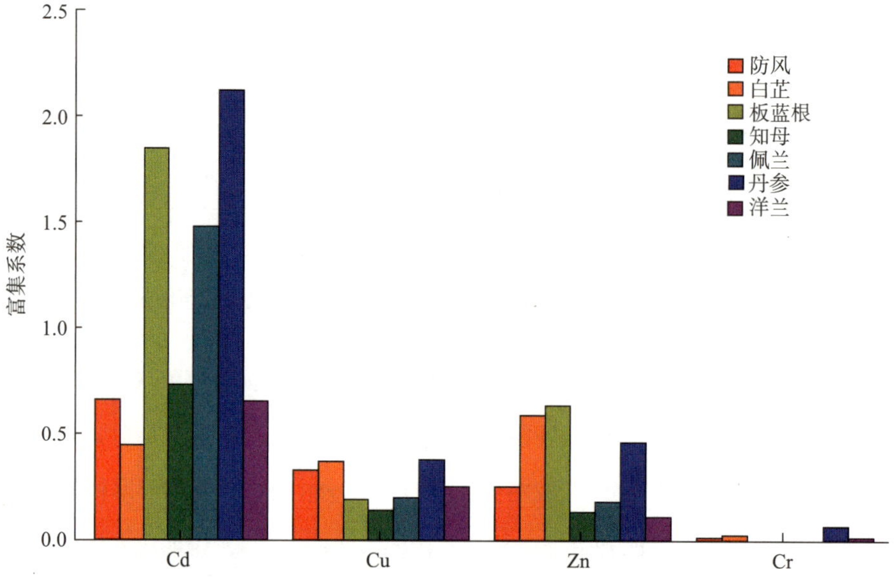

图4.2　安徽省七种常见中药材中重金属元素富集系数（丁艳萍）

14. 浙江省中药材重金属安全现状

浙江省中药材资源种类近2400种，蕴藏量达10多亿公斤。目前浙江省种植的中药材品种相对比较稳定，主要有白术、延胡索、浙贝母、白芍药、玄参、麦冬、杭白菊、温郁金、天麻、姜黄、太子参、山茱萸、西红花、桔梗、玉竹、丝瓜络、杜仲、厚朴、金银花等。这19种药材常年种植面积占全省总种植面积的80%以上，且年度间基本稳定。其中白术、延胡索、浙贝母、白芍药、玄参、麦冬、杭白菊、温郁金被称为“浙八味”，是闻名中外的浙产道地药材。药材区域分布也相对集中，并形成了一定的特色。主产区主要分布在磐安、东阳、桐乡、淳安、景宁等县市，这些县市药材种植面积占全省总面积的2/3以上；其中以磐安县种植面积最大、品种较多，全县有药用植物1219种，主栽品种有白术、延胡索、玄参、白芍药、浙贝母、天麻、玉竹、桔梗等10多个。不同主产区主栽品种突出，主导产业明显。东阳市以延胡索为主，常年种植面积在0.2万hm^2左右，约占全省药材种植面积的10%。淳安县以山茱萸为主，其临岐镇还被浙江省命名为“山茱萸之乡”。桐乡主要种植杭白菊，栽培面积近年来稳定在0.27万hm^2。另外，景宁、建德、鄞州分别主产厚朴、西红花和浙贝母，仙居以姜黄、慈溪以麦冬和丝瓜络、瑞安和永嘉以温郁金居多。中药材已经成为浙江省少有的几种区域分布集中、种植品种突出、地方特色明显的产业之一。

邹耀华等调查研究了“浙八味”中药材及其种植土壤中有害重金属含量，按照《药用植物及制剂进出口绿色行业标准》，对中药材重金属安全情况进行了评估。结果表明，温郁金有部分Pb含有量略超出标准5 $mg \cdot kg^{-1}$的限度规定；温郁金、浙贝母、白芍药、白术样品中Cd超标情况相对严重，特别是温郁金100%超标，有的样品甚至超过标准数倍。表4.26表明Cu、Hg、As、Pb、Zn在“浙八味”药材中基本无富集，而Cd在不同药材或同一药材的不同产地均有富集现象，尤其是在温郁金中富集系数达到14（表4.27）。

表4.26 “浙八味”中药材中重金属含量（邹耀华等）

中药材	Hg（$mg \cdot kg^{-1}$）	Cu（$mg \cdot kg^{-1}$）	As（$mg \cdot kg^{-1}$）	Pb（$mg \cdot kg^{-1}$）	Cd（$mg \cdot kg^{-1}$）	Zn（$mg \cdot kg^{-1}$）
宁波贝母	0.046 ± 0.052	2.88 ± 0.36	0.35 ± 0.17	1.36 ± 0.60	0.341 ± 0.094	41.00 ± 4.67
磐安贝母	0.047 ± 0.028	2.37 ± 0.81	0.32 ± 0.08	0.56 ± 0.134	0.417 ± 0.121	37.55 ± 3.39
慈溪麦冬	0.061 ± 0.023	6.93 ± 1.08	0.13 ± 0.09	0.347 ± 0.12	0.110 ± 0.013	9.47 ± 1.05
缙云白芍药	0.044 ± 0.029	2.77 ± 0.71	0.27 ± 0.09	0.52 ± 0.133	0.482 ± 0.078	48.64 ± 11.39
磐安白芍药	0.058 ± 0.101	2.28 ± 0.316	0.25 ± 0.09	0.57 ± 0.078	0.291 ± 0.168	38.23 ± 1.40
仙居白术	0.044 ± 0.076	13.23 ± 1.05	0.26 ± 0.09	2.32 ± 0.06	0.331 ± 0.016	52.87 ± 5.71
磐安白术	0.000	10.87 ± 3.40	0.33 ± 0.11	1.10 ± 0.342	0.268 ± 0.025	39.41 ± 8.69
桐乡白菊花	0.000	9.09 ± 0.79	0.30 ± 0.04	1.09 ± 1.70	0.304 ± 0.036	27.82 ± 3.51
仙居玄参	0.000	7.82 ± 2.00	0.23 ± 0.06	1.30 ± 0.27	0.172 ± 0.055	32.92 ± 6.72
磐安玄参	0.000	5.80 ± 0.94	0.22 ± 0.13	1.27 ± 0.56	0.140 ± 0.011	29.50 ± 0.75
缙云延胡索	0.000	5.83 ± 0.63	0.10 ± 0.20	0.70 ± 0.06	0.112 ± 0.011	30.54 ± 2.05
磐安延胡索	0.000	5.51 ± 0.80	0.21 ± 0.23	0.58 ± 0.29	0.150 ± 0.027	29.82 ± 5.59
瑞安温郁金	0.000	7.77 ± 0.61	0.41 ± 0.08	4.96 ± 1.77	1.723 ± 0.790	130.72 ± 38.19

表4.27 “浙八味”中药材重金属富集系数（邹耀华等）

中药材	Hg	Cu	As	Pb	Cd	Zn
宁波贝母	0.59	0.08	0.05	0.04	0.80	0.39
磐安贝母	0.90	0.32	0.09	0.02	4.21	0.74
慈溪麦冬	0.93	0.37	0.03	0.02	0.66	0.17
缙云白芍药	0.83	0.27	0.06	0.01	2.63	0.91
磐安白芍药	0.90	0.16	0.07	0.02	1.97	0.56
仙居白术	0.60	2.04	0.08	0.06	2.73	1.12
磐安白术	0	0.78	0.10	0.03	2.18	0.70
桐乡白菊花	0	0.52	0.06	0.04	2.14	0.46
仙居玄参	0	0.80	0.06	0.03	1.08	0.51
磐安玄参	0	0.29	0.07	0.04	0.79	0.43
缙云延胡索	0	0.58	0.03	0.02	0.64	0.56
磐安延胡索	0	0.71	0.06	0.02	1.22	0.61
瑞安温郁金	0	0.73	0.10	0.19	14.01	2.17

15. 广东省中药材重金属安全现状

广东省是我国中药材主产地之一，有药用植物2500余种。广东省还是我国药材的重要销售区和进出口的重要通商口岸，每年出口创汇的地产中药就有100多种，如巴戟、高良姜、金钱草、何首乌、广佛手、广地龙等。白研等选取高良姜、何首乌、巴戟、土茯苓等十三种广东地产中药，对其所含Mn、Ni、Zn、Pb、Cu、Cd等含量进行测定（表4.28）。结果发现，十三种广东地产中药中Cu的含量均符合《药用植物及制剂进出口绿色行业标准》的要求；不同种类中药材之间Mn、Ni和Zn含量差异较大，其中有四种中药的Mn含量超过250 mg · kg^{-1}，需要引起重视。Mn、Ni、Zn等均是机体必需的微量元素，但是过量摄入上述元素也可引起中毒，如过量Mn的摄入可导致神经系统功能障碍。十三种广东地产中药中Cd的含量均未检出。从各中药样品的Pb含量结果来看，有半数样品Pb含量超过5.0 mg · kg^{-1}，高于德国中药标准和我国《药用植物及制剂进出口绿色行业标准》对Pb的限定规定（≤5.0 mg · kg^{-1}）。制何首乌的Pb含量达到12.6 mg · kg^{-1}，其原因可能是在炮制的过程中带来的污染。

表4.28 十三种广东地产中药材中重金属含量（$\mu g \cdot g^{-1}$）（白研等）

中药材	Mn	Ni	Zn	Cu	Pb	Cd
高良姜	254.0	3.1	14.6	2.6	1.5	ND
制何首乌	13.8	1.1	7.3	0.9	12.6	ND
狗脊片	38.3	1.6	6.8	3.9	5.5	ND
土茯苓	21.2	1.2	3.1	5.4	2.0	ND
山豆根	14.5	1.8	10.5	4.7	3.7	ND
何首乌藤	25.1	2.3	8.7	3.2	5.3	ND
芦根	85.2	15.0	13.5	13	4.3	ND
乌药	73.7	ND	11.4	2.9	1.9	ND
白茅根	34.2	4.2	15.5	5.8	2.1	ND
豆豉姜	36.9	1.0	5.6	4.4	0.5	ND
石菖蒲	490.0	3.1	24.1	9.3	5.8	ND
巴戟天（黄土）	387.0	1.5	24.8	5.4	7.5	ND
巴戟天（黑土）	286.0	2.0	14.6	6.9	6.6	ND

注：ND 为未检测到。

第五章
中药材中重金属的溶出特征及形态分析

一、传统煎煮条件下中药材中重金属的溶出规律

当前评价中药材重金属是否超标主要以原药材中重金属含量是否超过限量标准为依据，而这样的评价方式通常会导致中药材重金属安全风险被高估。这主要是由于中药作为防治疾病的药物，有其特殊的用法和用量，多以汤剂和散剂作为最终的服用形式，辅佐以外用药。而传统方法下经煎煮后的中药，其所含的重金属并不能全部溶出于最终服用的药汤中，大部分的重金属会留在药渣中，不会进入人体对人体造成危害。经实验和统计数据发现，中药水煎液中重金属Cu、Pb、As、Cd和Hg的平均溶出率分别为12.98%、3.53%、34.21%、4.47%及16.86%，因此服用汤剂造成的重金属伤害风险会大大降低；鉴于此，本书以药典收录的已有重金属限量规定的中药为研究对象，考察了在传统的用药方式、煎煮条件下西洋参、黄芪、甘草、白芍、丹参和金银花饮片及丹参粉末中重金属的溶出情况，以分析煎煮对中药材重金属溶出率的影响。

表5.1　不同药性中药的煎煮时间

中药饮片	药性	头煎（min）	二煎（min）
西洋参	滋补调理药	30	20
黄芪	滋补调理药	30	20
甘草	滋补调理药	30	20
白芍	滋补调理药	30	20
丹参	一般药	20	15

续表

中药饮片	药性	头煎（min）	二煎（min）
金银花	解表药	20	15

中药饮片采用上述方法煎煮（表5.1）。此外，取丹参样品打粉后过六号筛，采用以上相同方式浸泡后煎煮。第一次的煎出液和第二次的煎出液倒出后均在4000 rpm · min^{-1}条件下离心5min，倒出上清液为头煎液和二煎液。后续步骤与饮片煎出液相同。

（一）煎煮条件下中药饮片中重金属的溶出规律

中药（材）重金属的平均含量及煎煮后重金属溶出情况见表5.2。在购买的中药（材）中，金银花中重金属含量最高；根茎类中药（材）中丹参的Cu，Pb，As，Cd含量最高。依照中国药典中现有的重金属限量标准来看，从不同药店和药材市场购买的5批中药（材）均未出现重金属超标的情况。结合中药（材）头煎和二煎重金属溶出量计算得到溶出量总和后，对比六种中药（材）可知，Cu的溶出量最高的为黄芪，最低为白芍药；As的溶出量最高的为白芍药，最低的为西洋参；Hg的溶出量最高的为丹参，最低的是白芍药。由该表看出同种重金属在不同药材中的溶出差异较大，并不是原药材中含量较高的重金属其溶出率就高，金银花原药材中各项重金属均为最高，但某些重金属的溶出率却较低。六种中药（材）Cu的平均溶出率在1.97%～22.14%；Pb平均溶出率为0；As的溶出率较高，除了西洋参中As的平均溶出率为0外，其余药材中As的溶出率在40.81%～70.02%；Cd在水煎液中未检出；Hg的平均溶出率在3.36%～31.17%。总体而言，本实验条件下中药（材）中5种重金属均未100%溶出。

（二）煎煮条件下丹参粉末中重金属的溶出规律

丹参粉末水煎液中重金属溶出情况见表5.3。对比丹参片和粉末中重金属的溶出情况，发现丹参粉中的重金属在头煎液中的溶出量均高于二煎液。在丹参片水煎液中未溶出的Pb和Cd在丹参粉的水煎液中也有溶出，丹参粉水煎液中的Pb溶出范围为15.06%～97.89%，Cd的溶出率范围为9.02%～24.60%。Hg在丹参片水煎液中有

表5.2　中药材重金属含量及煎煮后的重金属溶出量和溶出率（n=5）

	中药材	重金属				
		Cu	Pb	As	Cd	Hg
药材中重金属含量（mg · kg^{-1}）	西洋参	7.4656 ± 0.5387	0.0237 ± 0.0047	0.0413 ± 0.0124	0.1144 ± 0.0082	0.0104 ± 0.0015
	黄芪	5.1678 ± 0.1721	0.0865 ± 0.0107	0.0956 ± 0.0067	0.0150 ± 0.0015	0.0103 ± 0.0020
	甘草	8.0706 ± 0.5150	0.0790 ± 0.0118	0.0783 ± 0.0155	0.0129 ± 0.0016	0.0117 ± 0.0031
	白芍	4.7846 ± 0.2113	0.0914 ± 0.0148	0.0841 ± 0.0133	0.0408 ± 0.0012	0.0155 ± 0.0018
	丹参	8.9834 ± 0.2912	0.3239 ± 0.0350	0.2432 ± 0.0342	0.0513 ± 0.0038	0.0092 ± 0.0018
	金银花	10.8778 ± 0.1778	1.6082 ± 0.1579	0.3769 ± 0.0348	0.1311 ± 0.0101	0.0475 ± 0.0079
头煎溶出量（mg · kg^{-1}）	西洋参	0.9521 ± 0.2289	0	0	0	0.0008 ± 0.0001
	黄芪	0.8694 ± 0.1151	0	0.0428 ± 0.0024	0	0.0006 ± 0.0001
	甘草	0.6722 ± 0.0902	0	0.0296 ± 0.0019	0	0.0005 ± 0.0001
	白芍	0.0824 ± 0.0190	0	0.0531 ± 0.0095	0	0.0005 ± 0.0001
	丹参	0.5464 ± 0.0743	0	0.0698 ± 0.0214	0	0.0010 ± 0.0002
	金银花	0.2135 ± 0.0886	0	0.0598 ± 0.0111	0	0.0007 ± 0.0002
二煎溶出量（mg · kg^{-1}）	西洋参	0.4640 ± 0.1232	0	0	0	0.0003 ± 0.0001
	黄芪	0.2410 ± 0.0586	0	0.0028 ± 0.0017	0	0.0012 ± 0.0006
	甘草	0.1072 ± 0.0270	0	0.0015 ± 0.0015	0	0.0003 ± 0.0001
	白芍	0.0092 ± 0.0049	0	0	0	0.0003 ± 0.00004
	丹参	0.2462 ± 0.0340	0	0.0489 ± 0.0111	0	0.0013 ± 0.0004
	金银花	0.2142 ± 0.0535	0	0.0931 ± 0.0286	0	0.0005 ± 0.0002

续表

	中药材	重金属				
		Cu	Pb	As	Cd	Hg
总溶出量（$mg \cdot kg^{-1}$）	西洋参	1.4161 ± 0.3414	0	0	0	0.0011 ± 0.0002
	黄芪	1.1105 ± 0.1671	0	0.0456 ± 0.0038	0	0.0018 ± 0.0006
	甘草	0.7794 ± 0.1043	0	0.0311 ± 0.0027	0	0.0009 ± 0.0001
	白芍	0.0915 ± 0.0223	0	0.0531 ± 0.0095	0	0.0008 ± 0.0001
	丹参	0.7926 ± 0.1069	0	0.1187 ± 0.0239	0	0.0022 ± 0.0005
	金银花	0.4277 ± 0.1109	0	0.1530 ± 0.0371	0	0.0011 ± 0.0004
溶出率（%）	西洋参	18.68 ± 3.86	0	0	0	12.55 ± 3.20
	黄芪	22.14 ± 4.02	0	49.39 ± 5.17	0	19.23 ± 3.63
	甘草	10.25 ± 1.96	0	53.78 ± 13.60	0	10.20 ± 2.86
	白芍	1.97 ± 0.56	0	70.02 ± 9.42	0	6.00 ± 0.96
	丹参	8.83 ± 1.22	0	53.16 ± 12.54	0	31.17 ± 9.39
	金银花	3.94 ± 1.03	0	40.81 ± 7.04	0	3.36 ± 1.84

注：数值以均值 ±SE 表示，总溶出量为头煎液和二煎液所得重金属溶出量之和，n=5。

溶出，但在丹参粉水煎液中无溶出。除Hg外，其他重金属在丹参粉水煎液中的溶出率均高于其在丹参片水煎液中的溶出率。丹参片水煎剂中As的溶出率最高，丹参粉水煎剂中Pb的溶出率最高，As次之。

表5.3 水煎条件下丹参片和粉末中重金属的溶出特征（*n*=5）

	药材形态	重金属				
		Cu	Pb	As	Cd	Hg
头煎溶出量（$mg \cdot kg^{-1}$）	片	0.5464 ± 0.0743	0	0.0698 ± 0.0214	0	0.0010 ± 0.0002
	粉	1.1621 ± 0.3135	0.1163 ± 0.0190	0.1135 ± 0.0299	0.0054 ± 0.0008	0
二煎溶出量（$mg \cdot kg^{-1}$）	片	0.2462 ± 0.0340	0	0.0489 ± 0.0111	0	0.0013 ± 0.0004
	粉	0.4752 ± 0.1111	0.0921 ± 0.0227	0.0527 ± 0.0142	0.0025 ± 0.0004	0
总溶出量（$mg \cdot kg^{-1}$）	片	0.7926 ± 0.1069	0	0.1187 ± 0.0239	0	0.0022 ± 0.0005
	粉	1.6373 ± 0.4222	0.2084 ± 0.0404	0.1661 ± 0.0440	0.0079 ± 0.0011	0
溶出率（%）	片	8.83 ± 1.22	0	53.16 ± 12.54	0	31.17 ± 9.39
	粉	18.36 ± 5.01	72.49 ± 14.88	68.39 ± 11.48	15.84 ± 2.52	0

注：数值以均值 ± SE 表示。

（三）中药材中重金属在水煎液中的溶出率

表中的原始数据来源于文献和笔者团队研究的6种药材30个样品，统计出5种重金属在中药材水煎液中的平均溶出率（表5.4）。Cu的平均溶出率为12.98%，Pb为3.53%，As为34.21%，Cd为4.47%，Hg为16.86%。为了便于后期对药材中重金属限量浓度值的计算，将重金属的溶出率进行求整，设定药材的重金属溶出率均为实验或文献统计得到的最大溶出率的80%，求整时将所有的溶出率增大到最接近的整数值后得到Cu的重金属溶出率为35%，Pb为40%，As为80%，Cd为55%，Hg为70%（表5.4）。

表5.4 中药材中重金属在水煎液中的溶出特征

重金属	样本数	最大值（%）	最小值（%）	平均溶出率（%）	最大值 80%	求整后值（%）
Cu	47	39.70	0.61	12.98 ± 1.48	31.76	35
Pb	45	46.06	0	3.53 ± 1.40	36.85	40
As	47	96.16	0	34.21 ± 4.19	76.93	80
Cd	37	66.60	0	4.47 ± 2.09	53.28	55
Hg	36	83.33	0.61	16.86 ± 3.15	66.66	70

注：数值以均值 ± SE 表示。

二、中药粉末中重金属在人工胃肠液中的溶出规律

中药除上述水煎的用药方式以外，粉碎后以散剂入药也是传统的用药方式。当中药以散剂形式入药时，其入药剂量约是汤剂用量的1/10～1/6。而散剂虽然是全部进入胃肠，但其进入人体后需要经历胃肠道的整个消化过程。在这个过程中，中药不可能被人体全部消化吸收，必会留一部分药材的残渣。同理，在中药不能全部被人体吸收的情况下，中药中的重金属也不会被人体消化系统全部吸收，必会在药渣中有所留存。研究表明，中药中重金属Cu、Pb、As、Cd和Hg在模拟胃肠液中的平均溶出率分别为61.18%、37.25%、59.82%、45.99%和12.38%。因此服用散剂引起的重金属风险也会大大降低，故在计算中药重金属风险时应该考虑散剂用药方式下的重金属溶出量和人体实际吸收量。本书引入生物可给性的概念，即在胃肠道中溶出进而被吸收的部分是生物可给性重金属。该概念的引入用于评价中药材中重金属的危害风险具有重要意义。研究重金属生物可给性的方法通常有体内和体外实验两种。中药材中重金属对暴露人群造成的健康风险可以通过人体健康风险评价模型进行评估，其结果可为合理制定中药材重金属标准提供参考依据。本书选取药典已收入并对重金属限量进行规定的西洋参、黄芪、甘草、白芍药、丹参和金银花为研究对象，在体外模拟人工胃肠的环境，分析6种中药（材）粉碎后在人工胃肠液中重金属的溶出情况。

（一）西洋参等中药粉末中重金属在人工胃肠液中的溶出特征

体外人工胃肠液模拟法是一种在体外模拟人体胃肠消化食物的方法，本书用该模型模拟中药散剂在人体中的消化情况。书中人工胃肠液的配置均参照2015版《中国药典》方法，具体模拟消化过程：精密称量中药粉末1.0 g，加入人工胃液50 mL，置于恒温磁力搅拌器上37 ℃搅拌提取2 h，之后在4000 r · min^{-1}条件下离心5 min后倒出上清液为人工胃液提取液。向残渣中加入人工肠液50 mL，继续置于恒温磁力搅拌器上37 ℃搅拌提取2 h，于4000 r · min^{-1}离心5 min后倒出上清液为人工肠液提取液。得到的人工胃肠液经消解后采用电感耦合等离子体质谱法（ICP-MS）分别进

行重金属含量的测定。

测定结果显示，中药散剂中重金属在人工胃液中的溶出量和溶出率大于其在人工肠液中的溶出量和溶出率（表5.5）。此外，对比表5.2中药煎煮后的重金属溶出量和溶出率，可以发现除了Hg在人工胃液和肠液中的溶出较少外，大部分重金属在人工胃肠液中的溶出率高于水煎液。在中药水煎液中无溶出的Pb和Cd，在人工胃液和人工肠液中均有溶出。不同的中药在同一种环境中溶出率差异较大。Cu在人工胃液中的平均溶出率范围为29.23%～70.47%，在人工肠液中溶出率范围为0%～27.26%，总溶出率范围为29.41%～82.18%；Pb在人工胃液中平均溶出率范围为9.97%～46.60%，在人工肠液中溶出率范围为0%～7.42%，总溶出率范围为11.08%～52.84%；As在人工胃液中平均溶出率范围为47.73%～70.73%，在人工肠液中溶出率范围为0～9.78%，总溶出率范围为55.83%～75.19%；Cd在人工胃液中平均溶出率范围为12.09%～53.89%，在人工肠液中溶出率范围为0～38.20%，总溶出率范围为12.08%～81.42%；Hg在人工胃液中平均溶出率范围为0%～10.41%，在人工肠液中溶出率范围为0～12.77%，总溶出率范围为0～22.76%。总体而言，本研究中6种中药粉末在体外人工胃肠模拟实验条件下，其所含重金属均不能全部溶出。

（二）中药散剂中重金属在人工胃肠液中的溶出率

根据文献整理和实验结果的数据统计所得中药散剂重金属溶出情况见表5.6。Cu的最大溶出率为98.71%，最小溶出率为12.00%，平均溶出率为61.18%；Pb的最大溶出率为87.38%，最小溶出率为0.00%，平均溶出率为37.25%；As的最大溶出率为89.77%，最小溶出率为8.84%，平均溶出率为59.82%；Cd的最大溶出率为98.65%，最小溶出率为0%，平均溶出率为45.99%；Hg的最大溶出率为69.09%，最小溶出率为0.00%，平均溶出率为12.38%。为了便于后期对中药中重金属限量浓度值的计算，将重金属的溶出率进行求整，设定中药的溶出率均为实验或文献统计得到的最大溶出率的80%，求整时将所有的溶出率增大到最接近的整数值后得到，最后得出Cu的溶出率为80%，Pb为70%，As为75%，Cd为80%，Hg为60%。

表5.5 不同中药粉末在人工胃肠液中重金属的平均溶出量（n=5）

	中药	重金属				
		Cu	Pb	As	Cd	Hg
胃溶出量（mg·kg^{-1}）	西洋参	4.0922 ± 0.4704	0.0111 ± 0.0071	0.0200 ± 0.0078	0.0605 ± 0.008	0.0012 ± 0.0012
	黄芪	2.7695 ± 0.3692	0.0118 ± 0.0118	0.0663 ± 0.0047	0.0028 ± 0.001	0.0015 ± 0.0015
	甘草	4.3606 ± 0.2408	0.0317 ± 0.0133	0.0510 ± 0.0163	0.0070 ± 0.002	0.0016 ± 0.0016
	白芍	1.3843 ± 0.1710	0.0442 ± 0.0230	0.0546 ± 0.0118	0.0094 ± 0.003	0.0014 ± 0.0014
	丹参	5.5112 ± 0.1735	0.1694 ± 0.0555	0.1211 ± 0.0330	0.0057 ± 0.003	0
	金银花	7.6278 ± 0.2234	0.6160 ± 0.0634	0.2551 ± 0.0271	0.0440 ± 0.026	0.0032 ± 0.0032
肠溶出量（mg·kg^{-1}）	西洋参	1.9319 ± 0.1019	0.0014 ± 0.0011	0.00004 ± 0.00004	0.0084 ± 0.0014	0.0010 ± 0.0010
	黄芪	0.9171 ± 0.2800	0.0014 ± 0.0014	0	0.0036 ± 0.0018	0.0001 ± 0.0006
	甘草	0.6933 ± 0.2210	0	0	0.0032 ± 0.0009	0
	白芍	0.0078 ± 0.0078	0.0037 ± 0.0037	0	0.0162 ± 0.0063	0
	丹参	0	0.0237 ± 0.0130	0.0316 ± 0.0177	0	0
	金银花	0.5707 ± 0.1079	0.0041 ± 0.0041	0.0204 ± 0.0077	0.0008 ± 0.0008	0
总溶出量（mg·kg^{-1}）	西洋参	6.0241 ± 0.4869	0.0126 ± 0.0069	0.0201 ± 0.0078	0.0689 ± 0.0084	0.0022 ± 0.0022
	黄芪	3.6866 ± 0.4454	0.0133 ± 0.0116	0.0663 ± 0.0047	0.0064 ± 0.0020	0.0024 ± 0.0020
	甘草	5.0539 ± 0.2864	0.0317 ± 0.0133	0.0510 ± 0.0163	0.0101 ± 0.0015	0.0016 ± 0.0016
	白芍	1.3922 ± 0.1720	0.0478 ± 0.0249	0.0546 ± 0.0118	0.0254 ± 0.0034	0.0014 ± 0.0014
	丹参	5.5112 ± 0.1735	0.1930 ± 0.0643	0.1528 ± 0.0494	0.0057 ± 0.0026	0
	金银花	8.1984 ± 0.1741	0.6201 ± 0.0644	0.2755 ± 0.0326	0.0448 ± 0.0261	0.0032 ± 0.0032

续表

	中药	重金属				
		Cu	Pb	As	Cd	Hg
胃溶出率（%）	西洋参	54.92 ± 3.83	33.46 ± 13.44	55.66 ± 8.55	53.89 ± 5.90	6.65 ± 6.65
	黄芪	52.80 ± 5.44	9.97 ± 9.97	70.73 ± 4.16	15.61 ± 6.65	9.99 ± 9.99
	甘草	55.60 ± 5.32	34.81 ± 15.07	65.86 ± 8.79	49.35 ± 8.50	5.26 ± 5.26
	白芍	29.23 ± 3.54	44.61 ± 15.54	70.08 ± 9.38	23.79 ± 8.62	10.41 ± 10.41
	丹参	61.56 ± 1.30	46.60 ± 10.95	47.73 ± 4.26	12.09 ± 6.04	0
	金银花	70.47 ± 3.76	44.11 ± 10.44	70.14 ± 5.76	30.87 ± 17.66	7.73 ± 7.73
肠溶出率（%）	西洋参	27.26 ± 3.48	7.42 ± 5.89	00.18 ± 00.18	7.49 ± 1.07	5.26 ± 5.26
	黄芪	17.82 ± 5.15	1.12 ± 1.12	0	25.19 ± 12.28	12.77 ± 8.81
	甘草	8.75 ± 2.95	0	0	32.08 ± 12.68	0
	白芍	00.18 ± 00.18	3.03 ± 3.03	0	38.20 ± 14.60	0
	丹参	0	6.25 ± 3.34	9.78 ± 5.41	0	0
	金银花	5.18 ± 00.90	00.22 ± 00.22	5.06 ± 1.91	00.71 ± 00.71	0
总溶出率（%）	西洋参	82.18 ± 6.06	40.88 ± 13.78	55.83 ± 8.70	61.38 ± 5.89	11.91 ± 11.91
	黄芪	70.62 ± 7.09	11.08 ± 9.74	70.73 ± 4.16	40.80 ± 10.67	22.76 ± 14.46
	甘草	64.35 ± 6.19	34.81 ± 15.07	65.86 ± 8.79	81.42 ± 5.24	5.26 ± 5.26
	白芍	29.41 ± 3.59	47.64 ± 17.10	70.08 ± 9.38	62.00 ± 7.00	10.41 ± 10.41
	丹参	61.56 ± 1.30	52.84 ± 13.40	57.51 ± 8.88	12.08 ± 6.04	0
	金银花	75.65 ± 3.22	44.33 ± 10.40	75.19 ± 6.10	31.58 ± 17.37	7.73 ± 7.73

注：数值以均值 ± SE 表示。

表5.6　文献和实验结果统计中药散剂重金属溶出情况

重金属	样本数	最大值(%)	最小值(%)	平均溶出率(%)	最大值的80%	求整后的数值(%)
Cu	33	98.71	12.00	61.18 ± 3.99	78.97	80
Pb	32	87.38	0	37.25 ± 5.33	69.90	70
As	39	89.77	8.84	59.82 ± 3.42	71.82	75
Cd	32	98.65	0	45.99 ± 5.42	78.92	80
Hg	39	69.09	0	12.38 ± 3.21	55.27	60

注：平均溶出率以均值 ±SE 表示。

中药散剂是中国古老的剂型之一，是中医中药防治疾病的有力武器。散剂中的药材多为粉末，相比起使用常规的中药片剂煎煮的水煎剂，粉末增加了药材与溶液接触的表面积。为了评估散剂中的重金属对人体的生物有效性，采用了体外试验，使用人工胃肠液模拟考察粉末中重金属在人工胃肠液中的溶出情况。根据已有的文献调查，对于考察不同中药粉末在人工胃肠液中的重金属溶出实验较少，大部分都是关于矿物药和中成药的重金属溶出实验。

本书介绍了6种中药，每种5个样品，检测30个样品的粉末在人工胃肠液中的溶出率。由所得出的数据可知，重金属在人工胃液中的溶出量和溶出率大于人工肠液。不同中药的重金属溶出率差异较大。对于Pb等重金属，中药中含量较高的在人工胃液中溶出量也较高；Hg由于在中药中含量较低，因此在人工胃液中也有大量样品无Hg溶出。由于肠液pH值略偏中性，因此中药重金属在人工肠液中的溶出量较少，溶出率也较低。相比于前期水煎液试验结果，粉末在人工胃肠液中重金属的溶出量和溶出率都较高，主要原因是人工胃液为酸性环境，在此条件下粉末极易被消化释放出重金属。此结果与褚卓栋的实验结果一致。

三、基于中药材中重金属赋存形态的安全风险评估

重金属的毒性除与其含量相关以外，还与其所存在形态、价态密切相关，且同一种重金属不同形态间的毒性存在较大差异。重金属As在自然界中有多种存在形态，主要分为两大类，无机砷和有机砷，无机砷包括亚砷酸盐和砷酸盐等，已

被国际癌症研究中心确认为Ⅰ级致癌物质。无机砷中，又以亚砷酸盐的毒性最大，其毒性约为砷酸盐的60倍。有机砷包括甲基化砷、砷甜菜碱、砷胆碱和砷糖、砷脂等。其中一甲基砷、二甲基砷被认为毒性较小；而砷甜菜碱、砷胆碱、砷糖、砷脂等砷的形态化合物被认为无毒。Cr是一种灰色金属，在自然界中以多种形态存在，其中最主要的为Cr（Ⅲ）和Cr（Ⅵ）。Cr（Ⅲ）被认为是人体必需的营养元素，参与人体的糖脂代谢，但Cr（Ⅵ）被国际癌症机构列为Ⅰ级致癌物质。Hg及汞的化合物毒性均较强，以有机汞的毒性最大。而有机汞中，又以甲基汞的毒性为最。无机汞的水溶性较强，主要以Hg（Ⅰ）和Hg（Ⅱ）形式为主。Hg（Ⅱ）与蛋白质和酶结合后会改变蛋白质和酶的结构和功能，引起细胞代谢紊乱和组织的病变。Cd具有硝酸镉、硫化镉、氯化镉、碳酸镉等多种存在形式，不同形式镉的毒性不同。硝酸镉和氯化镉因其水溶性较大，故对机体的毒性较高。传统对重金属的分析往往是直接测定其元素的总量，且以重金属的总量来评价药材重金属的毒性。然而，由于重金属的毒性与其存在形态、价态密切相关，因此以这样较为笼统的评价方式来评估中药材重金属的危害则显得不够客观也不够科学，所以在进行中药重金属安全性评价时对重金属的形态、价态进行分析显得尤为重要。

（一）冬虫夏草中重金属As的形态分析

中药材中重金属的毒性与其存在形态有密切的相关性，因而对某些重金属超标率较高的中药材而言，仅仅测定其重金属含量已不能科学评价其入药的安全性，还需要分析其所含重金属在药材中的存在形态，确定高风险形态和低风险形态的含量及比例，从而对其用药安全提供指导。在此方面，冬虫夏草是一个很好的研究材料。

冬虫夏草为我国传统名贵中药，临床研究显示其具有调节机体免疫力、抗肿瘤以及保护神经系统等功效，近年来广受追捧，成为治病、养生和保健的佳品。与此同时，冬虫夏草的重金属问题也日益受到大众的关注。随着对砷研究的深入，人们开始越来越关注食品和药品中的无机砷问题，不再笼统地将总砷含量作为评价食品和药品中砷健康风险的指标。如国际食品法典委员会（CAC）对谷物、豆类、薯类、畜禽肉类、鱼类及鲜蛋类等做了无机砷的限量规定。我国GB 2762—2012标准中对谷物、糙米、大米及婴幼儿谷类辅助食品等也做了无机砷限量标准。其中，由我国牵头起草完成的大米中的无机砷限量标准还顺利转化为了国际标准。目前国际上均以无机砷进行卫生学评价，英国、加拿大等国近年来也分别对本国食品中无机砷的人均摄入量进行了测定。

关于冬虫夏草中砷超标的情况屡见报端，造成人们对服用冬虫夏草产生的重金属安全问题有所质疑。本书通过前期的统计发现，在2015版《中国药典》标准（As ≤ 2 $mg \cdot kg^{-1}$）下，冬虫夏草中砷的超标率几近达到了100%。面对如此高的超标率以及大众对服用冬虫夏草存在的安全质疑，对冬虫夏草中所含的As的形态进行分析显得尤为必要和迫切。本书介绍了参照国家标准《食品中总砷及无机砷的测定》(GB 5009.11—2014）方法，对冬虫夏草不同部位中亚砷酸根、砷酸根、一甲基砷、二甲基砷、砷甜菜碱、砷胆碱6种砷形态化合物进行分析。

结果表明（表5.7)，在冬虫夏草不同部位中，6种砷形态中仅有亚砷酸根、砷酸根和一甲基砷3种砷形态被检出，其中一甲基砷为痕量检出；其余3种砷形态（二甲基砷、砷胆碱、砷甜菜碱）未检出。在冬虫夏草全体中，亚砷酸根的含量为0.413～0.725 $mg \cdot kg^{-1}$，平均含量为0.562 $mg \cdot kg^{-1}$；亚砷酸根的含量为0.248～0.352 $mg \cdot kg^{-1}$，平均为0.286 $mg \cdot kg^{-1}$；亚砷酸根在全体中的含量大于砷酸根在全体中的含量，该两种无机砷含量仅占全体中总As含量的8.97%。在冬虫夏草虫体中，亚砷酸根的含量为0.479～0.636 $mg \cdot kg^{-1}$，平均为0.570 $mg \cdot kg^{-1}$；砷酸根的含量为0.277～0.319 $mg \cdot kg^{-1}$，平均为0.300 $mg \cdot kg^{-1}$；砷酸根在虫体中的含量大于砷酸根在虫体中的含量，该两种无机砷含量占虫体中总砷含量的6.89%。在冬虫夏草子座中，亚砷酸根的含量为0.074～0.080 $mg \cdot kg^{-1}$，平均为0.077 $mg \cdot kg^{-1}$；砷酸根的含量为0.385～0.497 $mg \cdot kg^{-1}$，平均为0.427 $mg \cdot kg^{-1}$；砷酸根在子座中的含量大于亚砷酸根在子座中的含量，该两种无机砷含量占子座中总砷含量的38.27%。可见，冬虫夏草中砷的含量虽然较高，但毒性较强的无机砷含量约仅占总砷的10%。值得注意的是，冬虫夏草所含砷中，还存在着除测定的6种砷形态化合物以外的未知砷形态，推测为砷与其他物质形成的结合物。而这部分砷以何种形式与药材中何种物质结合目前还未见报道。

表5.7 冬虫夏草不同部位中砷的形态分析（n=3）

样品编号	总砷（$mg \cdot kg^{-1}$）	无机砷（$mg \cdot kg^{-1}$）			有机砷（$\mu g \cdot kg^{-1}$）			
		As（Ⅲ）	As（Ⅴ）	无机砷含量（%）	MMA	DMA	AsC	AsB
W18	9.70	0.413 ± 0.039	0.257 ± 0.006	6.91	N/A	NO	NO	NO
W19	8.82	0.548 ± 0.019	0.352 ± 0.006	10.20	N/A	NO	NO	NO
W20	9.93	0.725 ± 0.021	0.248 ± 0.008	9.80	N/A	NO	NO	NO
平均值	9.48	0.562 ± 0.156	0.286 ± 0.058	8.97	—	—	—	—
C18	13.59	0.594 ± 0.039	0.303 ± 0.007	6.60	N/A	NO	NO	NO
C19	12.58	0.636 ± 0.065	0.277 ± 0.020	7.26	N/A	NO	NO	NO
C20	11.74	0.479 ± 0.018	0.319 ± 0.004	6.80	N/A	NO	NO	NO
平均值	12.64	0.570 ± 0.081	0.300 ± 0.021	6.89	—	—	—	—
S18	1.66	0.080 ± 0.01	0.497 ± 0.011	34.76	N/A	NO	NO	NO
S19	1.10	0.077 ± 0.002	0.385 ± 0.021	42.00	N/A	NO	NO	NO
S20	1.24	0.074 ± 0.005	0.398 ± 0.015	38.06	N/A	NO	NO	NO
平均值	1.33	0.077 ± 0.003	0.427 ± 0.061	38.27	—	—	—	—

注：W：冬虫夏草整体；C：冬虫夏草虫体；S：冬虫夏草子座；NO表示未检测出目标成分；N/A表示检测结果低于定量限。

（二）冬虫夏草粉末在人工胃肠液中溶出的As的形态分析

针对当前冬虫夏草存在打粉服用及泡水或熬汤后咀嚼吞服的情况，利用体外人工胃肠模型，模拟人体对冬虫夏草粉末的消化过程，并分析人工胃肠提取液中6种As形态化合物的含量。

在人工胃肠提取液中，仅有As（Ⅲ）和As（Ⅴ）2种As形态化合物被检出，其余4种As形态化合物MMA、DMA、AsB、AsC均未检出（表5.8）。冬虫夏草整体中，As（Ⅲ）平均总溶出率为1.37%，As（Ⅴ）平均总溶出率为0.96%，其在人工胃液和肠液中的总溶出量分别为0.20 $mg \cdot kg^{-1}$和0.02 $mg \cdot kg^{-1}$，总溶出量为两液溶出量之和，即0.22 $mg \cdot kg^{-1}$，约占整体中总As含量的2.33%。冬虫夏草虫体中，As（Ⅲ）平均总溶出率为1.15%，As（Ⅴ）平均总溶出率为0.54%，其在人工胃液和肠液中的总溶出量分别为0.21 $mg \cdot kg^{-1}$和0.02 $mg \cdot kg^{-1}$，总溶出量为两液溶出量之和，即0.22 $mg \cdot kg^{-1}$，约为虫体中总As含量的1.69%。冬虫夏草子座中，As（Ⅲ）平均总溶出率为2.18%，As（Ⅴ）平均总溶出率为5.48%，其在人工胃液和肠液中的总溶出量分别为0.09 mg · kg^{-1}和0.02 mg · kg^{-1}，总溶出量为两液溶出量之和，即0.11 mg · kg^{-1}，约为子座中总As含量的7.66%。总体而言，两种无机砷形态化合物在冬虫夏草人工胃肠提取液中的含量较低，仅为其总量的2.33%左右，其中As（Ⅲ）的含量要略大于As（Ⅴ）的含量。然而，经测定可得，As在胃肠液中的总溶出率约为64.46%，由此可知，冬虫夏草中所含的As约有35.54%留在了提取后的残渣中，而此部分As的形态还不能得到解析。此外，溶于胃肠液中的As部分中还存在着除测定的6种As形态化合物以外的未知As形态，推测为As与其他物质形成的结合物。

表5.8 冬虫夏草人工胃肠提取液中As的形态分析

样品编号	无机砷（mg · kg^{-1}）		As（Ⅲ）总溶出率（%）	As（Ⅴ）总溶出率（%）
	胃溶出量	肠溶出量		
W18	0.22 ± 0.01	0.03 ± 0.00	1.55 ± 0.08	1.19 ± 0.04
W19	0.21 ± 0.01	0.01 ± 0.01	1.28 ± 0.04	0.97 ± 0.05
W20	0.19 ± 0.00	0.02 ± 0.00	1.29 ± 0.03	0.71 ± 0.01
平均值	0.20 ± 0.02	0.02 ± 0.01	1.37 ± 0.15	0.96 ± 0.24
C18	0.30 ± 0.00	0.02 ± 0.00	1.53 ± 0.01	0.69 ± 0.01
C19	0.15 ± 0.05	0.01 ± 0.00	0.78 ± 0.25	0.43 ± 0.10
C20	0.19 ± 0.00	0.02 ± 0.00	1.15 ± 0.09	0.51 ± 0.06
平均值	0.21 ± 0.08	0.02 ± 0.00	1.15 ± 0.38	0.54 ± 0.13
S18	0.09 ± 0.00	0.03 ± 0.02	3.04 ± 1.68	5.81 ± 0.04
S19	0.10 ± 0.00	0.02 ± 0.00	2.44 ± 0.19	6.02 ± 0.16
S20	0.09 ± 0.00	0.01 ± 0.01	1.07 ± 0.25	4.62 ± 1.03
平均值	0.09 ± 0.01	0.02 ± 0.01	2.18 ± 1.00	5.48 ± 0.76

注：W：冬虫夏草整体；C：冬虫夏草虫体；S：冬虫夏草子座。

第六章
中药材重金属ISO国际标准的制定

《中医药—中药材重金属限量ISO国际标准》(ISO 18664：2015 Traditional Chinese Medicine-Determination of heavy metals in herbal medicines used in Traditional Chinese Medicine)为全球首个传统药物的重金属ISO国际标准。该标准由笔者研究团队牵头制定，并于2015年正式颁布实施。在该标准制定前，笔者研究团队发现，世界各国传统药物重金属标准存在巨大差异，缺少一个全球通用的传统药物重金属限量标准。当前，2015版《中国药典》中多个重金属限量值与《药用植物及制剂进出口绿色行业标准》等同，而后者是优质食品标准，《中国药典》是合格标准，二者不该等同。以优质标准作为中药材重金属的合格标准存在重大缺陷及误导，将导致约三分之一的中药材被认为是重金属超标。其次，研究团队通过前期大量的调查和实验发现，大量中药材对重金属有富集作用，部分中药材即使是栽培在符合GAP生产要求的土壤里也被检测到重金属超标。且相关研究显示，土壤重金属含量与药材中活性成分具有一定的相关性，并在此基础上提出了小剂量重金属对刺激中药材活性成分积累的hormesis效应理论。此外，研究团队还意识到，中药作为防治疾病的药物，有其特殊的用法和用量，多以汤剂和散剂为主要使用方式，辅佐以外用药。根据前期实验和统计数据发现，中药材水煎液中重金属Cu、Pb、As、Cd和Hg的平均溶出率分别为12.98%、3.53%、34.21%、4.47%和16.86%，因此通过服用汤剂造成的重金属风险大大降低；而散剂虽然全部进入胃肠，但是用量远小于汤剂。根据现有研究表明，常用中药在散剂中的用量约是汤剂用量的1/10～1/6，重金属Cu、Pb、As、Cd和Hg在模拟胃肠液中的平均溶出率分别为61.18%、37.25%、59.82%、

45.99%和12.38%。又由于药物的治疗特性，治疗结束后即停止用药，即便是用于保健的中药也不会出现长期服用的情况。鉴于上述原因，研究团队希望找到一种适用于评估中药材中重金属风险的方法，以科学评估中药材中重金属对人体的健康风险。

根据美国环境保护署（united states environmental protection agency，USEPA）和WHO提供的重金属安全限量，在综合考虑中药服用周期、频次、服用剂量、服用方式、重金属溶出度的基础上，结合美国环保局提出的用于评估通过食物摄取产生重金属危害的靶标系数法（target hazard quotients，THQ）评估了中药材重金属安全现状，并建立了更加科学和实用的中药材重金属ISO国际标准。

一、重金属伤害模型

（一）重金属伤害模型公式的计算与优化

1. *THQ*评估方法

本书中用于评价中药材重金属安全风险的评价方法为*THQ*靶标危害系数法，该方法是美国环保署（USEPA）提出的一种用于评估人体通过食物摄取重金属风险的方法（USEPA.2000）。*THQ*方法公式如下：

$$THQ=\frac{C\times EF\times ED\times FIR}{WAB\times TA\times FAD\times 1000}$$ 公式1

C为污染物中重金属浓度（$mg\cdot kg^{-1}$）；

EF（exposure frequency）为每年暴露于毒物（此处指含重金属中药材）的天数（接触频率$day\cdot year^{-1}$，每年暴露天数EF设为30天）；

ED（exposure duration）为暴露于毒物（此处指含重金属中药材）的年数（30 year）；

FIR（food ingestion rate）为每日摄取含污染物的食物的量（本书介绍了中药的两种传统剂型，水煎剂和散剂。成人的水煎剂相当于平均每天服用200 g中药，儿童服用100 g；成人散剂平均一天服用30 g，儿童服用20 g）；

WAB（average body weight）为人体平均体重（采用国际通用标准，成人为55.9 kg，儿童为32.7 kg）；

TA（average exposure time for non-carcinogens）为平均接触非致癌毒物（此处指含重金属中药材）的时间，为平均人寿命70年 × 365天。

RFD（oral reference dose）为参考剂量，本书选择两种机构提供的参考剂量：

（1）USEPA提供的参考剂量为Cu=0.04 $\mu g \cdot g^{-1}$/day，Pb=0.0035 $\mu g \cdot g^{-1}$/day，无机砷=0.0003 $\mu g \cdot g^{-1}$/day，Cd=0.001 $\mu g \cdot g^{-1}$/day，Hg=0.0005 $\mu g \cdot g^{-1}$/day；

（2）WHO提供的暂定每周耐受摄入量PTWI值换算后得到（Cu=0.5 $\mu g \cdot g^{-1}$/day，Pb=0.00357 $\mu g \cdot g^{-1}$/day，As=0.0021 $\mu g \cdot g^{-1}$/day，Cd=0.001 $\mu g \cdot g^{-1}$/day，Hg=0.0007 $\mu g \cdot g^{-1}$/day）。

计算结果若$THQ<1$，则认为人体负荷的重金属对人体健康造成的影响不明显。根据公式1进行变形，目的为求得在安全的THQ取值情况下，服用不同剂型的药材，摄入安全的重金属限量值。

$$C=\frac{THQ\times WAB\times TA\times RFD\times 1000}{EF\times ED\times FIR} \qquad \text{公式2}$$

根据WHO的*Quality control methods for medicinal plant materials*（《药用植物的质量控制方法》）规定，植物药中的重金属应作为食物摄取中的一部分，故应考虑其在风险评估中所占的比例。通过服用的药材剂量FIR与每天成人摄入食物质量（WF）的比值来表示服用药材摄入的重金属引起的风险占THQ的比例。因此在公式中做如下改变：

$$C=THQ\times\frac{FIR}{WF}\times\frac{WAB\times TA\times RFD\times 1000}{EF\times ED\times FIR}$$

将该公式简化后既得：

$$C=THQ\times\frac{WAB\times TA\times RFD\times 1000}{WF\times EF\times ED} \qquad \text{公式3}$$

公式3中已有的项目取值同公式1一致，WF为每日摄入食物总量（根据《中国居民膳食指南》给出的人一天摄入各类食物种类与质量，估算体重为成人一天食物摄入量约为1500 g；儿童一天的食物摄入量约为800 g）。

根据公式3计算服用的重金属限量值结果见表6.1。

表6.1　根据公式3计算成人与儿童服用水煎剂和散剂的重金属安全限量值

RFD 取值来源	人群	剂型	重金属	*THQ*	*WAB*	*TA*	*RFD*	常数	*EF*	*ED*	*FIR*	*WF*	C 理论
USEPA	成人	水煎剂	Cu	1	55.9	25550	0.04	1000	30	30	200	1500	42.32
			Pb	1	55.9	25550	0.0035	1000	30	30	200	1500	3.70
			As	1	55.9	25550	0.0003	1000	30	30	200	1500	0.32
			Cd	1	55.9	25550	0.001	1000	30	30	200	1500	1.06
			Hg	1	55.9	25550	0.0005	1000	30	30	200	1500	0.53
		粉末	Cu	1	55.9	25550	0.04	1000	30	30	30	1500	42.32
			Pb	1	55.9	25550	0.0035	1000	30	30	30	1500	3.70
			As	1	55.9	25550	0.0003	1000	30	30	30	1500	0.32
			Cd	1	55.9	25550	0.001	1000	30	30	30	1500	1.06
			Hg	1	55.9	25550	0.0005	1000	30	30	30	1500	0.53
	儿童	水煎剂	Cu	1	32.7	25550	0.04	1000	30	30	100	800	46.42
			Pb	1	32.7	25550	0.0035	1000	30	30	100	800	4.06
			As	1	32.7	25550	0.0003	1000	30	30	100	800	0.35
			Cd	1	32.7	25550	0.001	1000	30	30	100	800	1.16
			Hg	1	32.7	25550	0.0005	1000	30	30	100	800	0.58
		粉末	Cu	1	32.7	25550	0.04	1000	30	30	20	800	46.42
			Pb	1	32.7	25550	0.0035	1000	30	30	20	800	4.06
			As	1	32.7	25550	0.0003	1000	30	30	20	800	0.35
			Cd	1	32.7	25550	0.001	1000	30	30	20	800	1.16
			Hg	1	32.7	25550	0.0005	1000	30	30	20	800	0.58

续表

RFD取值来源	人群	剂型	重金属	*THQ*	*WAB*	*TA*	*RFD*	常数	*EF*	*ED*	*FIR*	*WF*	C理论
WHO	成人	水煎剂	Cu	1	55.9	25550	0.5	1000	30	30	200	1500	528.98
			Pb	1	55.9	25550	0.00357	1000	30	30	200	1500	3.78
			As	1	55.9	25550	0.0021	1000	30	30	200	1500	2.22
			Cd	1	55.9	25550	0.001	1000	30	30	200	1500	1.06
			Hg	1	55.9	25550	0.0007	1000	30	30	200	1500	0.74
		粉末	Cu	1	55.9	25550	0.5	1000	30	30	30	1500	528.98
			Pb	1	55.9	25550	0.00357	1000	30	30	30	1500	3.78
			As	1	55.9	25550	0.0021	1000	30	30	30	1500	2.22
			Cd	1	55.9	25550	0.001	1000	30	30	30	1500	1.06
			Hg	1	55.9	25550	0.0007	1000	30	30	30	1500	0.74
	儿童	水煎剂	Cu	1	32.7	25550	0.5	1000	30	30	100	800	580.20
			Pb	1	32.7	25550	0.00357	1000	30	30	100	800	4.14
			As	1	32.7	25550	0.0021	1000	30	30	100	800	2.44
			Cd	1	32.7	25550	0.001	1000	30	30	100	800	1.16
			Hg	1	32.7	25550	0.0007	1000	30	30	100	800	0.81
		粉末	Cu	1	32.7	25550	0.5	1000	30	30	20	800	580.20
			Pb	1	32.7	25550	0.00357	1000	30	30	20	800	4.14
			As	1	32.7	25550	0.0021	1000	30	30	20	800	2.44
			Cd	1	32.7	25550	0.001	1000	30	30	20	800	1.16
			Hg	1	32.7	25550	0.0007	1000	30	30	20	800	0.81

2.基于每日食物摄入量的*THQ*公式的优化

在公式3中可以看出，在体重*WAB*一定的情况下，中药服用量对于限量浓度*C*无影响，限量浓度*C*只与每年暴露天数*EF*和每天食物摄入总量*WF*相关。*WF*的数值高低决定了服用中药摄入的重金属占摄入重金属总量的比例，从而决定了中药材中最终的重金属浓度值。公式3中只考虑了体重为55.9 kg的成人和32.7 kg的儿童平均食物量。在实际生活中，不同年龄不同性别人群的体重*WAB*值不同，此外不同年龄和不同性别的不同体重人群每天食物摄取总量*WF*也有一定差异。通过估算，一个人每天摄入的食物总量约占其体重的2.5%，即食物摄入量约为体重的0.025，$WF=WAB\times0.025$。

$$C=THQ\times\frac{FIR}{WAB\times0.025}\times\frac{WAB\times TA\times RFD}{EF\times ED\times FIR}$$

根据此条件对*THQ*计算公式进行一定程度的改进，该公式简化后为

$$C=THQ\times\frac{TA\times RFD}{0.025\times EF\times ED} \qquad \text{公式4}$$

在此公式中，消除了不同年龄段不同性别人群由于体重不同，而对食物摄入量造成的影响。由此可以看出药材中重金属的限量值主要与药材在使用时每年的暴露天数*EF*和暴露频率*ED*有关。本公式也体现出了中药在服用中与摄入食物最大的不同点，就是服用频率与服用时间上的差异，由此引起了中药与蔬菜及粮食的重金属限量值的不同。

根据此公式计算所得的结果见表6.2。

3.基于暂定每周耐受摄入量（*PTWI*）的重金属摄入限量

暂定每周耐受摄入量（*PTWI*，provisional tolerable weekly intake）是FAO/WTO组织根据不同重金属对人体伤害，给出的正常人每周摄入重金属的限量。根据*PTWI*的定义以及食物的服用，设计以下公式进行计算

$$C=\frac{PTWI\times WAB}{FIR\times7} \qquad \text{公式5}$$

*C*为受污染物中的重金属浓度（$mg\cdot kg^{-1}$）。

*PTWI*值为暂定每周耐受摄入量［Cu=3.5（$mg\cdot kg^{-1}\cdot bw$），Pb=0.025（$mg\cdot kg^{-1}\cdot bw$），As=0.015（$mg\cdot kg^{-1}\cdot bw$），Cd=0.007（$mg\cdot kg^{-1}\cdot bw$），Hg=0.005（$mg\cdot kg^{-1}\cdot bw$）］。

*WAB*为人体平均体重（成人为55.9 kg，儿童为32.7 kg）。

表6.2 根据公式4计算服用的重金属限量浓度

RFD 取值来源	人群	剂型	重金属	*THQ*	*FIR*	*WAB*	常数	*TA*	*RFD*	*EF*	*ED*	C 理论
USEPA	成人	水煎剂	Cu	1	200	55.9	0.025	25550	0.04	30	30	45.42
			Pb	1	200	55.9	0.025	25550	0.0035	30	30	3.97
			As	1	200	55.9	0.025	25550	0.0003	30	30	0.34
			Cd	1	200	55.9	0.025	25550	0.001	30	30	1.14
			Hg	1	200	55.9	0.025	25550	0.0005	30	30	0.57
		粉末	Cu	1	30	55.9	0.025	25550	0.04	30	30	45.42
			Pb	1	30	55.9	0.025	25550	0.0035	30	30	3.97
			As	1	30	55.9	0.025	25550	0.0003	30	30	0.34
			Cd	1	30	55.9	0.025	25550	0.001	30	30	1.14
			Hg	1	30	55.9	0.025	25550	0.0005	30	30	0.57
	儿童	水煎剂	Cu	1	100	32.7	0.025	25550	0.04	30	30	45.42
			Pb	1	100	32.7	0.025	25550	0.0035	30	30	3.97
			As	1	100	32.7	0.025	25550	0.0003	30	30	0.34
			Cd	1	100	32.7	0.025	25550	0.001	30	30	1.14
			Hg	1	100	32.7	0.025	25550	0.0005	30	30	0.57
		粉末	Cu	1	20	32.7	0.025	25550	0.04	30	30	45.42
			Pb	1	20	32.7	0.025	25550	0.0035	30	30	3.97
			As	1	20	32.7	0.025	25550	0.0003	30	30	0.34
			Cd	1	20	32.7	0.025	25550	0.001	30	30	1.14
			Hg	1	20	32.7	0.025	25550	0.0005	30	30	0.57

续表

RFD取值来源	人群	剂型	重金属	*THQ*	*FIR*	*WAB*	常数	*TA*	*RFD*	*EF*	*ED*	C理论
WHO	成人	水煎剂	Cu	1	200	55.9	0.025	25550	0.5	30	30	567.78
			Pb	1	200	55.9	0.025	25550	0.00357	30	30	4.05
			As	1	200	55.9	0.025	25550	0.0021	30	30	2.38
			Cd	1	200	55.9	0.025	25550	0.001	30	30	1.14
			Hg	1	200	55.9	0.025	25550	0.0007	30	30	0.79
		粉末	Cu	1	30	55.9	0.025	25550	0.5	30	30	567.78
			Pb	1	30	55.9	0.025	25550	0.00357	30	30	4.05
			As	1	30	55.9	0.025	25550	0.0021	30	30	2.38
			Cd	1	30	55.9	0.025	25550	0.001	30	30	1.14
			Hg	1	30	55.9	0.025	25550	0.0007	30	30	0.79
	儿童	水煎剂	Cu	1	100	32.7	0.025	25550	0.5	30	30	567.78
			Pb	1	100	32.7	0.025	25550	0.00357	30	30	4.05
			As	1	100	32.7	0.025	25550	0.0021	30	30	2.38
			Cd	1	100	32.7	0.025	25550	0.001	30	30	1.14
			Hg	1	100	32.7	0.025	25550	0.0007	30	30	0.79
		粉末	Cu	1	20	32.7	0.025	25550	0.5	30	30	567.78
			Pb	1	20	32.7	0.025	25550	0.00357	30	30	4.05
			As	1	20	32.7	0.025	25550	0.0021	30	30	2.38
			Cd	1	20	32.7	0.025	25550	0.001	30	30	1.14
			Hg	1	20	32.7	0.025	25550	0.0007	30	30	0.79

*FIR*为每天摄入污染物的量（本书主要介绍中药的两种传统剂型，水煎剂和散剂。成人的水煎剂相当于平均每天服用200 g药材，儿童服用100 g；成人散剂平均一天服用30 g，儿童服用20 g）；7为一周七天。

WHO的*Quality control methods for medicinal plant materials*（《药用植物的质量控制方法》）中规定，植物药中的重金属应该作为食物摄取中的一部分，应该考虑它在风险评估中所占的比例。根据药材摄入量与摄入的食物总量的关系，对*PTWI*计算公式进行一定程度的改进：

$$C=\frac{PTWI\times\frac{FIR}{WF}\times WAB}{FIR\times 7}$$ 公式6

*WF*为每日摄入食物总量（g）；用*FIR*与*WF*的比值来表示通过服用中药占摄入食物总量的比例。

同公式4中优化的*THQ*公式一致，将上述公式进行一定程度优化

$$C=\frac{PTWI\times\frac{FIR}{WAB\times 0.025}\times WAB}{FIR\times 7}$$

该公式简化后为

$$C=\frac{PTWI}{0.025\times 7}$$ 公式7

根据公式7，计算得出结果见表6.3，表中数据根据第五章实验数据计算得到。

表6.3 根据公式7计算每日服用重金属安全限量浓度

人群	剂型	重金属	*PTWI*	*WAB*	*FIR*	一周时间	常数	*C*理论
成人	水煎剂	Cu	3.5	55.9	200	7	0.025	20.00
		Pb	0.025	55.9	200	7	0.025	0.14
		As	0.015	55.9	200	7	0.025	0.09
		Cd	0.007	55.9	200	7	0.025	0.04
		Hg	0.005	55.9	200	7	0.025	0.03
	粉末	Cu	3.5	55.9	30	7	0.025	20.00
		Pb	0.025	55.9	30	7	0.025	0.14
		As	0.015	55.9	30	7	0.025	0.09
		Cd	0.007	55.9	30	7	0.025	0.04
		Hg	0.005	55.9	30	7	0.025	0.03

续表

人群	剂型	重金属	*PTWI*	*WAB*	*FIR*	一周时间	常数	*C* 理论
儿童	水煎剂	Cu	3.5	32.7	100	7	0.025	20.00
		Pb	0.025	32.7	100	7	0.025	0.14
		As	0.015	32.7	100	7	0.025	0.09
		Cd	0.007	32.7	100	7	0.025	0.04
		Hg	0.005	32.7	100	7	0.025	0.03
	粉末	Cu	3.5	32.7	20	7	0.025	20.00
		Pb	0.025	32.7	20	7	0.025	0.14
		As	0.015	32.7	20	7	0.025	0.09
		Cd	0.007	32.7	20	7	0.025	0.04
		Hg	0.005	32.7	20	7	0.025	0.03

（二）基于伤害模型的中药材重金属限量值的研究

1. 冬虫夏草中重金属的风险评估及限量标准值的研究

冬虫夏草系麦角菌科真菌冬虫夏草菌*Cordyceps sinensis*（BerK.）Sacc 寄生在蝙蝠蛾科昆虫幼虫上的子座和幼虫尸体的干燥复合体，具有调节机体免疫力、抗肿瘤以及保护神经系统等功效。近年来，冬虫夏草在受到人们追捧的同时，其重金属超标的问题也备受人们的质疑，严重影响了冬虫夏草产业的发展。而目前，关于冬虫夏草中重金属对人体危害性分析的科学数据严重缺乏，故迫切需要开展冬虫夏草重金属安全性研究，正面应对冬虫夏草“重金属超标”问题。

首先，通过收集不同产地的冬虫夏草样品并对样品中5种重金属元素进行含量测定，了解冬虫夏草重金属含量现状。其次，分析各项重金属在冬虫夏草虫体以及子座中的分布情况。第三，结合冬虫夏草当前的服用情况，利用体外人工胃肠模型，模拟人体对冬虫夏草的消化过程，测定各项重金属在人工胃肠液中的溶出率。最后，利用国际权威机构给出的风险评估模型对冬虫夏草中重金属风险进行评估，并通过计算得出As的最大安全限量值。为冬虫夏草重金属的相关研究及限量标准的制定提供参考。

（1）不同产地冬虫夏草中重金属的含量

样品的测定结果见表6.4，Cu的含量为9.60～15.00 $mg \cdot kg^{-1}$，平均为11.30 $mg \cdot kg^{-1}$。

Pb的含量为0.14～6.55 mg · kg^{-1}，平均为1.66 mg · kg^{-1}，在现行药典标准下只有一个批次存在超标问题。As在样品中的含量为2.59～12.56 mg · kg^{-1}，平均为7.23 mg · kg^{-1}，在现行药典标准下的超标率为100%。Cd在样品中的含量为0.011～0.128 mg · kg^{-1}，平均为0.045 mg · kg^{-1}。Hg在样品中的含量为0.011～0.116 mg · kg^{-1}，平均为0.067 mg · kg^{-1}。总体而言，冬虫夏草中Cu、Pb、Cd和Hg在现行药典标准下只存在个别批次重金属超标的情况，但As的超标率达到了100%。

表6.4　冬虫夏草样品中重金属含量（mg · kg^{-1}）

样品编号	Cu	Pb	As	Cd	Hg
1	12.90	0.55	9.70	0.093	0.075
2	13.36	0.88	8.82	0.128	0.082
3	14.11	0.64	9.93	0.115	0.116
4	15.00	0.55	5.3	0.033	0.032
5	9.60	0.18	3.4	0.0034	0.070
6	9.80	0.28	4.8	0.0034	0.011
7	9.80	0.24	6.8	0.0032	0.012
8	9.60	0.38	4.0	0.019	0.460
9	10.35	6.55	11.32	0.056	0.055
10	11.78	4.63	11.84	0.055	0.037
11	12.45	3.66	5.34	0.009	0.022
12	12.15	4.54	12.56	0.011	0.024
13	10.93	1.92	7.13	0.069	0.020
14	9.91	0.52	6.49	0.047	0.020
15	10.28	1.34	4.08	0.018	0.017
16	9.97	0.14	2.59	0.036	0.065
17	10.19	1.27	8.86	0.073	0.016
现行药典标准下超标率（%）	0	5.88	100	0	0

（2）冬虫夏草不同部位重金属的分布特征

由表6.5结果可知，冬虫夏草中Cu在整体、虫体和子座中的含量分别为15.21 mg · kg^{-1}、15.02 mg · kg^{-1}和18.63 mg · kg^{-1}，Cu在子座中的含量高于其在虫体中含量；Pb在整体、虫体和子座中的含量分别为1.44 mg · kg^{-1}、1.39 mg · kg^{-1}和

2.06 mg · kg^{-1}，其在子座中的含量略高于其在虫体中含量；As在整体、虫体和子座中的含量分别为9.70 mg · kg^{-1}、13.47 mg · kg^{-1}和1.49 mg · kg^{-1}，虫体中As的含量显著高于子座，表明冬虫夏草中As主要集中分布在虫体中；Hg在整体、虫体和子座中的含量分别为0.06 mg · kg^{-1}、0.06 mg · kg^{-1}和0.07 mg · kg^{-1}，表明冬虫夏草中Hg的含量相对较低，且在各部位中含量相当；Cd在整体、虫体和子座中的含量分别为0.11 mg · kg^{-1}、0.08 mg · kg^{-1}和0.22 mg · kg^{-1}，其在子座中的含量显著高于其在虫体中含量。总体而言，冬虫夏草中Cu、Pb、Cd、Hg的含量均为子座大于虫体，而As则主要存在于虫体中。但是，由于虫体在整个全体中占比较大，而子座占比较小，所以虫体是冬虫夏草重金属的主要累积部位。

表6.5　冬虫夏草不同部位中重金属含量（$n = 3$，mg · kg^{-1}）

样品部位	Cu	Pb	As	Hg	Cd
W	15.21 ± 1.10	1.44 ± 0.46	9.70 ± 0.62	0.06 ± 0.02	0.11 ± 0.02
C	15.02 ± 0.95	1.39 ± 0.46	13.47 ± 0.84	0.06 ± 0.01	0.08 ± 0.01
S	18.63 ± 0.57	2.06 ± 0.44	1.49 ± 0.17	0.07 ± 0.01	0.22 ± 0.06

注：W：冬虫夏草整体；C：冬虫夏草虫体；S：冬虫夏草子座。

（3）冬虫夏草中重金属在人工胃肠液中的溶出率考察

体外胃肠消化试验结果（表6.6）表明，冬虫夏草中Cu、Pb、As、Cd、Hg在人工胃肠液中均仅为部分溶出。其中，Cu的总体溶出率为41.29%，在胃液和肠液中的溶出率分别为41.00%和0.29%，其在胃液中的溶出率显著大于肠液中溶出率，表明Cu主要在胃液中溶出，在肠液中的溶出量极少；虫体和子座中Cu的溶出规律亦与整体相同。Pb的总体溶出率为40.11%，在胃液和肠液中的溶出率分别为11.25%和28.87%，表明其在胃肠液中均有溶出，但胃液溶出量小于在肠液中的溶出量；虫体和子座中Pb的溶出规律与整体相符。As的总体溶出率为64.46%，在胃液和肠液中的溶出率分别为49.24%和15.21%，其胃液中溶出率显著高于在肠液溶中出率。Hg的总体溶出率为18.91%，在胃液和肠液中的溶出率分别为10.09%和8.88%，表明其在两液中的溶出情况较为相近。Cd的总体溶出率为81.14%，在胃液和肠液中的溶出率分别为76.92%和9.53%，表明冬虫夏草中Cd主要溶解于胃液中。总体而言，冬虫夏草中重金属Cu、As和Cd在胃液中的溶出度显著高于其在肠液中溶出度，而Pb在肠液中的溶出度略高于其在胃液中的溶出度，Hg在两种液体中的溶出度相当。

表6.6　冬虫夏草不同部位中重金属在人工胃肠液中的溶出特征（$n = 3$）

样品部位	项目（%）	Cu	Pb	As	Hg	Cd
W	胃肠总溶出率	41.29 ± 1.86	40.11 ± 18.18	64.46 ± 6.68	18.91 ± 14.63	81.14 ± 10.66
	胃溶出率	41.00 ± 2.00	11.25 ± 13.10	49.24 ± 3.95	10.09 ± 5.03	76.92 ± 28.31
	肠溶出率	0.29 ± 0.30	28.87 ± 12.63	15.21 ± 3.02	8.88 ± 9.58	9.53 ± 11.31
C	胃肠总溶出率	48.26 ± 3.69	42.92 ± 5.14	66.15 ± 2.19	12.86 ± 3.57	87.07 ± 4.39
	胃溶出率	44.19 ± 1.67	18.24 ± 11.00	52.54 ± 2.10	7.22 ± 1.88	83.94 ± 4.45
	肠溶出率	4.07 ± 4.06	24.68 ± 8.53	13.61 ± 1.63	5.70 ± 5.40	3.13 ± 0.23
S	胃肠总溶出率	38.30 ± 3.80	30.53 ± 10.80	30.18 ± 9.62	7.46 ± 0.10	82.30 ± 0.49
	胃溶出率	35.77 ± 0.90	13.68 ± 6.37	18.70 ± 5.70	3.05 ± 1.95	79.03 ± 0.28
	肠溶出率	2.53 ± 3.30	16.85 ± 4.49	11.45 ± 4.51	4.56 ± 2.19	3.28 ± 0.24

注：W：冬虫夏草整体；C：冬虫夏草虫体；S：冬虫夏草子座。

（4）冬虫夏草中重金属的安全风险评估及As安全限量值的计算

冬虫夏草药性温和，阴阳同补，临床上用于保健作用时，服用需达到一定的量，并持续一段时间，一般推荐每天用量1～3 g，一年持续服用3个月为宜；用于治疗目的时，《中国药典》中冬虫夏草的推荐剂量为3～9 g。在评估冬虫夏草重金属风险时，*EF*设定为90天；*ED*设定为30年；*FIR*设定为药典推荐的最大剂量9 g。公式中冬虫夏草重金属的质量分数取值为此前17批次冬虫夏草中重金属各项含量测定的平均值。根据冬虫夏草中重金属各项含量测定结果以及靶标危害系数法的计算公式（公式1），得到重金属各项风险评估系数（*THQ*）值。

由表6.7可知，利用国际权威机构给出的靶标危害系数法计算得到的冬虫夏草中重金属Cu、Pb、As、Cd、Hg的*THQ*值分别为0.0065、0.0070、0.5501、0.0019和0.0020，结果均小于1，表明冬虫夏草在每日服用9 g，每年服用90 天，连续服用30年的条件下，其重金属对人体没有明显危害。

表6.7　冬虫夏草中重金属*THQ*值的计算结果

	Cu	Pb	As	Cd	Hg
THQ	0.0065	0.0070	0.5501	0.0019	0.0020

由研究结果可知，在我国现行标准下，冬虫夏草中As的超标问题较为突出，但风险评估结果表明，虽然冬虫夏草中As的含量较高，但其对人体健康并不会造成明显危害，但探明冬虫夏草中As的最大安全限量值是我们急于解决的问题。研究评估了冬虫夏草中As的风险并保证其用药安全的前提下，对As的安全限量值进行了计算。根据WHO的*Quality control methods for medicinal plant material*中规定药材中重金属应该为人体每日食物摄取中的一部分，因此在计算重金属风险时应该考虑每日由食物摄入带来的重金属部分。*WF*为每日摄入食物的总量，根据《中国居民膳食指南》给出的人一天摄入各类食物种类与质量，估算为成人一天食物摄入量约为1500 g；儿童一天的食物摄入量约为800 g。

考虑重金属风险由两部分组成，一部分来自每日摄取食物，另一部分来自每日服用药材，即：

$$THQ_{总} = THQ_{食物} + THQ_{药材} \qquad 公式8$$

$$即 THQ_{总} = \frac{C_{食物} \times EF \times ED \times FIR}{WAB \times TA \times RFD \times 1000} + \frac{C_{药材} \times EF \times ED \times FIR}{WAB \times TA \times RFD \times 1000}$$

根据公式1，计算得出当$THQ_{食物}$=1时，人一生所摄取食物中As的最大限量值$C_{食物}$为0.0112 mg · kg^{-1}。当$THQ_{总}$=1时，计算得出药材（此处指冬虫夏草）中As的最大安全限量值*MRL*（即公式8中$C_{药材}$）为16 mg · kg^{-1}。即当冬虫夏草中As的含量在16 mg · kg^{-1}以下时，按每日服用9 g，每年服用90 天，连续服用30 年的用法用量，冬虫夏草中重金属As对人体没有明显危害。

冬虫夏草作为一个动物与菌类作用产生的复合体，形成过程较为特殊。在染菌僵化以前，蝙蝠蛾科昆虫幼虫需在地下生长数年。因此猜测，冬虫夏草中高含量的As来源主要与其在幼虫时期的活动与摄食有关。而当前冬虫夏草主要来源于野生环境，且其生长环境少有人为干预，即冬虫夏草重金属问题由自然产生，且短期内无法改变。而此前将适用于植物类药材的As的限量标准作为冬虫夏草中As的限量标准显然不够合理。因此建议针对冬虫夏草的As超标问题，单独设立As的限量标准，推荐的标准限量值为16 mg · kg^{-1}。可见，中药材重金属的统一标准并不适用于所有类别的药材，针对由动物和菌类结合形成的复合体冬虫夏草的重金属问题，还需进行更多、更深入的研究，制定符合冬虫夏草实际情况的重金属限量标准。

2. 黄连中重金属的风险评估及限量标准值的研究

黄连作为常用大宗药材，不仅在临床上高频使用，还远销东南亚及欧美等国家；含黄连药材的大宗中成药品种，如黄连上清丸、黄连清胃丸等在市场上亦有很高的占有率。然而，随着国际国内对中药材重金属问题的重视，黄连普遍存在着Cd含量较高的情况，这一问题甚至成为制约黄连出口的主要障碍，严重影响了黄连产业的发展。那么黄连中Cd含量对人体的危害有多大，其限量又该如何设定是我们亟须解决的问题。

针对此前报道的黄连重金属Cd污染问题，以目前市售主流品种黄连为研究对象，对不同产地黄连中重金属的含量进行测定，以了解黄连重金属整体含量情况。结合黄连煎煮及原粉入药的两种传统入药方式，考察在煎煮条件下黄连中重金属的溶出率以及在体外模拟消化过程，测定在人工胃肠液中黄连重金属的溶出率，最后采用国际权威机构给出的重金属风险评估模型－靶标危害系数法（target hazard quotients，THQ）对黄连中重金属进行风险评估，并针对黄连Cd问题计算得出黄连Cd的最大安全限量值，以期为黄连重金属限量标准的制定提供参考。

（1）不同产地黄连药材中重金属的含量测定结果

17批不同产地的黄连药材中重金属含量测定结果见表6.8。由表可知，5种重金属平均含量由高到低依次为Cu、Pb、Cd、As和Hg，其中Cu含量为15.42～31.19 $mg \cdot kg^{-1}$，平均为22.30 $mg \cdot kg^{-1}$，在现行药典标准下的超标率为58.82%；As含量为0.09～0.32 $mg \cdot kg^{-1}$，平均为0.15 $mg \cdot kg^{-1}$；Cd含量为0.230～1.249 $mg \cdot kg^{-1}$，平均为0.55 $mg \cdot kg^{-1}$，在现行药典标准下的超标率为88.24%；Hg含量为0.0030～0.0125 $mg \cdot kg^{-1}$，平均为0.01 $mg \cdot kg^{-1}$；Pb含量为0.86～10.80 $mg \cdot kg^{-1}$，平均为3.64 $mg \cdot kg^{-1}$，在现行药典标准下的超标率为17.65%。四川峨眉产黄连重金属Cu、Pb、As、Cd的含量高于湖北利川和重庆石柱，Hg的含量在三个产地无显著差异。湖北利川和重庆石柱产黄连中重金属含量情况较为接近。值得注意的是，根据现行标准，黄连重金属Cd的超标情况非常突出。

表6.8　不同产地黄连中重金属含量（$mg \cdot kg^{-1}$）

样品编号	Cu	As	Cd	Hg	Pb
LC-1	18.60	0.13	0.563	0.0072	2.43
LC-2	21.79	0.10	0.453	0.0068	1.09
LC-3	25.35	0.10	0.474	0.0067	1.23
LC-4	24.39	0.09	0.320	0.0057	0.86

续表

样品编号	Cu	As	Cd	Hg	Pb
LC-5	20.00	0.28	0.406	0.0095	1.54
LC-6	21.81	0.09	0.230	0.0038	1.13
SZ-1	17.59	0.14	0.464	0.0040	8.84
SZ-2	15.42	0.10	0.523	0.0041	2.80
SZ-3	16.43	0.14	0.502	0.0030	3.43
SZ-4	20.00	0.13	0.541	0.0061	3.53
SZ-5	19.08	0.13	0.524	0.0075	3.33
SZ-6	20.49	0.10	0.259	0.0057	2.17
EM-1	30.59	0.14	0.626	0.0081	2.46
EM-2	30.07	0.12	0.565	0.0058	2.73
EM-3	31.19	0.14	0.602	0.0066	3.37
EM-4	22.09	0.29	1.070	0.0125	10.80
EM-5	24.14	0.32	1.249	0.0125	10.21
中国药典标准下超标率（%）	58.82	0.00	88.24	0.00	17.65

注：LC：湖北利川；SZ：重庆石柱；EM：四川峨眉。

（2）黄连中重金属在水煎液及人工胃肠液中的溶出率考察

研究根据传统的黄连煎煮入药和在丸剂等剂型中以原粉入药的用药方式，以黄连中药饮片为研究对象，分别考察了煎煮条件下黄连常规切片中重金属溶出情况以及在人工胃肠模型条件下黄连粉末中重金属在消化过程中的溶出情况。

黄连水煎液中Cu、Pb、As、Cd、Hg均小部分溶出，其中Cu的溶出量为1.31 $mg \cdot kg^{-1}$，溶出率为2.29%～5.02%，平均值为3.63%；Pb的溶出量为0.09 $mg \cdot kg^{-1}$，溶出率为1.11%～3.14%，平均值为1.69%；As的溶出量为0.05 $mg \cdot kg^{-1}$，溶出率为16.99%～61.23%，平均值为37.17%；Cd的溶出量为0.10 $mg \cdot kg^{-1}$，溶出率为17.78%～22.58%，平均值为20.86%；Hg在黄连水煎液中未检出（表6.9）。

黄连粉末人工胃肠提取液中，Cu、Pb、As、Cd在胃溶液中的溶出率显著大于其在人工肠液中的溶出率，其中As在人工肠液中未检出。总体而言，在人工胃肠液系统中，Cu的溶出量为20.76 $mg \cdot kg^{-1}$，溶出率为52.53%～66.59%，平均值为59.15%；Pb的溶出量为1.56 mg · kg^{-1}，溶出率为27.60%～34.38%，平均值为29.98%；As的溶出量为0.08 mg · kg^{-1}，溶出率为50.22%～88.34%，平均值为67.55%；Cd在此系统中全部溶出，溶出率平均值为104.59%，而Hg未检出。

两种给药方式下，黄连中重金属在水煎液中的溶出率显著低于其在人工胃肠液中的溶出率，即煎煮的给药方式较原粉入药带来的重金属风险更小。由于黄连性苦寒，味极苦，因此采用煎煮入药的方式更为普遍。不同重金属在同一给药方式下的溶出率存在差异，可能与重金属在黄连中存在的形态有关。

表6.9　黄连水煎液及人工胃肠提取液中重金属的含量（mg · kg^{-1}）

	Cu	Pb	As	Cd	Hg
药材含量	35.37	5.15	0.12	0.46	0.01
水煎液中溶出量	1.31	0.09	0.05	0.10	0
人工胃肠液中总溶出量	20.76	1.56	0.08	0.48	0
人工胃液溶出量	19.08	1.43	0.08	0.47	0
人工肠液溶出量	1.69	0.13	0	0.01	0

（3）黄连中重金属的风险评估及Cd的安全限量值计算

黄连重金属的风险评估方法与冬虫夏草重金属的风险评估方法相同，但由于不同中药服用的剂量与时间不同，故各参数设定值有所不同。用于黄连的评估时，EF（exposure frequency）为每年暴露于毒物（此处指黄连中重金属）的天数，设定为90天；ED（exposure duration）为暴露于毒物（此处指含重金属的黄连）的年数，设为30年；FIR（food ingestion rate）为每日摄取含重金属的药材（此处指黄连）量，为当前临床上黄连的普遍用量10 g；WAB（average body weight）为人体平均体重（采用国际通用标准，成人为55.9 kg）；TA（average exposure time for non-carcinogens）为平均接触非致癌毒物（此处指含重金属中药材）的时间，为平均寿命70年×365天。RFD（oral reference dose）为参考剂量，USEPA提供的参考剂量（每日）：Cu=0.04μg · g^{-1}/day，Pb=0.0035μg · g^{-1}/day，As=0.0003μg · g^{-1}/day，Cd=0.001 μg · g^{-1}/day，Hg=0.0005 μg · g^{-1}/day。

由表6.10可知，黄连中各项重金属的风险评估*THQ*值均远小于1，表明本研究所使用的健康风险评估模型评估得出黄连药材中重金属对暴露人群造成的健康影响不明显。

表6.10 黄连重金属风险评估结果

	Cu	Pb	As	Cd	Hg
THQ	0.0064	0.0092	0.0026	0.0028	0.0002

黄连中Cd限量值的计算方法同冬虫夏草，其重金属风险依旧考虑来自食物和药材两部分。根据公式8，计算得出当*THQ*=1时，人一生所摄取食物中Cd的最大限量值$C_{食物}$为0.0373 mg · kg^{-1}。当$THQ_{总}$=1时，计算得出药材（此处指黄连）中Cd的最大安全限量值*MRL*（即公式9中$C_{药材}$）为47.3 mg · kg^{-1}。

由表6.9可知，在水煎液中Cd的溶出率为20.86%，而在人工胃肠液中Cd则全部溶出。因此，本研究将黄连Cd的溶出率均设为100%，最后取整后得到黄连Cd的最大安全限量值为47 mg · kg^{-1}。即当黄连中Cd的含量在47 mg · kg^{-1}以下时，按每日服用10 g，每年服用90 天，连续服用30 年的用法用量，黄连中重金属Cd对人体没有明显危害。

孙连喜和方清茂等研究发现，黄连作为一种多年生药材，对Cd不存在明显的富集作用，黄连中Cd含量与土壤中Cd含量之间不存在线性相关关系，但黄连中Cd的来源主要与土壤背景有关。土壤作为植物生存的重要生态因子，其所含化学成分及元素含量等理化性质在短期内较难改变，因此黄连中重金属残留问题是自然作用的结果。本书通过计算得出了黄连中Cd的最大安全限量值为47 mg · kg^{-1}，即在此限量下，Cd对人体不存在明显危害。

调查发现，此前报道的黄连Cd含量普遍较高是以绿色行业标准中Cd的限量标准0.3 mg · kg^{-1}作为评价标准后得到的结果。黄玲等研究发现，中药材重金属的安全性评价不仅与重金属含量的高低有关，还与其溶出特性以及基质环境有关。由上述实验结果可知，在不同给药方式下，黄连中重金属的溶出情况不同。因此建议在评估中药材重金属风险时，要考虑药材的用法用量问题，避免造成高估重金属含量。

二、基于重金属溶出特征的中药材重金属限量标准的制定

（一）药材中重金属限量值的计算

以上对*THQ*和*PTWI*值公式的运算过程所得结果，均为重金属安全限量浓度的

理论值，由于中药在服用过程中剂型不同，人体对于重金属吸收情况也不同，导致中药中的重金属并不是全部溶出被人体所吸收。因此药材中的重金属安全限量浓度应是用理论重金属限量浓度除以药材在使用中的重金属溶出率。综合考虑中药材在使用时的经典用法为水煎液和散剂，通过实验分别考察了不同药材在水煎液及药材粉末在胃肠液中的重金属溶出率，并结合文献相关数据，统计了中药材在水煎液及粉末在胃肠液中的重金属溶出率，由表6.2计算所得的重金属服用限量浓度计算药材中的重金属限量浓度。计算公式如下：

$$C_{药材}=\frac{C_{理论}}{Rate} \qquad 公式9$$

$C_{药材}$为所求的重金属限量浓度（mg · kg^{-1}）；

$C_{理论}$为公式4计算所得的人体服用中药中重金属限量浓度（mg · kg^{-1}）；

Rate 为中药中重金属在水煎液中的溶出率或中药粉末中重金属在胃肠液中的溶出率。

根据第五章中前期试验和文献总结统计得出水煎剂和粉末在胃肠液中的重金属溶出率，结果如下：

表6.11　试验和文献总结的中药不同剂型重金属溶出率

剂型	重金属	溶出率（%）
水煎剂	Cu	0.35
	Pb	0.40
	As	0.80
	Cd	0.55
	Hg	0.70
粉末	Cu	0.80
	Pb	0.70
	As	0.75
	Cd	0.80
	Hg	0.60

根据表6.11总结的不同中药剂型的重金属溶出率，四舍五入取小数点后1位带入上述公式进行计算，结果见表6.12。

表6.12　公式9计算所得结果（单位：mg · kg^{-1}）

算法来源	RFD来源	剂型	重金属	$C_{理论}$	*Rate*	$C_{药材}$
THQ	USEPA	水煎剂	Cu	45.42	0.35	129.77
			Pb	3.97	0.40	9.93
			As	0.34	0.80	0.43
			Cd	1.14	0.55	2.07
			Hg	0.57	0.70	0.81
		粉末	Cu	45.42	0.80	56.78
			Pb	3.97	0.70	5.67
			As	0.34	0.75	0.45
			Cd	1.14	0.80	1.43
			Hg	0.57	0.60	0.95
	WHO	水煎剂	Cu	567.78	0.35	1622.23
			Pb	4.05	0.40	10.13
			As	2.38	0.80	2.98
			Cd	1.14	0.55	2.07
			Hg	0.79	0.70	1.13
		粉末	Cu	567.78	0.80	709.73
			Pb	4.05	0.70	5.79
			As	2.38	0.75	3.17
			Cd	1.14	0.80	1.43
			Hg	0.79	0.60	1.32
PTWI		水煎液	Cu	20	0.35	57.14
			Pb	0.14	0.40	0.35
			As	0.09	0.80	0.11
			Cd	0.04	0.55	0.07
			Hg	0.03	0.70	0.04
		粉末	Cu	20	0.80	25.00
			Pb	0.14	0.70	0.20
			As	0.09	0.75	0.12
			Cd	0.04	0.80	0.05
			Hg	0.03	0.60	0.05

（二）中药材重金属限量浓度的制定

从公式7和表6.3结果中可以看出，重金属限量值只与每天人体摄入的食物总量占体重的百分比有关，其值大小与中药服用的时间和频率无关，无法体现出中药和食物的服用差别。此结果无法科学地展示出中药在使用过程中的特殊性，根据此公式计算所得的重金属限量标准不符合中药的实际使用情况，其值为食物中重金属浓度理论值更合理。因此中药材重金属限量浓度值主要来源于使用*THQ*算法所得的结果。

在*THQ*计算过程中，重金属的参考剂量来源于USEPA和WHO提供的两种参比数据。USEPA给出的RFD定义为Reference Dose：An estimate（with uncertainty spanning perhaps an order of magnitude）of a daily oral exposure to the human population（including sensitive subgroups）that is likely to be without an appreciable risk of deleterious effects during a lifetime（参考剂量：为空气、水、土壤、食品等环境介质中化学物质的日平均接触剂量的估计值。包括敏感亚群在内的人群在终生接触该剂量水平化学物质的条件下，预期一生中发生非致癌或非致突变有害效应的危险度可低至不能检出的程度）。WHO给出的PTWI值为暂定每周耐受摄入量，换算成与USEPA给出的参比剂量相同单位后，对比两组数据可以发现，其Pb，Cd和Hg数值差别不大，而WHO给出的Cu和As数据约为USEPA给出的参考剂量的10倍。具体分析可知，WHO给出的As是总As的参考剂量，USEPA给出的是As的参考剂量。柳晓娟等报道，As在生物体内的毒性大小与As存在的化学形态密切相关，国际癌症研究所已确认As为致癌物质。目前国际上对As的毒性研究越来越多地集中在As的形态上。由于植物中不同形态As所占比例差异较大，不容易获得植物中As的具体数值，在计算药材中As的限量浓度时应该考虑为总As的限量浓度，因此As在药材中的限量浓度应该来源于使用*THQ*算法和WHO给出的RFD综合计算所得的最小值。

在考察中药不同剂型的重金属溶出率后，表6.12为计算所得的药材中重金属限量浓度。综合考虑了计算公式的合理性，取*THQ*算法来源得出的数据来分析药材中重金属限量理论浓度，从水煎剂和粉末中取Cu，Pb，As，Cd和Hg最小值为安全限量浓度，所得的安全理论浓度见表6.13。

表6.13　综合整理后的药材安全重金属限量浓度（$mg \cdot kg^{-1}$）

	Cu	Pb	As	Cd	Hg
整理后	56.78	5.67	2.98	1.43	0.81
求整后	57	6	3	1.5	1

（三）基于用药方式的重金属限量值下中药材重金属安全评估

根据表6.13求得的药材重金属限量浓度及已有的药材重金属含量数据，统计的中药材重金属超标情况见表6.14。可见药材的超标数量很少，Cu的超标率为2.58%，Pb的超标率为9.57%，As的超标率为6.57%，Cd超标率为4.49%，Hg的超标率为1.85%，其中Pb的超标率相对最高，Cu、Pb、As、Cd和Hg的超标率均小于10%，超标情况并不严重。

表6.14　中药材重金属超标情况统计

	Cu	Pb	As	Cd	Hg
样本数	813	857	913	801	648
超标数	21	82	60	36	12
超标率	2.583%	9.568%	6.572%	4.494%	1.852%

国际上进口中药材和中成药的国家对中药材、中成药中重金属含量提出了严格要求，中药材的重金属标准在各国和组织之间存在较大差异。如新加坡的限量值相对较高，中国对重金属的限量标准相对严格，而一些国家和组织对某些重金属没有限量要求。

通过USEPA给出的*THQ*计算公式，参考了WHO给出的*PTWI*值，结合药材在服用过程中与粮食蔬菜的差异，计算出药材中的重金属限量理论浓度值，分别是Cu=57 $mg \cdot kg^{-1}$，Pb=6 $mg \cdot kg^{-1}$，As=3 $mg \cdot kg^{-1}$，Cd=1.5 $mg \cdot kg^{-1}$，Hg=1 $mg \cdot kg^{-1}$，各种重金属的限量值均较《中国药典》中的标准有所升高。Cu的限量浓度虽然有所升高，但是仍远低于澳门和新加坡设立的Cu限量浓度值；As的浓度略有升高，升高后仍低于中国澳门与新加坡的草药限量标准；很多国家与地区对Cd和Hg没有限量标准，对比有Cd和Hg限量标准的国家和地区设立的最高浓度均为0.5 $mg \cdot kg^{-1}$，本书计算所得Cd和Hg的限量浓度值有大幅提升，该结果也是在考虑了多方因素后所得，具有科学依据。

根据计算所得的药材重金属限量值，采集文献中已有的不同产地不同药材的重金属含量数据后，统计药材重金属超标情况。在817份Cu含量的样本中，只有21个样本的Cu浓度超过57 $mg \cdot kg^{-1}$，超标率为2.58%；857份Pb含量的样本中，有82个样本的Pb浓度大于6 $mg \cdot kg^{-1}$，超标率为9.57%；913份As含量的样本中，有60个样本的As浓度大于3 $mg \cdot kg^{-1}$，超标率为6.57%；801份含Cd样本中有36份浓度大于1.5 $mg \cdot kg^{-1}$，超标率为4.49%；648份含Hg样品中有12份浓度大于1 $mg \cdot kg^{-1}$，超标率为1.852%。由此可见中药材Cu、Pb、As、Cd和Hg的超标率均小于10%，其中Pb的超标率略高于其他重金属，但总体看来，药材超标情况并不严重。

本书所得出的药材重金属限量标准值在计算过程中考虑到药材在使用过程中的特殊性，并结合世界上较为认可的两大重金属风险评估系统公式与数据，并在对比不同国家、地区的草药重金属限量标准值后计算得出结果。本书的主要目的是为了得到药材重金属限量的一个合格标准，而不是优质标准。此外，本书计算所得的浓度还需要进一步的药理学实验验证，以保证最后结果的准确与安全。

三、中药材重金属限量 ISO 国际标准的制定

（一）中药材重金属限量ISO国际标准的研究背景

众所周知，“剂量决定毒物”。重金属在自然界的土壤、水体和大气中广泛存在，其对人体能否产生危害还要考虑其剂量大小及致病条件。分析不同国家和地区中草药重金属限量标准，各国对药用植物重金属限量值的设定差别极大，如不同国家药用植物重金属限量最大值与最小值的比值，Cd为25，Hg为30（该数据为ISO国际标准颁布前的统计结果）。此外，部分国家对一些重金属并没有设置限量，如大多数国家没有规定Cu的限量值，一些国家对As、Cd、Hg没有设置限量。重金属限量差别如此之大，表明其科学性和合理性有待研究。

由于标准不统一，致使传统植物药，尤其是中药作为全球应用最广的传统药物，在国际贸易中的争端屡见不鲜。近年来，中药材重金属超标事件成为国际医药

市场的热门话题，由此导致中药材安全性受到极大质疑，也对中药产业造成极大的经济损失。随着中医药国际化进程的推进，中医药标准成为新形势下国际竞争的焦点。

长期以来，《中国药典》都是通过比色法控制药材的重金属总含量。自2005版《中国药典》开始，收载了川芎、黄芪、甘草、丹参、金银花及西洋参6种中药材的重金属限量，其标准依据是《药用植物及制剂进出口绿色行业标准》。笔者研究团队前期以《药用植物及制剂进出口绿色行业标准》为依据，分析中药材重金属污染情况，发现中药材中Cu、Pb、As、Cd、Hg超标率分别为21.0%、12.0%、9.7%、28.5%、6.9%；单样本同一批次药材中存在2种、3种、4种重金属同时超标的现象，平均超标率分别为4.6%、1.5%、0.7%。最令人惊讶的是依此限量，即使是在符合GAP生产要求的土壤中栽培的中药材也有可能被检测到重金属超标，可见中药材重金属限量的科学性和合理性有待系统研究。

（二）ISO国际标准的研制过程

1. 全球范围内的传统药物重金属标准及相应超标现状

收集比较世界各国的传统药物标准可见，国际上对传统药物及中药材重金属含量提出了差异极大的限量要求（表6.15）。其中新加坡的限量值相对较高，而德国、法国则相对较低。我国绿色行业标准与2015版《中国药典》中5种重金属限量标准一致，限量值也处于几个国家之间，且相对较为严格。传统药物重金属标准有待研究，亟待统一（此处数据为ISO国际标准颁布前统计结果）。

表6.15　各国家/地区传统药物重金属限量标准表（$mg \cdot kg^{-1}$）

国家/地区	适用范围	Cu	Pb	As	Cd	Hg
WHO	草药	—	10	—	0.3	—
EU	草药	—	5	—	1	0.1
2015版《中国药典》	中药材	20	5	2	0.3	0.2
绿色行业标准	草药	20	5	2	0.3	0.2
澳大利亚	草药	—	5	—	1	
中国香港	中草药	—	5	2	1	0.2
中国澳门	生药及中草药外用制剂	150	20	5	—	0.5

续表

国家/地区	适用范围	Cu	Pb	As	Cd	Hg
新加坡	中草药	150	20	5	5	0.5
德国	草药	—	5	—	0.2	0.1
印度	草药		10	3	0.3	1
日本	生药	—	20	5	—	—
马来西亚	传统药物制剂	10	10	5	0.3	0.5
韩国	生药	—	5	3	0.3	0.2
泰国	草药	—	10	4	0.3	—
英国	草药	—	5	5	1	0.1
美国	草药	—	5	2	0.3	0.2

分别以“微量元素”“无机元素”为关键词或者题名，同时又分别以“Cu”“Pb”“As”“Cd”“Hg”及“中药”为任意字段在维普数据库中进行搜索，共搜集到2008年以前发表的相关文献177篇。以这177篇文献和《中医药理论量化与微量元素》一书所提供的Cu、Pb、As、Cd、Hg含量数据为基础，分析中药材重金属污染情况。其中共涉及中药材312种，包括不同产地、不同药材共1560项。对5种重金属单项分析、多项分析，不同药材、不同产地及野生或栽培药材进行分析，并以《药用植物及制剂进出口绿色行业标准》为标准，判断各种重金属元素含量超标情况。

结果表明：①由单项及多项重金属分析可知，我国药材中存在着不同程度的重金属污染。Cu、Pb、As、Cd和Hg超标率分别为21.0%、12.0%、9.7%、28.5%和6.9%，其中以Cd超标率最高；2种、3种及4种重金属同时超标现象也存在，平均超标率分别为4.6%、1.5%和0.7%；所分析的单样本药材中一般不存在5种重金属同时超标的现象。②不同药材重金属污染情况分析结果表明，36种常见中药材中5种重金属污染情况同单项重金属总体分析结果基本一致；不同种类药材重金属污染情况不同，桔梗、细辛、黄连等药材重金属含量较高；而枸杞子、两头尖（Cu样本量为0）、西洋参、枳壳5种重金属含量均未超标。不同药材中重金属含量存在较大差别，说明重金属含量除受生长环境影响外，还与药材品种本身具有一定的关系。这就要求在研究中药材重金属含量的同时，还要研究其与药材有效成分含量、药物功效的相关性，探明重金属在治疗疾病中是否也发挥直接或间接的作用，为科学评价重金属在中药材药性形成中的作用提供理论依据。③不同产地的药材中所含重金属的种类及污染程度均存在一定的差别，不同省区药材重金属含量及超标率亦不相同，表明中药材中重金属含量除与药材自身情况有关外，还与各个省区中药材生长地所处土壤元素背景值有关。④栽培与野生药材中5种重金属含量方差分析表明，栽培药材中Cu和Pb的含量均高于野生药材，Cd和Hg的含量在栽培与野生药材中无明显差异。野生药材中As含量高于栽培药材，其平均值分别为4.30 $mg \cdot kg^{-1}$和1.83 $mg \cdot kg^{-1}$。这可能是与不同环境下生长的药材所接触的重金属来源不同有关。

由于不同国家或地区传统植物药重金属限量标准差别极大，因此本书也介绍了采用其他国家标准分析此前统计的177篇文献中312种药材的重金属超标的情况。若按照新加坡的标准，则Cu、Pb、As、Cd、Hg的超标率分别为0.6%、0.9%、3.6%、0.8%和2.0%；若按照德国和法国的标准评价，则Pb、Cd和Hg的超标率分别为12.0%、39.3%和23.2%。标准不同得到的中药材中重金属污染情况也不同。因此有必要继续深入开展中药材重金属的标准制定工作。

2. 土壤中重金属含量对药材活性成分含量的影响

根据国家土壤环境标准控制土壤中Cd的浓度（0 $mg \cdot kg^{-1}$、0.4 $mg \cdot kg^{-1}$、0.8 $mg \cdot kg^{-1}$、1.0 $mg \cdot kg^{-1}$、1.5 $mg \cdot kg^{-1}$）栽培丹参。丹参在河砂中培育3个月后，取株高在4～6 cm的丹参移栽到已经老化好的土壤中。以一盆为一个重复，每盆十株，每个处理重复5次。在丹参移栽进土壤中的第0天、30天、60天、90天、120天测定丹参的叶面积；在相同时间取样后，从茎基处分开测定丹参茎长、根长，地上部分与地下部分的鲜重，然后将丹参地上与地下部分冷冻干燥后用于测定干重、水溶性成分、脂溶性成分和重金属Cd的含量；同时取丹参的新鲜植株用液氮处理后，保存在-81 ℃的环境中，用于其余指标的测定；在120天的时候使用野外超便携式调制叶绿素荧光仪MINI-PAM测定丹参光合作用的各项指标。

结果表明：①第4个月叶绿素及Chl a/b值表明，试验中设置的Cd浓度未对丹参造成明显的伤害；各处理组各项指标之间叶绿素荧光数据均未出现显著差异；表征光合电子传递效率的Φ_{PS}II和植物受胁迫程度的Fv/Fm均在1.5 $mg \cdot kg^{-1}$处理组出现最大值，表明设置的Cd浓度对丹参的光合作用没有造成明显影响，高浓度Cd胁迫反而对丹参的光合作用有轻微的促进作用。②在丹参的生长指标中，一些指标在处理的前期随着Cd处理浓度升高出现先升后降的情况；第4个月时，部分指标随着浓度的升高出现倒U型的变化趋势，即使低浓度的Cd胁迫抑制了丹参的某些生理指标，随着Cd处理浓度的升高，丹参的一些生长指标反而得到一定促进。这表明不同的Cd浓度对于丹参生长的促进与抑制有一定的时间性，处理前期为低浓度Cd处理促进生长，处理后期为高浓度Cd处理促进丹参生长。③空白对照组第四个月的丹参地下部分Cd含量已经很接近2015版《中国药典》中规定的药材Cd浓度标准Cd≤0.3 mg · kg^{-1}；此外，0.4 mg · kg^{-1}处理组的丹参在第三个月和第四个月地下部分的Cd浓度已经远远超过该标准。空白对照组和0.4 mg · kg^{-1}处理组的土壤均代表了药材生长环境中的重金属含量处于筛选值以下，在此条件下种植四个月的丹参地下部分Cd浓度会出现超标的情况。由此分析丹参有富集重金属Cd的性质，根据此性质丹参极易在干净土壤中也出现Cd含量超标的情况。④本书中可以看出丹参地上部分中的水溶性成分积累时间晚于地下部分，随着处理时间的延长，虽然未出现显著性差别，但第四个月1.5 mg · kg^{-1}处理组的丹酚酸B含量高于其他组，1.0 mg · kg^{-1}和1.5 mg · kg^{-1}处理组的迷迭香酸也高于其他组。脂溶性成分含量的变化，表现出随着处理时间的延长，第四个月时1.5 mg · kg^{-1}处理组丹参地下部分的脂溶性成分含量较其他组高，虽然未出现显著差异，但能说明高Cd土壤对丹参积累有效成分有一定的促进作用。

以上研究表明，设置的Cd浓度对丹参的光合作用没有造成明显伤害，高浓度Cd胁迫反而对丹参的光合作用有轻微的促进作用。空白对照组第四个月的丹参地下部分Cd含量已经很接近2015版《中国药典》中规定的药材Cd浓度标准（Cd≤0.3 mg · kg^{-1}）。此外，0.4 mg · kg^{-1}处理组的丹参在第三个月和第四个月地下部分的Cd浓度已经远远超过该标准。丹参地上部分中的水溶性成分积累时间晚于地下部分，随着处理时间的延长，虽然未出现显著性差别，但高浓度的Cd处理对丹参的有效成分积累有一定的促进作用。

同样，在川芎、青蒿、苍术、紫草、花楸、黄芩等药材中开展重金属富集系数调查，或低剂量重金属的胁迫作用观察发现，很多中药材本身具有富集重金属的性质。中药材在千百万年的进化过程中，已对作为土壤背景元素的重金属形成了独特的适应性，即在低剂量重金属刺激下，各种中药材都呈现出产量增加，尤其是次生代谢产物积累增多的现象，即低剂量重金属刺激中药材存在hormesis效应。因此，我们不能简单地将重金属视为中药的毒性元素。

3. 中药材的用药方式对药材中重金属安全风险的影响

选取2015版《中国药典》中有重金属限量标准的6种药材，即西洋参、黄芪、甘草、白芍、丹参和金银花，从煎煮溶出度、胃肠吸收、模型计算及药材重金属吸收特征几个方面考察和探讨中药材重金属对人体的风险，建立中药材重金属标准。具体包括：①考察传统水煎煮后6种药材饮片及丹参粉末的重金属溶出情况；②利用人工胃肠液模拟消化运动，考察6种药材模拟消化液中重金属的溶出情况；③根据中药在使用过程中的特殊性，利用前期所得结果，参考文献资料统计数据，用国际上权威机构给出的重金属风险评估模型和重金属摄入参考剂量，计算出合适的药材重金属限量标准值。结果发现：①参考相关文献后，针对药材的不同药性煎煮饮片两次，使用微波消解仪和电热板消解药材和水煎液，利用ICP-MS检测相关重金属含量后可知，水煎液中的Cu、As和Hg有一定量的溶出，6种药材Cu的平均溶出率范围在1.97%～22.14%之间；As平均溶出率范围在0%～70.02%之间；Hg的平均溶出率在3.36%～31.17%之间；Pb和Cd在水煎液中均未溶出；丹参打成粉末水煎后Pb和Cd开始溶出；结合文献数据修正了药材饮片重金属溶出率，Cu的溶出率为35%，Pb为40%，As为80%，Cd为55%，Hg为70%。②将6种药材打粉后使用人工胃肠液模拟消化，使用电热板消解后，使用ICP-MS检测相关消化液可知，6种药材中Cu的平均溶出率范围为29.41%～82.18%，Pb溶出率范围为11.08%～52.84%，As平均溶出率范围为55.83%～75.19%，Cd平均溶出率范围为12.08%～81.42%，Hg的平均溶出率范围为0～22.76%；结合文献内容修正后，药材粉末在人工胃肠液中Cu的溶出率为80%，Pb为70%，As为75%，Cd为80%，Hg为60%。

上述研究结果表明，中药材在经传统用药方式水煎后或散剂服用经人工胃肠液消化后，其所含的重金属都未100%溶出，以上两种用药方式均可降低药材中重金属安全风险。

4. 国际公认评估模型对中药材重金属风险的评估

由于药材的使用不同于粮食与蔬菜等农作物，其生长年限往往也长于粮食与蔬菜的种植收获时间。大量中药材原植物是多年生植物，其最短的生长年限也长过粮食与蔬菜。因此药材就算是与粮食蔬菜种植在相同重金属浓度背景的土壤中，其吸收与蓄积的重金属也往往高于粮农作物。其次，药材的服用方式不同于粮农作物。粮食与蔬菜作为人体食用的必需品，每天用量较大，食用频率高，而药材只是在治疗疾病或者保健时服用，服用量少，使用频率低。此外，中药材在使用过程中多采用水煎，煎煮后服用水煎液。而散剂虽是全部服下，但是服用量少。综上所述，药材从种植、服用方式等方面考虑均与粮农作物不同，因此直接套用粮农作物的重金属限量标准作为药材的重金属限量标准是不合理并且不科学的。为此我们需要找到一种评估方法，该评估方法既需要体现科学性，被公众所接受，又需要充分考虑中药材用法、用量及自身特性等因素，综合性地对中药材重金属安全风险进行评估。鉴于此，笔者研究团队在USEPA给出的*THQ*风险评估模型（*THQ*靶标危害系数方法是美国环境保护署提出的一种用于评估人体通过食物摄取重金属风险的方法）基础上，针对中药材特殊属性对公式进行优化，得到了适用于中药材重金属风险评估的方法。最后通过公式，并参考WHO给出的每周耐受摄入量（*PTWI*）值，结合药材在服用过程中与粮食蔬菜的差异，计算出了药材中的重金属限量理论浓度值，分别是Cu=57mg · kg^{-1}，Pb=6mg · kg^{-1}，As=3mg · kg^{-1}，Cd=1.5mg · kg^{-1}，Hg=1mg · kg^{-1}。又由于重金属标准限量的制定，不仅要考虑各国国情、居民对传统药物的服用习惯和方式、国家发展水平、对传统药物的监管力度，还要充分考虑各国对重金属毒性判断及对健康水平要求的差异性。唯有充分尊重和理解各国原有标准，所研制的标准才更容易被各国接受。为此，在中药材重金属ISO标准中，把各个国家、地区和权威机构制定的中药材、绿色食品或食品添加剂中的重金属限量值标准，以及依据这些限量标准计算得到的中药材重金属标准的最大值、最小值、平均值以及*THQ*计算获得的推荐值同时作为附录收录。最终中药材重金属限量ISO国际标准值：Pb=10mg · kg^{-1}，As=4 mg · kg^{-1}，Cd=2mg · kg^{-1}，Hg=3mg · kg^{-1}（由于Cu是植物生长所需的必要元素，因此多数国家传统药物标准都没有限制Cu含量，故此在制定ISO国际标准时不再限制Cu含量）。ISO标准中各种重金属的限量值相比于《中国药典》标准值都有所升高。其中，Pb的浓度升高后与WHO设立的限量标准一致；As的浓度略有升高，升高后仍低于澳门地区与新加坡的草药限量标准；一些对Cd和Hg有限量标准的国家和地区设立的最高浓度均为0.5 mg · kg^{-1}，本书计算所得的Cd和Hg的限量值有所升高，但对照很多地区和国家对Cd和Hg没有限量值的情况，本书中Cd和Hg的限量既有科学依据，又可确保中药材用药安全。

该标准由中国中医科学院中药资源中心中药材重金属限量ISO国际标准研究团队于2011年向ISO正式提交了中药材重金属国际标准研制的项目建议，并最终在2015年获得颁布实施。

四、基于中药材重金属限量ISO国际标准的中药材重金属安全现状分析

由中国中医科学院中药资源中心主持制定的《中医药—中药材重金属限量》ISO国际标准为世界首个植物类传统药材的重金属国际标准，适用于中药材国际贸易的检验和仲裁。它不仅给出中药材重金属危害风险评估方法，还为中药材重金属含量的最高限额提供参考，同时适用于作为食品补充剂、功能性食品或天然药物进行国际贸易的非矿物类中药材和饮片。其对中药材中重金属的限量要求为Pb ≤ 10.0 mg · kg^{-1}，Cd ≤ 2.0 mg · kg^{-1}，Hg ≤ 3.0 mg · kg^{-1}，As ≤ 4.0 mg · kg^{-1}。

本书在收集了364篇文献，整理不同产地不同药材共3026项的基础上，以《中医药–中药材重金属限量ISO国际标准》为依据，对中国中药材重金属污染情况进行了分析，期待在国际标准下相对全面地评价中国中药材重金属污染现状，并为此后的相关研究提供参考。

（一）ISO国际标准下中药材中4种重金属的总体超标情况

对文献中记录的中药材Pb、As、Hg、Cd 4种重金属含量的数据分别进行统计分析，得到中药材4种重金属的总体超标率（表6.16）。Pb、As、Hg、Cd的超标率分别为3.46%、4.03%、1.41%和2.91%，与2015版《中国药典》标准统计结果相比，重金属各项超标率大大降低。其中Pb超标率降低最多的为茎木类药材，超标率降低了24.65%。其次是全草类、皮类和动物类，超标率分别降低17.4%、12.39%和11.11%。As超标率最大的依次是动物类，藻、菌、地衣类，花类，超标率分别为39.29%、22.73%、14.71%。相比于现行药典标准，As超标率降低最多的是动物类和藻、菌、地衣类，分别降低了22.62%和9.09%。而叶类和地衣类药材在两项标准下的超标率相同。Hg超标率最大的依次是动物类、花类、茎木类和叶类，超标率分别为44%、20.41%、11.76%和10.53%。

表6.16　4种重金属含量统计表（mg · kg^{-1}）

重金属	药材数	样本数	$\bar{X} \pm S$	最大值	最小值	中位数	超标率（%）
Pb	328	2228	3.94 ± 52.55	2222.00	—	0.93	3.46
As	315	1961	1.23 ± 5.28	82.55	—	0.26	4.03
Hg	275	1700	0.19 ± 1.17	26.90	—	0.03	1.41
Cd	330	2061	0.33 ± 0.95	23.35	—	0.10	2.91

注1：“—”表示含量低于方法检出限；
注2：ISO国际标准中未对Cu进行限量要求。

（二）ISO国际标准下不同药用部位中药材重金属超标情况

不同药用部位中药材在ISO国际标准下重金属的超标情况见表6.17，4种重金属均为动物类药材超标率最高，但花、叶、全草类药材所含重金属超标率亦较高；根和根茎类、茎木类次之，重金属超标率最低的为果实和种子类药材。其原因可能在于动物类药材处于食物链相对顶端的位置，因此更易受重金属富集作用的影响，导致重金属污染率较高。其次，叶作为吸收器官之一，在外暴露时间较长是导致其重金属超标的一个重要原因。谢晓梅和陈文德等研究发现，植物中由于叶片为吸收部位之一，故更易受环境中重金属污染。重金属要到达可食用的种子及果实部位，会受到细胞壁及细胞膜的阻碍，故该部位中重金属污染率较低。

Pb超标率最高的一类药材为动物药，平均值为10.04 mg · kg^{-1}，超标率为33.33%。其中，以陕西、甘肃、山西等地的龙骨Pb超标率最高，含量在10~80 mg · kg^{-1}，其次为牡蛎（18.18 mg · kg^{-1}）、石决明（14.35 mg · kg^{-1}）、龟甲（13.68 mg · kg^{-1}）、乌贼骨（10.47 mg · kg^{-1}），其余动物类药材不存在Pb超标情况。茎木类药材，Pb平均值为6.02 mg · kg^{-1}，超标率为15.38%。陈华国等研究发现，Pb含量最高的药材为产自贵州的两批黑骨藤（31.37 mg · kg^{-1}，27.67 mg · kg^{-1}），其次为贵州的钩藤（24.70 mg · kg^{-1}），未知产地的鬼箭羽（24.03 mg · kg^{-1}），其他茎木类药材Pb含量不超标。此外，其他类药材Pb超标率均小于10%。

As超标率最高的一类药材为动物类药材，平均值为2.08 mg · kg^{-1}，超标率为16.67%。其中未知产地地龙含As最高（17.84 mg · kg^{-1}），以下依次为水蛭两批（8.81 mg · kg^{-1}、5.80 mg · kg^{-1}）、未知产地地龙（4.55 mg · kg^{-1}）及龙骨（4.09 mg · kg^{-1}），其余动物类药材As不超标。藻、菌、地衣类As含量平均值为

表6.17　不同药用部位中药材重金属污染情况统计

中药材分类	Pb			As			Hg			Cd		
	样本数	$X \pm S$ (mg·kg^{-1})	超标率(%)	样本数	$X \pm S$ (mg·kg^{-1})	超标率(%)	样本数	$X \pm S$ (mg·kg^{-1})	超标率(%)	样本数	$X \pm S$ (mg·kg^{-1})	超标率(%)
根及根茎类	1245	2.58 ± 29.86	2.17	1032	0.89 ± 2.59	3.97	988	0.11 ± 0.43	0.71	1168	0.31 ± 0.92	2.23
花类	144	7.92 ± 25.85	6.94	115	4.45 ± 13.15	9.71	98	0.45 ± 1.18	5.10	135	0.68 ± 1.87	8.89
叶类	40	3.80 ± 3.50	7.50	28	1.10 ± 1.43	10.71	19	1.68 ± 6.17	10.53	36	0.29 ± 0.34	0.00
全草类	207	13.66 ± 154.26	3.86	175	1.95 ± 5.26	7.88	134	0.17 ± 0.60	2.24	196	0.44 ± 0.67	5.10
果实及种子类	364	1.38 ± 2.64	1.10	284	0.43 ± 1.72	1.05	270	0.19 ± 1.53	1.11	331	0.09 ± 0.13	0.00
动物类	36	10.04 ± 15.53	33.33	28	2.08 ± 2.48	16.67	25	1.82 ± 4.49	12.00	25	1.19 ± 1.52	28.00
茎木类	39	6.02 ± 7.95	15.38	41	0.80 ± 1.81	2.56	34	0.31 ± 1.14	2.94	38	1.15 ± 2.18	13.16
藻、菌、地衣类	21	1.18 ± 1.15	0.00	22	11.77 ± 28.48	13.64	26	0.06 ± 0.10	0.00	26	0.31 ± 0.44	0.00
皮类	121	2.48 ± 3.00	3.31	109	0.36 ± 0.53	0.00	101	0.07 ± 0.10	0.00	93	0.16 ± 0.19	0.00

注：树脂类中药及其他加工类中药因样本数未足10，不具备代表性，故未做统计。

11.77 mg · kg^{-1}，超标率为13.64%，其中As含量最高的为海藻，含量在81.34～82.55 mg · kg^{-1}。叶类药材As含量平均值为1.10 mg · kg^{-1}，超标率为10.71%，涉及超标的药材为3批广西产侧柏叶，As含量平均值为4.87 mg · kg^{-1}。其他类中药材As超标率均在10%以下。

Hg超标率最高的为动物药，平均值为1.82mg · kg^{-1}，超标率为12.00%，其中以甘肃灵台龙骨最高（17.90 mg · kg^{-1}），其次为未知产地蝉蜕（14.80 mg · kg^{-1}），山西夏县龙骨（3.80 mg · kg^{-1}）。叶类中药Hg平均含量为1.68 mg · kg^{-1}，超标率为10.53%，超标药材为未知产地枇杷叶（26.9 mg · kg^{-1}）和贵州的红蓼（3.94 mg · kg^{-1}）。其他类中药材Hg超标率均在10%以下，皮类及藻、菌、地衣类中药不存在超标现象。

Cd超标率最高的为动物类中药，动物类中药材中Cd含量平均值为1.19 mg · kg^{-1}，超标率为28%，其中以未知产地牡蛎中Cd含量最高（4.52 mg · kg^{-1}），其次为乌贼骨（4.13 mg · kg^{-1}）、石决明（3.94 mg · kg^{-1}）、3批地龙（2.64～3.04 mg · kg^{-1}）及龟甲（2.55 mg · kg^{-1}），其余动物类药材Cd含量均合格。茎木类药材Cd平均含量为1.15 mg · kg^{-1}，超标率为13.16%，涉及超标的药材有内蒙古的文冠木（7.72 mg · kg^{-1}）、山西的桑枝（2.51 mg · kg^{-1}）及未知产地的鬼箭羽（2.30 mg · kg^{-1}）。其他类中药材Cd的超标率均小于10%，且叶类、果实及种子类、藻类及皮类中药未见超标报道。

（三）ISO国际标准下58种常用中药材中重金属超标情况

为具体了解不同中药材重金属污染情况，本书根据搜集到的文献数据，统计了样本数在10及以上（即其中一种重金属样本数不小于10）的58种常用中药材重金属超标情况，结果见表6.18。

由表6.18可知，58种中药材Pb、As、Hg、Cd的平均超标率分别为3.96%、3.67%、0.63%和2.60%。涉及的药材数分别为58种、57种、57种和58种。其中金银花是唯一一种4项重金属均存在超标现象的药材，超标率分别为21.57%、35.71%、13.64%和23.91%。此外，涉及3种重金属同时超标的药材有白芷和莪术2种，其中白芷存在Pb、As和Cd同时超标的现象，超标率分别为28.57%、27.27%和25.93%；莪术存在Pb、As和Cd 3种重金属同时超标现象，超标率分别为6.25%，7.69%和

表6.18　58种常用中药材在ISO国际标准下重金属污染统计

药材名称	Pb			As			Hg			Cd		
	样本数	$X \pm S$（$mg \cdot kg^{-1}$）	超标率（%）	样本数	$X \pm S$（$mg \cdot kg^{-1}$）	超标率（%）	样本数	$X \pm S$（$mg \cdot kg^{-1}$）	超标率（%）	样本数	$X \pm S$（$mg \cdot kg^{-1}$）	超标率（%）
巴戟天	7	6.35 ± 1.77	0	12	0.72 ± 0.72	0	5	0.14 ± 0.26	0	8	0.13 ± 0.11	0
白花蛇舌草	12	4.87 ± 2.52	0	11	1.41 ± 0.63	0	11	0.05 ± 0.04	0	14	1.31 ± 1.17	42.86
冬虫夏草	49	2.99 ± 2.63	2.04	60	5.96 ± 2.37	83.33	49	0.08 ± 0.06	0	26	0.004 ± 0.003	0
白及	51	0.12 ± 0.38	0	21	0.20 ± 0.35	0	51	0.05 ± 0.11	0	51	0.17 ± 0.77	1.96
白芍	19	0.82 ± 1.09	0	14	0.31 ± 0.46	0	14	0.15 ± 0.47	0	19	0.14 ± 0.14	0
白术	9	0.91 ± 0.64	0	10	0.61 ± 0.55	0	7	0.02 ± 0.02	0	10	0.33 ± 0.19	0
白芷	28	7.21 ± 9.20	28.57	22	3.32 ± 6.18	27.27	24	0.35 ± 0.58	0	27	2.04 ± 4.70	25.93
百合	13	0.84 ± 0.55	0	10	0.34 ± 0.26	0	11	0.04 ± 0.03	0	13	0.36 ± 0.33	0
半夏	13	0.69 ± 0.35	0	14	0.14 ± 0.12	0	11	0.06 ± 0.04	0	13	0.19 ± 0.11	0
苍术	12	1.35 ± 1.12	0	10	0.25 ± 0.29	0	8	0.06 ± 0.05	0	6	0.20 ± 0.16	0
柴胡	19	2.28 ± 1.09	0	19	0.72 ± 0.56	0	17	0.07 ± 0.04	0	20	0.13 ± 0.13	0
川明参	33	0.02 ± 0.06	0	33	0.00 ± 0.00	0	33	0.01 ± 0.03	0	33	0.05 ± 0.05	0
川芎	29	1.48 ± 0.76	0	23	0.25 ± 0.16	0	22	0.09 ± 0.17	0	27	0.54 ± 0.49	3.70
当归	26	1.03 ± 2.16	0	24	0.41 ± 0.34	0	22	0.03 ± 0.05	0	27	0.10 ± 0.22	0
穿心莲	16	1.74 ± 1.70	0	12	0.45 ± 0.39	0	7	0.25 ± 0.16	0	16	0.33 ± 0.22	0

续表

药材名称	Pb			As			Hg			Cd		
	样本数	$X \pm S$（$mg \cdot kg^{-1}$）	超标率（%）	样本数	$X \pm S$（$mg \cdot kg^{-1}$）	超标率（%）	样本数	$X \pm S$（$mg \cdot kg^{-1}$）	超标率（%）	样本数	$X \pm S$（$mg \cdot kg^{-1}$）	超标率（%）
大黄	14	1.24 ± 1.46	0	13	0.35 ± 0.38	0	10	0.06 ± 0.08	0	15	0.20 ± 0.21	0
丹参	49	1.15 ± 1.54	2.04	32	0.39 ± 0.24	0	29	0.06 ± 0.08	0	49	0.13 ± 0.22	0
党参	34	1.08 ± 1.31	0	33	1.60 ± 1.37	3.03	35	0.13 ± 0.18	0	35	0.24 ± 0.28	0
地黄	25	43.50 ± 209.69	4	26	0.67 ± 1.22	7.69	24	0.31 ± 0.32	0	26	0.16 ± 0.16	0
滇龙胆	18	1.76 ± 0.72	0	—	—	—	—	—	—	18	0.18 ± 0.14	0
杜仲	26	2.82 ± 4.36	7.69	22	0.55 ± 0.93	0	20	0.12 ± 0.16	0	5	0.27 ± 0.18	0
莪术	16	2.70 ± 2.60	6.25	13	3.62 ± 8.85	7.69	13	0.01 ± 0.03	0	13	2.06 ± 1.51	38.46
甘草	27	0.48 ± 0.94	0	14	0.23 ± 0.26	0	20	0.05 ± 0.04	0	26	0.11 ± 0.28	0
葛根	5	1.31 ± 1.05	0	5	0.54 ± 0.42	0	6	0.02 ± 0.03	0	6	0.23 ± 0.27	0
枸杞子	22	0.74 ± 0.99	0	21	0.13 ± 0.15	0	20	0.02 ± 0.04	0	22	0.10 ± 0.27	0
广藿香	20	3.35 ± 2.02	0	15	0.68 ± 0.54	0	9	0.07 ± 0.06	0	15	0.19 ± 0.09	0
何首乌	6	4.04 ± 4.88	16.67	8	0.37 ± 0.37	0	4	0.02 ± 0.00	0	6	0.12 ± 0.21	0
金银花	51	18.68 ± 41.26	21.57	28	16.52 ± 23.00	35.71	22	1.09 ± 1.79	13.64	46	1.49 ± 2.98	23.91
黑骨藤	14	7.92 ± 9.66	14.29	14	0.59 ± 0.17	0	14	0.16 ± 0.20	0	14	0.81 ± 0.56	0
黄柏	17	2.18 ± 2.96	5.88	15	0.28 ± 0.12	0	14	0.05 ± 0.09	0	10	0.20 ± 0.40	0

续表

药材名称	Pb			As			Hg			Cd		
	样本数	$X \pm S$ (mg · kg^{-1})	超标率(%)	样本数	$X \pm S$ (mg · kg^{-1})	超标率(%)	样本数	$X \pm S$ (mg · kg^{-1})	超标率(%)	样本数	$X \pm S$ (mg · kg^{-1})	超标率(%)
黄连	51	3.03 ± 6.59	7.84	39	0.42 ± 0.42	0	31	0.11 ± 0.14	0	58	0.34 ± 0.50	1.72
黄芪	59	1.50 ± 1.69	0	52	0.27 ± 0.46	0	51	0.15 ± 0.67	0	59	0.06 ± 0.05	0
黄芩	6	1.26 ± 1.20	0	12	3.66 ± 3.95	50	3	0.06 ± 0.04	0	7	0.13 ± 0.16	0
蒺藜	10	0.55 ± 0.45	0	10	0.26 ± 0.26	0	10	0.01 ± 0.01	0	10	0.10 ± 0.09	0
桔梗	32	2.38 ± 2.77	3.13	30	0.67 ± 0.76	0	30	0.13 ± 0.22	0	32	0.59 ± 0.65	9.38
菊花	29	2.60 ± 2.42	3.45	25	0.91 ± 0.82	0	24	0.13 ± 0.25	0	29	0.29 ± 0.21	0
连翘	58	2.49 ± 3.94	1.72	58	0.30 ± 0.20	0	32	0.02 ± 0.02	0	34	0.12 ± 0.09	0
两头尖	10	0.48 ± 0.31	0	10	0.39 ± 0.54	0	10	0.02 ± 0.01	0	10	0.10 ± 0.06	0
灵芝	7	0.56 ± 0.36	0	7	0.30 ± 0.18	0	10	0.06 ± 0.08	0	11	0.15 ± 0.15	0
龙胆	9	3.20 ± 4.77	11.11	10	2.77 ± .12	20	8	0.13 ± 0.06	0	9	0.34 ± 0.18	0
龙骨	11	25.22 ± 20.39	72.73	1	4.09 ± 0.00	100	10	2.95 ± 5.38	20	2	0.11 ± 0.13	0
三七	75	2.81 ± 1.67	0	75	1.02 ± 0.70	0	73	0.04 ± 0.04	0	24	0.24 ± 0.09	0
麦冬	25	0.36 ± 0.44	0	20	0.18 ± 0.13	0	19	0.03 ± 0.05	0	17	0.21 ± 0.15	0
玫瑰花	33	0.67 ± 0.73	0	23	0.46 ± 0.54	0	32	0.06 ± 0.06	0	32	0.07 ± 0.11	0
牡丹皮	24	0.76 ± 0.78	0	19	0.57 ± 0.26	0	17	0.06 ± 0.11	0	22	0.14 ± 0.12	0

续表

药材名称	Pb			As			Hg			Cd		
	样本数	$X \pm S$（mg · kg^{-1}）	超标率（%）	样本数	$X \pm S$（mg · kg^{-1}）	超标率（%）	样本数	$X \pm S$（mg · kg^{-1}）	超标率（%）	样本数	$X \pm S$（mg · kg^{-1}）	超标率（%）
女贞子	12	1.51 ± 0.68	0	10	0.30 ± 0.16	0	10	0.02 ± 0.01	0	10	0.07 ± 0.05	0
平贝母	20	0.49 ± 0.56	0	10	0.99 ± 0.40	0	19	0.03 ± 0.02	0	20	0.04 ± 0.10	0
羌活	19	0.27 ± 0.67	0	14	1.09 ± 1.19	7.14	19	0.004 ± 0.008	0	20	0.12 ± 0.09	0
秦艽	10	0.43 ± 0.56	0	10	0.36 ± 0.28	0	11	0.09 ± 0.08	0	11	0.15 ± 0.24	0
人参	24	1.43 ± 2.37	0	22	0.22 ± 0.26	0	23	0.03 ± 0.06	0	15	0.21 ± 0.24	0
肉豆蔻	14	0.44 ± 0.47	0	14	0.05 ± 0.03	0	12	0.15 ± 0.11	0	14	0.05 ± 0.04	0
山药	18	3.60 ± 7.84	11.11	5	0.26 ± 0.49	0	8	0.02 ± 0.04	0	13	0.13 ± 0.27	0
五味子	50	0.55 ± 0.50	0	3	0.40 ± 0.28	0	47	0.69 ± 3.47	2.13	50	0.40 ± 0.04	0
西洋参	44	0.51 ± 0.31	0	43	0.32 ± 0.47	0	31	0.03 ± 0.02	0	45	0.06 ± 0.05	0
山茱萸	32	0.83 ± 0.54	0	19	0.06 ± 0.08	0	30	0.01 ± 0.01	0	32	0.05 ± 0.11	0
石斛	39	2.16 ± 3.69	7.69	28	0.21 ± 0.22	0	38	0.01 ± 0.02	0	38	0.21 ± 0.20	0
天麻	46	0.47 ± 1.02	0	40	0.19 ± 0.21	0	44	0.03 ± 0.05	0	41	0.07 ± 0.10	0
郁金	13	1.55 ± 1.77	0	12	0.18 ± 0.19	0	9	0.03 ± 0.07	0	12	0.30 ± 0.48	0
平均值		—	3.96	—	—	3.67	—	—	0.63	—	—	2.60

38.46%；存在2种重金属同时超标现象的药材有黄连、丹参、桔梗、菊花、连翘、龙胆和龙骨。此外，龙骨中Pb含量的平均值为25.22 $mg \cdot kg^{-1}$，超标率达到72.73%；冬虫夏草中As的平均含量为5.96 $mg \cdot kg^{-1}$，超标率达到88.33%。此两种药材在单项重金属上存在超标问题突出的情况，应当予以重视（在统计多项重金属的超标情况时，只选取各重金属项下样本数大于等于10的药材）。西洋参、郁金、葛根、白芍和白芷5种药材未见重金超标现象报道。

五、《中医药—中药材重金属限量》ISO 国际标准颁布的意义

一直以来，各国的传统药物重金属限量标准都存在巨大的差异，由于缺少全球统一的标准，在传统药物的国际贸易中曾发生众多争端。特别是近年来，中药材重金属安全问题被频繁曝光，一些中药材因重金属超标被退货，给药农和国家带来了巨大的经济损失。发达国家也常以此为名，以标准和技术规范为重要手段，设置贸易壁垒，阻碍中药发展的国际化进程。此外，中药材重金属问题的频繁曝光，也对中药行业带来了极大的负面影响，让公众对中医药产生了质疑和误解。而《中医药—中药材重金属限量》ISO 国际标准的颁布有效地解决了上述问题，因而具有重大意义。

（一）《中医药—中药材重金属》ISO 国际标准的科学性和实用性

《中医药—中药材重金属》ISO 国际标准是建立在严格、严谨的科学实验和大量可靠科学实验数据上的结果。首先，中药材重金属 ISO 国际标准研究团队通过前期对药用植物多年的研究发现，大量中药材对重金属有富集作用，这是药用植物在千百万年的进化过程中，对土壤背景元素中的重金属形成独特适应的结果，且小剂量重金属对中药材有效成分的积累具有促进作用。其次，该研究全面考察了2015版《中国药典》收载重金属项中中药材重金属溶出度，发现中药材中的重金属在汤液中的溶出度极低。并针对直接进入人体的中药散剂，通过模拟人工胃液和肠液的方式，考察了散剂用中药中重金属在胃肠中的溶出率，开创了用汤液中重金属为评价依据，评估中药材重金属安全性的先河，也确保了中药材重金属风险分析的全面性和代表性。最后充分考虑到中药的服用周期和频率远低于粮食和蔬菜，选用优化的

USEPA给出的THQ风险评估模型开展重金属风险评估，首次提出了基于科学计算获得的中药材重金属限量。

相比于《中国药典》现行标准，该标准科学地放宽了中药材重金属的限量值。通过对两项标准统计情况的对比，此前中药材重金属超标率较大的原因很可能为重金属限量标准过严造成的。而对于在ISO国际标准下重金属含量依旧超标的药材，应做好植物自身累积特性和背景污染等方面的研究，确定造成药材重金属污染的根本原因，并根据实际情况采取相应措施，以减轻此类药材的重金属污染问题。

（二）填补了中药材国际标准研制的空白，打破了发达国家技术壁垒

在全球缺少统一的传统药物重金属限量标准的情况下，以中药材为代表的传统药物重金属国际标准的建立成为新形势下解决国际贸易竞争的焦点。在中药材重金属限量ISO国际标准研制中，ISO\TC249的20个成员国家参与了标准的研制。该标准利用世界公认的两大重金属风险评估系统的公式与数据，验证了本标准所推荐的中药材重金属安全限量，做到有理有据。同时，综合考虑各国原有标准基础进行协商，才使得所建立的标准被各国所接受。因而该标准具有绝对的权威性和影响力，是当前国际上唯一公认的中药材重金属含量规范，标准的颁布改变了世界各国无统一传统药物重金属标准的现状，其应用范围应遍及全球加入ISO\TC249的国家和地区。据统计，目前全球有183个国家和地区正在使用中药材，此标准可以为这些国家和地区中药材的销售和使用提供依据。

随着WTO对降低关税的不断推进，非关税壁垒中的技术壁垒日益成为焦点及竞争的核心。作为国际贸易保护主义的最后庇护所，各种标准和技术规范成为调节当今国际贸易技术壁垒的重要手段。发达国家在掠夺发展中国家资源的同时，以保护环境及生命健康为名，行贸易保护主义之实，标准则成为发达国家实行贸易保护主义的主要手段和高级形式。一个良好国际标准的制定，应建立在大量严谨的科学研究基础之上，要充分尊重科学规律。中药材重金属ISO国际标准的制定，使中药材重金属超标率平均降低13.26%，消除了国际贸易中的技术壁垒，为中药材国际贸易挽回了巨大的损失。以2014年为例，我国中药材进出口贸易总额为11.42亿，理论上可减少因重金属超标导致的中药材贸易退货或销毁损失约1.5亿美元；当年国际植物贸易总额约300亿美元，可减少国际贸易损失约40亿美元。

（三）维护传统医药国际声誉，促进中医药行业健康发展及国际化

随着人们保健意识的增强，中药类保健产品如雨后春笋般涌入市场，很多药食同源的品种走进千家万户。然而在中药行业的发展欣欣向荣的同时，中药材重金属的污染问题也受到社会的广泛关注，中药材重金属超标事件时有曝光。此类事件给中药行业的发展造成极大的负面影响，阻碍了中药的国际化进程。中药材重金属ISO国际标准的颁布，从思想上改变了人们对传统药物重金属超标的认识和理解，客观展现了中药材重金属超标的真实情况，极大地消除了相关报道对中医药行业的负面影响，为中医药国际化铺平了道路。

参考文献

[1] Anwar A., Liu Y., Dong R., et al. The physiological and molecular mechanism of brassinosteroid in response to stress: a review[J] . Biol Res, 2018, 51(1): 46.

[2] Chen S., Sun L., Sun T., et al. Interaction between cadmium, lead and potassium fertilizer (K_2SO_4) in a soil-plant system[J] . Environ Geochem Health, 2007, 29 (5): 435-446.

[3] Goda H., Shimada Y., Asami T., et al. Microarray analysis of brassinosteroid-regulated genes in Arabidopsis[J] . Plant Physiol, 2002, 130(3): 1319-1334.

[4] Guo J., Zhou R., Ren X., et al. Effects of salicylic acid, Epi-brassinolide and calcium on stress alleviation and Cd accumulation in tomato plants[J] . Ecotoxicol Environ Saf, 2018(157): 491-496.

[5] Hong C. O., Owens V. N., Kim Y. G., et al. Soil pH effect on phosphate induced cadmium precipitation in Arable soil[J] . Bull Environ Contam Toxicol, 2014, 93 (1): 101-105.

[6] Li L., Ye H., Guo H., et al. Arabidopsis IWS1 interacts with transcription factor BES1 and is involved in plant steroid hormone brassinosteroid regulated gene expression[J] . Proc Natl Acad Sci USA, 2010, 107(8): 3918-3923.

[7] Li T., Tao Q., Shohag M. J. I., et al. Root cell wall polysaccharides are involved in cadmium hyperaccumulation in Sedum alfredii[J] . Plant and Soil, 2014, 389(12): 387-399.

[8] Liao P., Shi Y., Li Z., et al. Impaired terpenoid backbone biosynthesis reduces saponin accumulation in Panax notoginseng under Cd stress[J] . Funct Plant Biol, 2018, 46(1): 56-68.

[9] Ma J., Mi Y., Li Q., et al. Reduction, methylation, and translocation of arsenic in

Panax notoginseng grown under field conditions in arsenic-contaminated soils[J]. Sci Total Environ, 2016(550): 893-899.

[10] Ou X., Wang L., Guo L., et al. Soil-Plant Metal Relations in Panax notoginseng: An Ecosystem Health Risk Assessment[J]. Int J Environ Res Public Health, 2016, 13(11): 111.

[11] Ovecka M., Takac T. Managing heavy metal toxicity stress in plants: biological and biotechnological tools[J]. Biotechnol Adv, 2014, 32(1): 73-86.

[12] Qu T., Liu R., Wang W., et al. Brassinosteroids regulate pectin methylesterase activity and *AtPME*41 expression in Arabidopsis under chilling stress[J]. Cryobiology, 2011, 63(2): 111-117.

[13] Shahzad B., Tanveer M., Che Z., et al. Role of 24-epibrassinolide (EBL) in mediating heavy metal and pesticide induced oxidative stress in plants: A review[J]. Ecotoxicol Environ Saf, 2018(147): 935-944.

[14] Ueno D., Yamaji N., Kono I., et al. Gene limiting cadmium accumulation in rice [J]. Proc Natl Acad Sci USA, 2010, 107(38): 16500-16505.

[15] Uraguchi S., Kiyono M., Sakamoto T., et al. Contributions of apoplasmic cadmium accumulation, antioxidative enzymes and induction of phytochelatins in cadmium tolerance of the cadmium-accumulating cultivar of black oat (Avena strigosa Schreb.)[J]. Planta, 2009, 230(2): 267-276.

[16] Wang Q., Zhang J., Zhao B., et al. The influence of long-term fertilization on cadmium (Cd) accumulation in soil and its uptake by crops[J]. Environ Sci Pollut Res Int, 2014, 21(17): 10377-10385.

[17] X.Xian，邵孝候，侯文华.pH值对污染土壤中Cd、Zn和Pb的化学形态及植物有效性的影响[J].土壤学进展，1991(3)：34-37.

[18] Yan X. L., Lin L. Y., Liao X. Y., et al. Arsenic accumulation and resistance mechanism in Panax notoginseng, a traditional rare medicinal herb[J]. Chemosphere, 2012, 87(1): 31-36.

[19] Ye Y., Chunyan D., Lanping G., et al. Salicylic acid reduces the accumulation of aluminum in Panax notoginsen root cell wall pectin via the NO signaling pathway[J].

Plant and Soil，2018，430(12)：171-184.

[20] Zeng X.，Xu X.，Boezen H. M.，et al. Children with health impairments by heavy metals in an e-waste recycling area[J]. Chemosphere，2016，148：408-415.

[21] 白研，钟上欢，蔡俊生.广东地产中药中几种重金属元素的含量测定[J].广东微量元素科学，2004，11(7)：60-64.

[22] 曹莹，王振林.微量元素在人体中的适宜量、需要量和中毒剂量[J].国外医学医学地理分册，2006，27(4)：171-173.

[23] 曾鸿超，张文斌，冯光泉，等.土壤砷污染对三七皂苷含量的影响[J].特产研究，2011，33(4)：25-27.

[24] 常虹.新疆地产中药重金属元素含量的测定[J].疾病预防控制通报，2012(2)：19-20.

[25] 陈华国，曹桂红，赵超，等.黑骨藤药材中铅、镉、砷、汞、铜的含量及其质量标准评价[J].安徽农业科学，2010，38(8)：4071-4072.

[26] 陈思颖，谭丹，朱迪，等.贵州省不同产地天麻中重金属及农药残留分析[J].贵阳医学院学报，2015，40(12)：1301-1305.

[27] 陈文德，彭培好，王丽华，等.杜仲对重金属元素富集特征研究[J].四川林勘设计，2007(3)：13-15.

[28] 陈瑶.江西省新干GAP基地土壤及中药材重金属状况评价[D].南昌大学，2008.

[29] 褚卓栋.土壤-中草药重金属含量及中药中As、Hg生物可给性研究[D].河北农业大学，2008.

[30] 单英俏，肖井雷，张美玲，等.不同产地五味子中铅、汞、镉的含量测定[J].吉林中医药，2015，35(3)：275-278.

[31] 邓立平，张绪成，于云生，等.吉林省中药材发展现状及对策[J].现代农业科学，2008(12)：127-128.

[32] 丁艳萍.安徽省主要中药材及其产地土壤重金属调查与评价[D].安徽农业大学，2013.

[33] 杜彩艳，张乃明，姜蓉，等.云南三七种植区土壤主要养分含量特征研究与评价[J].西南农业学报，29(3)：599-605.

［34］杜丽娜，余若祯，王海燕，等.重金属镉污染及其毒性研究进展［J］.环境与健康杂志，2013，30(2)：167–174.

［35］方清茂，张浩，李昆.川黄连的土壤与药材中部分微量元素的含量［J］.华西药学杂志，2002，17(4)：282–283.

［36］冯光泉，张文斌，陈中坚，等.三七及其栽培土壤中几种重金属元素含量的测定［J］.中草药，2003(11)：94–97.

［37］冯江，黄鹏，周建民.100种中药材中有害元素铅、镉、砷的测定和意义［J］.微量元素与健康研究，2001，18(2)：43–44.

［38］耿丽平，高宁大，赵全利，等.河北板蓝根产地土壤–植物中镉铅汞砷含量特征及其污染评价［J］.中国生态农业学报，2017，25(10)：1535–1544.

［39］龚爱琴.原子吸收和发射光谱法测定中草药铅、铜、镉、铬含量［J］.化学工程师，2009(4)：34–37.

［40］顾万红，张芳红，孟令强，等.20种甘肃地产药材中铅、砷、镉、铜的含量测定［J］.卫生职业教育，2008(17)：107–108.

［41］郭肖红，高文远，陈海霞，等.金属离子对丹参酮ⅡA和原儿茶醛生物合成的影响［J］.中国中药杂志，2005(12)：885–888.

［42］郭志刚，冯莹，刘瑞芝.无机元素对紫杉醇和紫杉烷类化合物生物合成的调控作用.天然产物研究与开发，2000，12(5)：23–27.

［43］韩敏，熊飞.微波消解ICP–AES测定活血化瘀中药中的微量元素［J］.光谱实验室，2010，27(5)：2102–2105.

［44］韩小丽，张小波，郭兰萍，等.中药材重金属污染现状的统计分析［J］.中国中药杂志，2008，33(18)：2041–2048.

［45］郝南明，田洪，苟丽.三七生长初期不同部位微量元素的含量测定［J］.广东微量元素科学，2004，11(6)：31–34.

［46］郝守进，茹炳根，戚其平.铅的毒性机理及其解铅毒的研究进展［J］.医学研究杂志，2001，30(3)：32–35.

［47］何晋武，祁永安，石利兵.甘肃省中药材产业发展现状及对策研究［J］.中国农业资源与区划，2011，32(5)：60–64.

［48］何明辉.重金属镉对板蓝根主要药效成分的影响及防治技术研究［D］.贵州大

学，2007.
[49] 何顺志，徐文芬，黄敏，等.贵州中药资源种类与分布的研究 [J] .世界科学技术：中医药现代化，2005，7 (2)：95–102.
[50] 黄白飞，辛俊亮.植物积累重金属的机理研究进展 [J] .草业学报，2013，22 (1)：300–307.
[51] 黄玲，周存宇，陈志良，等.土壤及作物中重金属生物可给性的体外模拟研究进展 [J] .长江大学学报 (自科版)，2016，13 (3)：42–47.
[52] 黄璐琦，郭兰萍.中药资源生态学研究 [M] .上海：上海科学技术出版社.
[53] 黄勇，杨忠芳，张连志，等.基于重金属的区域健康风险评价——以成都经济区为例 [J] .现代地质，2008，22 (6)：990–997.
[54] 柯汉玲，祖艳群.三年生三七生长、光合特征及砷含量对土壤砷胁迫的响应 [J] .云南农业大学学报 (自然科学)，2016 (6)：108–115.
[55] 孔德鑫，韦记青，邹蓉，等.广西中药农业发展现状、存在问题与对策初探 [J] .中药材，2010，33 (6)：843–846.
[56] 李春香，王玲玲，荆俊杰，等.微波消解/ICP–AES法同时测定中药中Cd、Hg、Pb含量 [J] .药物分析杂志，2009 (3)：433–436.
[57] 李凤霞，欧阳荔，刘亚琼，等.466份中药材无机元素测定及结果分析 [J] .中国中药杂志，2011，36 (21)：2994–3000.
[58] 李文龙，荆淼，陈军辉，等.微波消解–ICP–MS测定40种中药材中的5种有毒元素 [J] .分析试验室，2008，27 (2)：6–9.
[59] 李文誉，李德明.盐碱及重金属对植物生长发育的影响 [J] .北方园艺，2010 (8)：221–224.
[60] 李秀珍，李彬.重金属对植物生长发育及其品质的影响 [J] .四川林业技术，2008，29 (4)：59–65.
[61] 李亚娇，温猛，李家科，等.土壤污染修复技术研究进展 [J] .环境监测管理与技术，2018，30 (5)：8–14.
[62] 李艳丽，王庚，沈秀静.微波消解–ICP–MS测定中药材中5种有害元素的研究 [J] .分析试验室，2008，27 (s1)：10–14.
[63] 李子唯.三七对重金属镉的富集效应及其生理机制研究 [D] .昆明理工大学，

2017.

［64］李祖然，闵强，孙晶晶，等.As胁迫对二年生三七生长、根部As含量和根系分泌物的影响［J］.北京农学院学报，2015(3)：86-91.

［65］林龙勇，阎秀兰，廖晓勇，等.三七对土壤中镉、铬、铜、铅的累积特征及健康风险评价［J］.生态学报，2014，34(11)：2868-2875.

［66］林龙勇.三七中砷的积累过程及其耐性机制研究［D］.华中农业大学，2012.

［67］刘波，苏禄晖，刘曦子，等.11种市售中药饮片中重金属含量检测［J］.绿色科技，2016(4)：43-46.

［68］刘杰.镉的毒性和毒理学研究进展［J］.中华劳动卫生职业病杂志，1998，16(1)：2-4.

［69］柳晓娟，林爱军，孙国新，等.可食植物中砷赋存形态研究进展［J］.应用生态学报，2010，21(7)：1883-1891.

［70］栾爽，赵迎春，韩春晖，等.77种中药材中铅、镉残留量的测定与分析［J］.中国药房，2015(12)：1678-1681.

［71］罗艳，黄文琦，龙智翔，等.ICP-MS测定中药煎制前后8种重金属元素的含量及溶出率［J］.光谱实验室，2012，29(2)：287-290.

［72］毛海立，吴庆祥，杨再波，等.氢化物-原子荧光法测定黔南常见中药材中汞和砷的含量［J］.黔南民族师范学院学报，2009，29(6)：7-10.

［73］米艳华，黎其万，刘大会，等.砷对三七幼苗的毒害效应及临界值研究［J］.环境科学与技术，2015(7)：10-16.

［74］闵强，柯汉玲，祖艳群，等.连续2年土壤砷胁迫对三七细胞膜透性和抗氧化酶活性的影响［J］.云南农业大学学报，2016，31(4)：767-771.

［75］欧小宏.三七铵毒害产生机制及缓解措施研究［D］.华中农业大学，2018.DOI：10.27158/d.cnki.ghznu.2018.000034.

［76］彭锐，谭均，孙年喜，等.重庆市中药材重金属富集特性研究［J］.中药材，2017，40(6)：1290-1294.

［77］彭曦，唐洁，谢嘉驰，等.11种湘产中药材中3种重金属快速检测方法的建立［J］.中成药，2018，40(2)：388-394.

［78］齐慧，贾瑞琳，陈铭学.食品中As形态分析研究进展［J］.中国农学通报，

2012，28（36）：277-281.

［79］钱正明，李文庆，孙敏甜，等.冬虫夏草化学成分分析［J］.菌物学报，2016，35（4）：476.

［80］秦樊鑫，胡继伟，张明时，等.贵州省GAP基地26种中药材重金属含量调查与评价［J］.中成药，2007，29（10）：1483-1487.

［81］秦松云，钟国跃，王昌华，等.重庆市中药材生产现状及中药产业化发展的思路与对策［J］.重庆中草药研究，2003（2）：1-4.

［82］任海彦，胡健，胡毅飞.重金属污染土壤植物修复研究现状与展望［J］.江苏农业科学，2019，47（1）：5-11.

［83］宋正国，徐明岗，丁永祯，等.钾对土壤镉有效性的影响及其机理［J］.中国矿业大学学报，2010，39（3）：453-458.

［84］孙晶晶，祖艳群，吴炯，等.砷胁迫对三七生长及生物量的影响［J］.特产研究，2014，36（3）：32-37.

［85］孙连喜，李隆云，瞿显友，等.黄连植株及其土壤中镉含量分析［J］.中国中药杂志，2010，35（23）：3120-3122.

［86］孙文凯，李曼曼，徐振秋，等.ICP-MS法测定人参药材中3种重金属溶出特性的研究［J］.轻工科技，2015（10）：38-40.

［87］谭镭，吕昊，詹雁，等.微波消解-ICP-MS法测定金银花和白芷中5种有害重金属元素［J］.中国测试，2009，35（6）：78-80.

［88］陶亮，包立，刘源，等.云南不同产地三七的重金属吸收累积特征研究［J］.中国农学通报，2018，34（34）：74-81.

［89］陶玲，任珺，祝广华，等.重金属对植物种子萌发的影响研究进展［J］.农业环境科学学报，2007（S1）：52-57.

［90］涂剑波，王四旺，高双斌，等.部分中药材中的砷含量测定及意义［J］.现代生物医学进展，2006，6（10）：37-39.

［91］王超英，黄瑞松，覃丽梅，等.广西10种大宗药材中几种重金属元素的含量分析［J］.广西医科大学学报，2011，28（1）：23-25.

［92］王庚.ICPMS用于海洋和中药材中重金属元素及其汞砷形态分析的研究［D］.山东大学，2008.

［93］王健敏，张文姝，陆中华．浙江中药材产业优势、主要问题及发展对策［J］．浙江农业科学，2005,(6)：423-427、433.

［94］王坤，马玲，陈佩，等．宁夏栽培金银花、柴胡、秦艽、黄芩、苦豆子重金属与农药残留的比较［J］．宁夏医学杂志，2011，33(4)：326-327.

［95］王林萍，余意，冯成强．冬虫夏草活性成分及药理作用研究进展［J］．中国中医药信息杂志，2014，21(7)：132.

［96］王瑞婷．农产品中不同形态Hg检测方法的建立与应用研究［D］．华中农业大学，2010.

［97］王亚丽．中药材水煎液铬形态分析方法研究及异丹叶大黄素小鼠血药浓度研究［D］．北京协和医学院，2014.

［98］王亚男，程立娟，周启星．植物修复石油烃污染土壤的机制［J］．生态学杂志，2016，35(4)：1080-1088.

［99］王豫．浅谈食品中重金属对人体的危害及预防［J］．青海农技推广，2010(4)：8-9.

［100］王征，刘建利．冬虫夏草化学成分研究进展［J］．中草药，2009(7)：1157-1160.

［101］魏春雁，刘笑笑，宋志峰，等．不同产地中药材及其栽培土壤中重金属含量比较研究［J］．东北农业科学，2017(4)：43-47.

［102］翁焕新，张霄宇，邹乐君．中国土壤中砷的自然存在状况及其成因分析［J］．浙江大学学报(工学版)，2000，34(1)：88-92.

［103］谢晓梅，汪电雷，郑荣庆，等．夏枯草和薯蓣不同部位铅、镉、汞、砷的含量分析［J］．安徽中医药大学学报，2002，21(5)：47-49.

［104］许良，王曦晔，包呼和牧区乐，等．微波消解-电感耦合等离子体原子发射光谱（ICP-AES）法测定蒙药材文冠木中16种元素［J］．中国无机分析化学，2015，5(4)：1-4.

［105］闫兴凤，李高平，王建党，等．土壤重金属污染及其治理技术［J］．微量元素与健康，2007，24(1)：52-54.

［106］杨春，成红砚，杨金笛．黔东南州9种中药材重金属污染评价［J］．贵州农业科学，2010，38(4)：231-234.

[107] 杨惠芬，梁春穗，董仕林，等.中国部分地区食品中无机砷的监测及其限量卫生标准[J].卫生研究，2002，31(6)：431–434.

[108] 杨连菊，胡世林.不同产地龙骨中无机元素含量测定[J].中国中药杂志，1991，16(9)：522–523.

[109] 杨明宏，卢进，向赤忠，等.土壤环境质量与中药材GAP[J].中国中药杂志，2001，28(6)：514–516.

[110] 杨荣，杨红，师姣，等.7种药材中重金属及有害元素的化学形态分析[J].中成药，2015，37(2)：350–354.

[111] 杨雪梅，齐永安，李定策.重金属对植物的影响及植物吸污能力研究[J].焦作工学院学报(自然科学版)，2004(2)：136–139.

[112] 杨自军.镉的污染及对动物的危害与防治[J].中国动物保健，2008(5)：55–60.

[113] 于冰冰.云南文山三七种植区土壤和三七中砷的分布特征及其健康风险[D].南京农业大学，2011.

[114] 岳媛，杨晓阳，肖佳佳，等.ICP–MS法测定川明参中6种重金属元素[J].中草药，2016，47(9)：1595–1600.

[115] 张弓，黄剑林，李海涛，等.ICP–MS法测定青海地区常用40种藏药材中8种重金属[J].中成药，2012，34(12)：2391–2394.

[116] 张建平.几种中成药中砷的含量和形态分析及其体外生物可利用度研究[D].厦门大学，2008.

[117] 张卫佳，陈家树，蒋其斌.川产道地药材的重金属含量测定与分析[J].西北药学杂志，2010，25(2)：104–105.

[118] 赵连华，杨银慧，胡一晨，等.我国中药材中重金属污染现状分析及对策研究[J].中草药，2014(9)：1199–1206.

[119] 中国大米As标准成国际标准[J].中华医学信息导报，2014(14)：77.

[120] 中国营养学会.中国居民膳食指南[M].北京：西藏人民出版社，2011.

[121] 仲灿，葛晓敏，倪云，等.植物对土壤Cd、Pb污染的修复与抗性机理研究进展[J].世界林业研究，2017，30(1)：37–43.

[122] 周黎明，陈俊祥，周建梅，等.多环芳烃污染土壤植物修复研究进展[C]//.

2015年中国环境科学学会学术年会论文集.2015：413-417.

[123] 周长征，李银，杨春澍.细辛道地药材与微量元素［J］.中草药，2000，31（4）：292-295.

[124] 周长征.细辛道地药材与微量元素［J］.中草药，2000（4）：292-295.

[125] 朱迪，谢玉敏，谭丹，等.不同来源白及药材中重金属及有害元素含量测定及其评价［J］.中国卫生检验杂志，2015（4）：471-476.

[126] 邹晓锦，仇荣亮，周小勇，等.大宝山矿区重金属污染对人体健康风险的研究［J］.环境科学学报，2008，28（7）：1406-1412.

[127] 邹耀华，吴加伦."浙八味"中药材及其土壤中有害重金属污染调查分析［J］.中成药，2011，33（10）：1826-1828.

[128] 祖艳群，程诗丛，柯汉玲，等.文山三七（*Panaxnotoginseng*）种植区三七与土壤中Pb、Cd、Cu和Zn的分布特征及评价［J］.生态与农村环境学报，2017（4）：31-37.

[129] 祖艳群，孙晶晶，闵强，等.二年生三七中黄酮含量对砷胁迫的响应及其酶学机理［J］.应用与环境生物学报，2014，20（6）：1005-1010.